AF356372

PASSION ALCOOL

MICHEL CRAPLET

PASSION ALCOOL

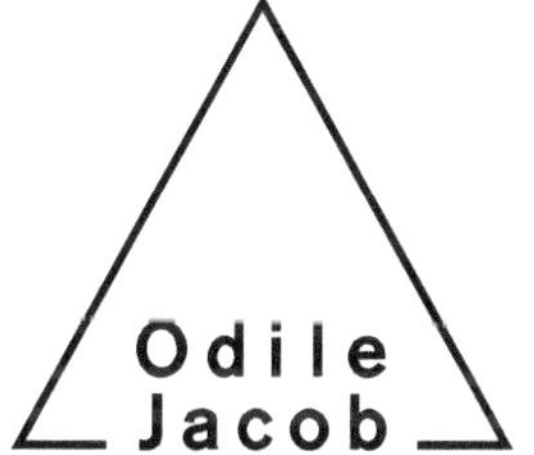

© ÉDITIONS ODILE JACOB, AVRIL 2000
15, RUE SOUFFLOT, 75005 PARIS

ISBN : 978-2-7381-0820-3

*Pour A. et R.
qui ont supporté
ma passion pour l'alcoologie
et mon enfermement dans le travail.*

REMERCIEMENTS

Tous les collègues de l'Association Nationale de Prévention de l'Alcoolisme, de l'Unité d'alcoologie de Saint-Cloud et de la Société Française d'Alcoologie qui me suivent avec bienveillance dans mes promenades historiques et littéraires.

Jacques Fricker qui proposa ce livre aux Éditions Odile Jacob.

Hélène Niox-Rivière, Henriette Lewis, Christine Archimbaud, Francis Ambrois, lecteurs des ébauches de ce livre.

Catherine Meyer qui s'est penchée sur le manuscrit avec une attention professionnelle et chaleureuse.

APÉRITIF

Longtemps nous nous sommes drogués *à l'insu de notre plein gré* avec l'alcool... C'est ainsi que nous pourrions résumer le contenu des rapports officiels qui ont récemment ému l'opinion publique, les décideurs politiques et les professionnels du secteur des boissons, en insistant sur la dangerosité des boissons alcooliques. Le rapport le plus commenté, rédigé par une équipe de pharmacologues emmenée par Bernard Roques[1], a placé clairement l'alcool parmi les drogues les plus nocives. Dans ce rapport, les drogues ont été classées en tenant compte du risque de dépendance, de la neurotoxicité, de l'existence de traitements de substitution et de la dangerosité sociale. Ce travail de classification, fondé sur l'expérimentation animale, est toutefois trop simpliste.

Certes, l'alcool est bien une drogue. C'est un produit psychoactif – c'est-à-dire agissant sur le système nerveux – modifiant l'état de conscience et le comportement : l'alcool, comme le tabac, le café, voire le chocolat, est une de ces drogues. De plus, la prise de ce produit entraîne une accoutumance qui peut rendre le sujet dépendant, c'est-à-dire esclave.

Cependant, cette approche *pharmaco-logique* est trop limitée car elle ne tient pas compte du contexte social et culturel. Même si le rat partage avec l'homme une certaine curiosité pour les sensations nouvelles et même si les chercheurs peuvent assez facilement rendre les rats « alcoolo-préférents », il n'est pas possible de se baser uniquement sur les études expérimentales utilisant le rat ou d'autres animaux de laboratoire. Le problème des boissons alcooliques doit être appréhendé d'abord comme un fait culturel. La préface de Bernard Kouchner au rapport Roques invite heureusement à cette approche, en proposant de s'intéresser à la personne et non au produit, pour appréhender « la dimension ludique et sociale » et « la relation avec la loi, avec le plaisir... avec le corps... avec la mort[2] ». Il faut effectivement parler du plaisir, mais pas seulement du plaisir provoqué par la stimulation répétitive du « système de récompense » du cerveau, dont le fameux « noyau *accumbens* ». Cela est le plaisir que se procure le rat en cage en appuyant sur une manette, c'est aussi le plaisir que veut retrouver le toxicomane en manque. Le plaisir dont il faut parler, c'est celui de la convivialité, celui qui commence dès que les buveurs se réunissent, avant que les verres ne soient remplis, un plaisir qui se prolonge les jours suivants à la seule évocation de ces moments... c'est, en quelque sorte, le plaisir de l'alcool virtuel.

Une drogue et une passion de l'Occident

L'ancienneté de l'usage des drogues est souvent présentée comme une justification : « puisque déjà dans la Bible », disent certains imprudents à propos du vin. Il est vrai que Noé a fait couler un déluge d'encre en plantant la vigne à sa sortie de l'Arche et en s'enivrant. On a moins parlé des ivresses de Loth, peut-être parce que ses mésaventures sous alcool sont punies par la loi...

L'alcool est retrouvé à tous les endroits stratégiques de l'histoire de l'Occident, comme nous le verrons dans le premier chapitre. À l'instar d'autres plantes – les épices, le coton, la canne à sucre –, l'alcool a été un moteur de l'Histoire. « Le vin a métamorphosé l'Europe plus fortement que l'épée[3] », dit Ernst Jünger.

Son extension géographique, limitée essentiellement par des obligations religieuses, est immense. Les peuples qui n'ont pas connu l'alcool avant l'arrivée des Européens, sont rares : aborigènes d'Australie, habitants de certaines îles du Pacifique et autochtones d'Amérique du Nord. Certains utilisaient comme drogues des produits issus d'autres plantes, comme le tabac que les premiers découvreurs de l'Amérique rapportèrent très vite en Europe... avant l'exportation illégale des autres produits psycho-actifs d'Amérique du Sud.

Chaque continent a eu sa drogue, le tabac et la cocaïne en Amérique, le cannabis en Afrique, les opiacés en Asie. Pourquoi les Européens n'auraient-ils pas eu besoin d'une substance qui les aide à supporter les difficultés de vivre ? Seraient-ils supérieurs au point de se contenter de l'ivresse de la raison ou bien de celle du pouvoir ? Certains l'ont cru. Nous connaissons aujourd'hui les limites de cette vision du monde. Hormis la vigne, il existe peu de plantes enivrantes poussant naturellement en Europe : citons l'ivraie, utilisée dans une métaphore célèbre du Nouveau Testament[4] et appelée en latin « zizanie » ou plus commodément « herbe d'ivrogne[5] » et aussi une variété de cerfeuil[6] !

Aussi bien populaire que bourgeois, l'alcool est à la fois une drogue occidentale et une passion française : passion souvent solitaire de l'œnologue rêvant sur son livre de cave, passion partagée entre convives autour de la table, comme une offrande, passion exclusive et douloureuse de ceux qui sont devenus dépendants et qui consacrent toute leur énergie psychique à l'adoration de ce produit. Ajoutons que l'alcoologie est la passion de l'auteur qui utilise pour cette étude du phénomène alcool ses autres investissements intellectuels. La connaissance de la place de l'alcool dans la culture lui permet paradoxalement de se détacher de cet objet totalitaire, en relativisant les pouvoirs attribués à l'alcool à travers l'histoire des civilisations. Cette attitude peut se révéler également très utile pour les malades en voie de rétablissement, après leur sevrage, en leur permettant d'oublier les clichés habituels et d'accéder à d'autres plaisirs.

L'alcool, un agent double

Boire de l'alcool est une action banalement humaine mais aussi un acte sacré. L'alcool possède cette puissance non seulement pour les alcooliques, chez lesquels toute la vie est liée à l'alcool, mais pour l'ensemble des hommes. Avec les boissons alcooliques, le buveur déguste un cocktail de convivialité et d'immortalité : il associe la boisson à l'amour, à la joie, il l'utilise dans de nombreux rites de la vie quotidienne et il lève son verre en quête d'infini.

Depuis les noces de Cana, une fête sans vin est impensable dans l'Occident catholique, et, depuis la Cène, l'accomplissement du rite nécessite du jus de raisin fermenté. Les fêtes païennes ont aussi utilisé cette ressource pour procurer une illusion d'infini. Aujourd'hui, alors que ces rassemblements sont le plus souvent de simples événements conviviaux, l'effet drogue agissant sur l'humeur des convives est toujours réel.

Pour celui qui les consomme, les produits psychoactifs sont censés accroître le sentiment d'exister, dans une société morne. Avec l'alcool, cet effet survient facilement, dans des circonstances banales, avec un produit en vente libre. L'alcool fait donc partie des produits dopants ; il a d'ailleurs été utilisé comme dopage par certains sportifs. Récemment, on a révélé comment certains anciens sportifs devenaient plus facilement toxicomanes [7]. Plus habituellement, l'alcool sert de dopage à certains artistes, lorsque leur muse ne répond pas. Nous verrons cependant que de nombreux créateurs, l'expert Baudelaire en tête, doutent fortement de l'efficacité de ces « paradis artificiels » dans le domaine de la création. Pour ces intellectuels et artistes – vrais ou faux –, la consommation d'alcool est considérée comme une aide acceptable, alors qu'aujourd'hui tous les autres « athlètes » du sport ou du travail sont condamnés lorsqu'ils tentent de se doper. C'est par référence à cet effet dopant de l'alcool que nous avons repris les propos de la caricature [8] d'un champion cycliste soutenant qu'il s'était dopé « à l'insu de son plein gré ». C'est bien de la même façon que nous utilisons l'effet psychoactif de boissons préparées avec beaucoup de travail et de persévérance... à l'insu de notre plein gré.

L'alcool est une drogue, proclament donc des rapports officiels, tandis que de nombreuses voix autorisées affirment que sa consommation à dose modérée protège de l'infarctus du myocarde. Comment s'y retrouver ? « J'ai eu tout faux », me disait une patiente en évoquant ces deux informations : « J'ai trouvé cette drogue toute seule et je n'ai pu boire modérément pour ma santé. » Certains effets de l'alcool semblent effectivement bénéfiques pour la santé. Nous analyserons en détail ce « paradoxe français », en nous méfiant des discours marketing qui s'en saisissent, cette année où a été lancée la vinothérapie dans un établissement installé au cœur du vignoble bordelais.

Si certains ne parlent que de la consommation calme, d'autres évoquent uniquement les dangers et les méfaits que parfois ils exagèrent. Il faut admettre que la consommation des boissons alcooliques est à la fois l'expérience d'un plaisir intime et d'une passion pouvant devenir dangereuse, elle se solde souvent par les « plaisirs minuscules [9] » de la première gorgée et les grandes souffrances de la dépendance. Il est certain que les effets d'une consommation modérée sont bénéfiques sur les relations sociales. Les boissons favorisent les échanges entre les groupes et les dialogues entre cultures différentes. Bien sûr, il faut garder en mémoire les violences (homicides, suicides, agressions) – dont les trois quarts sont aggravées par l'ivresse – et les accidents routiers – dont un tiers est lié à l'alcool – provoquant quatre mille morts par an, en France, pour cette seule raison. Cependant, depuis toujours, les combattants se sont aussi réconciliés autour d'un verre.

Les effets bénéfiques sont surtout politiques. La douce ébriété permet de supporter misère et frustrations. Quelqu'un l'a dit clairement : « Quant à la crise, elle n'empêche pas les Français de se désaltérer. Pour nous, mieux vaut un bel été et la crise qu'un été pluvieux sans la crise [10]. » Cet expert s'appelle Patrick Ricard.

On connaît depuis longtemps la duplicité de l'alcool : « Chaque coupe de vin que tient la main d'un buveur est faite de la joue d'un ivrogne et de la lèvre d'une beauté voilée [11] », dit un poète persan. « Ivre sans m'en rendre compte je m'allonge au milieu des fleurs », répond un « collègue » chinois, mais le héros de Malcolm Lowry [12] est mort dans un dépôt d'ordures ! « L'alcool, c'est mauvais parce que c'est bon », dit ce malade : seul le plaisir dû à l'effet psycho-actif peut expliquer la consommation d'un toxique.

L'alcool participe à la fois au lien social ordonné et au désordre de la fête. Il est utile pour s'intégrer et pour s'exclure. En fait, « l'alcool ne renferme aucune contradiction. C'est l'homme qui est placé face à ses propres contradictions par l'alcool. L'alcool, révélateur de l'homme à lui-même est rendu responsable, mais il n'est que l'agent circonstanciel [13] ». L'alcool sert à proclamer un acte et à enfouir des secrets : il scelle et cèle. L'alcool donne au buveur l'illusion de ne plus avoir besoin des autres, mais le buveur est facilement manipulé.

L'alcool relie – permet d'aller vers l'autre – et isole – permet de se passer des autres. L'alcool permet de communiquer mais aussi de s'enfermer. Nous le voyons bien dans les attitudes des malades lorsque leurs regards tombent, pleins d'alcool et de larmes, lorsque, ébauchant des gestes maladroits, ils tentent d'excuser leur existence. Un alcoolique est une personne qui a besoin de s'exprimer mais qui enferme son message dans une bouteille. Or ces messages arrivent rarement à destination de la personne capable d'apporter de l'aide.

Un livre de remèdes, de recettes et de révélations

Il n'est pas facile d'aider les malades de leur passion alcool à trouver la bonne porte. Pendant longtemps, les lieux de soin sont restés ignorés du grand public. Aujourd'hui, ils sont en pleine réorganisation administrative. Les discours des responsables politiques sont, depuis longtemps, riches en « promesses d'ivrognes » lorsqu'ils annoncent la mise en place d'une « grande politique de santé publique ». L'alcool, le tabac et les médicaments psychotropes ont cependant été ajoutés au champ d'action de la Mission interministérielle de lutte contre la drogue et la toxicomanie. C'est après une longue bataille [14] que la nouvelle présidente de cet organisme, N. Maestracci, a réussi à faire accepter par le gouvernement un plan triennal d'action intégrant tous les produits psychoactifs.

De nombreux intervenants parlent de prévention de l'alcoolisme, mais, depuis 1998 par exemple, la Caisse nationale d'allocations familiales ne la subventionne plus : pour cette respectable institution, il semble que la consommation excessive d'alcool n'ait rien à voir avec la famille. Pendant ce temps, les producteurs, eux, n'oublient pas les jeunes consommateurs. Des multinationales inventent de nouveaux produits prêts à boire, mélanges de soda et d'alcool. Localement un Comité départemental des jeunes agriculteurs a inventé les « bébés primeurs [15] » pour les enfants nés le jour de la sortie du vin primeur : ce comité offre des fleurs à la maman, du vin primeur au papa et un diplôme de « Divin Bébé Primeur » au nouveau-né...

Nous n'avons pas l'intention de dramatiser. Tous les « bébés-primeurs » ne deviendront pas alcooliques ! Cependant, buveurs modérés ou excessifs, ou vivants au milieu de ces buveurs, nous sommes tous concernés par la question de l'alcool. Nous pouvons tous être intéressés par les informations à connaître quand on doit prendre le volant d'une voiture ou lors d'un réveillon bien arrosé. C'est pourquoi nous ne parlerons pas seulement des alcooliques portraiturés dans des images d'Épinal ; ils sont habituellement stigmatisés alors que sont excusés ceux qu'on appelle parfois « éthyliques mondains ». Ceux-ci échappent le plus souvent au regard, au jugement. S'ils possèdent un bateau, ils peuvent même échapper à la loi de cette manière : la conduite en état d'ivresse n'est pas sanctionnée sur la mer !

L'information nous concerne tous. Ne voyons pas seulement les problèmes chez les autres. Nous avons bien ri des députés russes ivres dans l'enceinte de leur parlement, la Douma, mais les députés français ont aussi leur buvette, lieu de rendez-vous informel... et de beuverie comme on l'a vu lors de certaines « nuits chaudes [16] », récemment à propos de la discussion sur le PACS.

Nous sommes tous concernés. Qui n'a pas cru prendre seulement « un petit verre », alors que ce verre se transformait souvent en « un double » bien tassé ? Qui a toujours résisté aux invitations des copains lors de la tournée ou aux sollicitations des serveurs ? Il est dommage que le buveur doive souvent écluser les surplus de la production de vins de qualité médiocre lorsque le serveur lui impose « un quart... de rouge, blanc ou rosé » au lieu d'un verre de vin choisi par lui.

Les idées fausses traînent dans toutes les têtes, et personne n'est à l'abri des clichés les plus tenaces :

« L'alcool, je connais. »

Oui, mais surtout vos propres modes d'alcoolisation : ils diffèrent déjà, selon que vous êtes catholique ou juif, d'origine bretonne ou portugaise. Dans notre société métissée, il faut s'informer sur les coutumes qui viennent d'ailleurs. En fait, les connaissances sont très parcellaires. J'ai vu en consultation un informaticien incapable de comprendre sans une longue explication qu'un demi de bière contenait autant d'alcool qu'un verre de vin : l'idée qu'il se faisait de ces boissons le gênait dans ce calcul très simple pour lui.

« L'alcool, je le supporte bien. »

La variabilité des réactions est souvent évoquée mais surtout par ceux qui affirment qu'eux peuvent « tenir ». Dans les discussions sur le zinc ou dans les discours officiels, c'est toujours l'« autre » qui pose un problème avec l'alcool. À une époque, c'étaient les ouvriers pour les hygiénistes bourgeois, ensuite ce furent les femmes pour les médecins mâles, aujourd'hui les responsables politiques adultes montrent du doigt les « jeunes ». Pourtant, la prévention n'est possible que globalement, au niveau de toute la population.

Ce livre est en vente dans toutes les bonnes librairies, pour permettre d'éviter les bonnes pharmacies. Ce n'est pas un livre triste, ce n'est pas un livre contre l'alcool. Car aucun intervenant sérieux de la prévention ne peut être contre l'alcool, dont la présence est si dense autour de nous, dans les textes littéraires et les langages populaires, dans la vie sociale et dans tous les décors... de la campagne aux métropoles, où les noms des rues évoquent encore les vignobles disparus et où fleurissent sur les façades les décors à tête de Bacchus. « Un livre est un Hermès [17] », un messager, dit un poète contemporain qui connaît le sujet alcool. Souhaitons que certains puissent incorporer notre message comme Rabelais, autre expert, l'évoqua à la fin de son œuvre : « C'est pourquoi, buveurs (...) faites de mes livres bonne provision (...) il vous faudra (...) les dévorer comme un opiacé pour le cœur et les incorporer en vous-même (...). C'est pourquoi je ne vous dis pas : Lisez ce chapitre, voyez cette glose ; je vous dis : goûtez ce chapitre, avalez cette belle glose (...) et serez clerc jusqu'au foie [18]. »

Chapitre premier

L'ALCOOL

Il était une fois un homme dans une vallée géorgienne abritée des vents du nord par la chaîne du Caucase. C'était il y a neuf mille ans, à la fin de l'été chaud et pluvieux de cette région.

Une semaine auparavant, il avait trouvé des raisins sauvages poussant sur les arbres d'un sous-bois. Toute sa famille en avait abusé, s'était fait de belles ventrées et tous avaient été incommodés par un dérangement intestinal. C'est sans regret qu'ils avaient laissé pourrir les grappes lorsqu'ils étaient repartis plus haut trouver de l'herbe fraîche pour leurs moutons.

En redescendant deux semaines plus tard, l'homme utilisa le même creux de terrain pour installer le camp et fut intrigué de trouver les grains de raisins éclatés et recouverts d'une mousse rosée, il goûta – l'acidité ne lui déplaisait pas – et avala alors tout ce jus encore un peu sucré. Quelques instants plus tard, il se rendit à une réunion des chefs de famille, il s'étonna alors lui-même en découvrant comment il prit facilement la parole, il réussit même à s'opposer à son cousin qui d'habitude lui faisait peur. Au retour, il s'empressa d'aller cueillir les grappes restantes, qui commençaient de pourrir sur les branches, il obtint rapidement le même jus violacé qui lui fit le même effet. Il décida alors de bâtir un abri sur ce coteau pour cultiver cette terre ; depuis longtemps il voulait fixer sa famille, il laisserait son cousin continuer sa route de nomade et de cueilleur de fruits sauvages.

À mille kilomètres au sud, dans un village d'agriculteurs de Mésopotamie, un enfant avait caché dans un buisson une bouillie d'orge dont il ne voulait plus. C'est sa mère qui la retrouva une semaine plus tard ; ne voulant rien perdre, elle goûta le mélange curieux qui moussait, elle fut étonnée de ce goût nouveau – l'amertume ne lui déplaisait pas –, elle ressentit alors un étrange bien-être : les soucis de famille lui parurent soudain plus légers, elle prépara en chantant le repas pour les huit enfants, lorsque son homme s'approcha d'elle, elle accepta facilement ses caresses... Le lendemain, elle refit la même préparation.

Ces deux modestes artisans n'imaginaient pas être les précurseurs de la viticulture et de l'industrie de la bière, qui emploient aujourd'hui des millions de salariés à travers le monde et engagent des centaines de milliards de francs d'échanges économiques. Leurs produits étaient bien fragiles. De nombreux autres inventeurs, anonymes ou célèbres, devront intervenir pour leur apporter la stabilité nécessaire à une consommation agréable.

L'alcool dans l'histoire

AUX ORIGINES DU VIN

L'origine du vin est l'objet de bien des légendes. Les découvertes que nous venons d'imaginer se produisirent maintes fois, chez de multiples peuples, avec les nombreux produits d'origine végétale pouvant subir une fermentation alcoolique (voire avec le lait à l'origine de dérivés contenant de l'alcool : le kéfir ou le koumis). La recherche de ces origines est difficile. Elle dépend en fait de la nature des contenants : gourdes de peau, calebasses, cuves d'argile crue n'ont pas permis de garder de traces. C'est seulement dans les premiers récipients de céramique cuite – développés à partir de 6000 avant J.-C. – qu'on peut espérer retrouver des traces de pépins de raisin et de céréales, et dater ces ingrédients. Il existe donc plusieurs théories historiques :

– La première, évoquée dans le récit précédent, situe cette origine sur les côtes orientales de la mer Noire, dans une région bénéficiant d'un microclimat qui fut un refuge pour la flore pendant les crises glaciaires du quaternaire. Ailleurs, la vigne, liane sauvage qui avait prospéré dès le tertiaire, avait disparu sous les glaciers et la toundra, comme la plupart des autres plantes. C'est à partir de cette réserve naturelle que la vigne se serait adaptée ensuite à des climats différents avec une souplesse qui lui a permis de pousser jusqu'en Scandinavie.

– D'autres chercheurs penchent vers une pluralité des mondes viticoles, au vu des feuilles et des pépins de raisin trouvés dans des fossiles. Il est cependant impossible de savoir si les grappes avaient été utilisées pour faire du vin.

L'ancienneté du vin et d'autres produits est souvent utilisée comme justification de l'usage, même à notre époque de progrès technique, mais, plus encore peut-être, comme défense devant les peurs de la nouveauté... Si nos ancêtres en buvaient... C'est ainsi que beaucoup d'histoires du vin remontent à Noé, le premier viticulteur qui laissa son nom dans la Bible : certains en parlent comme s'il n'avait pas trouvé d'autre geste que de planter la vigne pour remercier Dieu après la fin du Déluge. Dans la Bible, le pays de Canaan, la Terre promise, est évoqué sous la forme d'une énorme grappe. Un producteur du pays de Canaan utilise aujourd'hui le nom de Noé pour la promotion de son vin. Les preuves les plus anciennes datent de 3000 ans avant J.-C. ; les plus belles se trouvent dans les tombes de certains pharaons où le plafond avait été transformé en tonnelle par les peintres. Dans ces tombes, on trouvait plusieurs sortes de vin et de bière. On trouve dans la tombe de Toutankhamon des jarres portant déjà des millésimes et le nom du producteur. Cependant, le vin ne pouvait se garder facilement sous le climat d'Égypte, ce fut surtout une boisson de prestige ; il était souvent préparé avec des aromates, probablement pour masquer son goût médiocre.

« La chance a voulu que les vignes de qualité fussent à portée des foyers culturels qui allaient essaimer[1] », constata un historien. C'est ainsi que la fabrication du vin s'est développée dans le croissant fertile de la civilisation entre Nil, Euphrate et mer Noire dans des régions aujourd'hui hostiles à l'alcool. Ce développement parallèle de la vigne et de la civilisation a été souligné par tous les défenseurs du vin.

LE MONDE MÉDITERRANÉEN

La Grèce

Nous avons pu lire, dans les textes littéraires et philosophiques, les modes de consommation des citoyens libres d'Athènes. Les textes sur les banquets révèlent l'éducation au « savoir boire » pour cette élite intellectuelle et politique. Les manières de boire dans les autres classes de la société ne sont pas connues. On pourrait même dire qu'on connaît surtout la consommation de Dionysos et de son entourage, telle qu'elle est décrite dans les mythes.

En dépit de travaux monumentaux, ce dieu reste incompris. N'est-ce point normal pour celui qui avance par « bonds et rebonds » dans des mystères nocturnes ? Certes, il s'oppose en apparence à Apollon, dieu de la lumière et de l'ordre, mais ses pouvoirs sont multiples, faisant proliférer toutes les plantes et produisant sur son passage le vin, mais aussi le lait, l'eau et le miel. Il est le dieu de la fertilité et de la végétation, c'est ultérieurement qu'il fut réduit à être le dieu du vin, en particulier à Rome. Le poète André Chénier rappela sa « polyvalence » :

> *Son pied presse le sol ; et sous sa plante humide,*
> *Le vin bouillonne, fuit, gronde en fleuve rapide.*
> *Ses doigts vont creuser l'herbe, un lait pur sous les doigts*
> *Les blanchit, blanchit l'herbe et la tige des bois.*
> *L'autre fait, de son thyrse, entre ses mains vermeilles,*
> *Couler, à flots dorés, le nectar des abeilles* [2].

Dionysos est un dieu fort complexe : il est le fils de Sémélé, la seule mortelle qui ait donné naissance à un dieu de l'Olympe, et non à un demi-dieu, comme c'était habituellement le destin de ces « bâtards ». Il devra cependant se battre pour que sa qualité divine soit reconnue par les hommes, et son culte instauré.

Certains historiens ont décrit de grandes fêtes civiques en l'honneur de Dionysos avec représentations théâtrales : les barrières sociales étaient abolies, tous participaient y compris les enfants, les femmes et les esclaves. D'autres insistent sur les pratiques rituelles provoquant chez les initiés des états de transe, vécus comme des tentatives de communication avec Dionysos ou des prises de possession par le dieu.

Peut-on connaître les consommations excessives des Grecs à partir des récits du défoulement collectif de ces fêtes ? La figure de la bacchante s'impose immédiatement. Certes, on pourrait comprendre l'intérêt de ces débordements pour les femmes grecques, prisonnières en leur foyer : il n'était pas question qu'elles participent aux banquets des citoyens sinon comme danseuses, musiciennes ou hétaïres. Il leur restait donc seulement les Bacchanales. Cependant, elles n'y buvaient pas : leur ivresse était celle de la danse en l'honneur du dieu et de la transe provoquée par la possession. On peut encore moins connaître les consommations quotidiennes. Nous verrons que les citoyens grecs refusaient la bière, boisson des « barbares » du nord. Même les ouvriers et les esclaves consommaient des boissons de faible degré issues du raisin.

La huitième colline de Rome

Rome, « nourrie symboliquement du lait de la louve », dit Hugh Johnson, résista longtemps au vin apprécié par les voisins étrusques. C'est seulement après la fin des guerres contre Carthage, lorsque la bouillie d'avoine des Anciens fut remplacée par le pain, que le goût du vin se développa, le liquide aidant à avaler les céréales solides. Dans les grands traités agricoles, de longs développements furent alors consacrés aux inventions de la viticulture – transformation des vignes sur treilles hautes entre lesquelles poussaient des légumes en des vignobles plus resserrés – et aux méthodes de conservation des vins dont certains étaient parfois vieillis vingt ans ou plus.

Les Romains consommèrent rapidement de plus en plus de vin. Pline l'Ancien stigmatisa l'intempérance des habitants de Pompéi avant que la ville ne devienne le musée mort vivant que nous connaissons, où nous pouvons entrer dans les deux cents tavernes encore identifiables deux mille ans après. Une autre preuve de cette consommation peut être appréciée par les touristes d'aujourd'hui à Rome, où une colline supplémentaire s'ajouta aux sept bien connues. Le Monte Testaccio, au bord du Tibre, haut de 35 mètres, tire son nom des tessons d'amphore qui le composent ; celles-ci arrivaient par bateau jusqu'à la Porta Vinaria, toute proche. En dépit de ces traces archéologiques, il n'est guère facile de connaître la consommation habituelle de vin. Seuls certains hommes célèbres ont laissé des souvenirs vivants dans les textes historiques ou littéraires.

L'alcoolisme de Marc Antoine, rival malheureux d'Octave – futur empereur Auguste – est connu. Horace avait célébré la victoire de ce dernier par une ode dont les premiers mots restent aujourd'hui les plus connus du poète latin : « *Nunc est bibendum...* » (« C'est maintenant qu'il faut boire »). Le vin avait perturbé le comportement de Marc Antoine, déjà troublé par Cléopâtre ; Horace précisa comment le vin avait encore participé à la guerre entre les Romains en touchant aussi la raison du futur empereur jusqu'à ce qu'il ramène « à la réalité son esprit, troublé par les fumées du vin maréotique [3] ». Après ces ivresses pathologiques, le vin servit à fêter l'événement : « *Nunc est bibendum.* » Jusqu'à la fin de l'Empire, de nombreux empereurs furent accusés d'intempérance ; les plus cités sont Tibère, surnommé Biberius, et

Néron ; cependant, les crimes de ce dernier ne sont pas à rapporter seulement à ses ivresses. Le peuple avait les Bacchanales ; certains censeurs craignaient que ces fêtes populaires n'amoindrissent les vertus guerrières du peuple romain. Elles furent interdites après la fin de la deuxième guerre contre Carthage ; elles continuèrent en secret, mais les contrevenants subirent une répression sévère : les arrestations et exécutions se comptèrent par milliers. Ces fêtes furent autorisées de nouveau par Jules César, puis de nouveau interdites par les empereurs chrétiens.

Nos ancêtres les buveurs

Certains auteurs soutiennent que les Celtes et les Gaulois avaient cultivé la vigne avant l'arrivée des Grecs et des Romains ; cependant, la majorité des chercheurs pense que ce sont les Grecs, autour de leur colonie de Massalia, puis les Romains qui approvisionnèrent leurs colonies en vins de leurs pays. Les convois qui allaient chercher certains métaux en Gaule et en Grande-Bretagne partaient d'Italie avec des vins romains. Ce commerce fructueux pour les colonisateurs retarda l'implantation des vignes en Gaule. « Le naturel cupide de beaucoup de marchands italiens exploite la passion du vin qu'ont les Gaulois : sur des bateaux qui suivent les cours d'eau navigables ou sur des chariots qui roulent par les plaines, ils transportent leur vin dont ils tirent des bénéfices incroyables allant jusqu'à troquer une amphore contre un esclave en sorte que l'acheteur livre son serviteur pour payer la boisson[4]. » C'est ainsi qu'un Grec, Diodore de Sicile, parla de nos ancêtres. Toutes les tribus celtes ont rapidement adopté le vin. Le plus vieil habitant retrouvé sur le site de Paris, dans l'enceinte du Sénat, avait été enterré, entre soixante et quarante ans avant J.-C., dans un puits de 7 mètres de profondeur « avec armes et bagages », à savoir cinquante amphores de vin d'Italie, soit 10 hectolitres... en quelque sorte « inhumé solennellement au milieu de sa cave à vin[5] ». C'est certainement le rêve actuel de nombreux descendants de cet ancêtre. Le vin romain arriva ainsi dans tous les centres de colonisation jusqu'en Europe du Nord. Cette demande de vin suscita progressivement la production locale, d'abord dans les régions méditerranéennes, en Narbonnaise et en Espagne. Les premiers viticulteurs furent les vétérans des légions romaines. Est-ce pour cette raison que le cep de vigne était l'insigne des centurions ? Ce bâton, qui servait à punir les soldats récalcitrants, indiquait leur grade.

On a retrouvé récemment, à la limite du Var et des Bouches-du-Rhône, une exploitation viticole romaine de 15 000 m² où était atteinte une production annuelle de 3 000 hectolitres pour une superficie plantée de 50 hectares ; une partie du site est toujours exploitée pour la viticulture. Le commerce par la vallée du Rhône encouragea la plantation sur les collines si bien exposées de Tain-l'Hermitage ou de Condrieu. Cette production s'étendit autour des villes, des routes et des voies navigables, pour approvisionner, dans les régions du nord de la Gaule les soldats qui montaient la garde aux frontières et, au-delà, les peuples en voie de romanisation : l'Europe du Nord était déjà très assoiffée. Sous le règne d'Auguste, le géographe Strabon avait donné les Cévennes comme limite climatique de la vigne. Il s'était trompé : moins d'un demi-siècle plus tard, les Allobroges avait planté une espèce qui s'acclimatait aux conditions de la vallée du Rhône en résistant au gel. En même temps, autour de Gaillac, les Bituriges sélectionnèrent un autre cépage, la biturica, « résistant très bravement aux pluies et aux tempêtes », dit un autre écrivain romain, Columelle. Les historiens du vin ont relevé l'importance du franchissement de cette véritable frontière climatique, celle de l'olivier et du ver à soie : le vin était devenu un produit culturel dans toute la Gaule qui se transformait en un immense vignoble. La rivalité entre Bourgogne et Bordeaux commença dès 312 après J.-C., comme en témoigne cette réclamation des viticulteurs d'Autun : « Contrairement aux rapports qu'on a pu vous faire, nous ne sommes pas riches (...), nos vignes sont si vieilles qu'il faudrait les remplacer (...), mais nous manquons d'espace, enfermés que nous sommes entre les forêts rocailleuses des sommets de la côte et les bas-fonds de la plaine de la Saône. Nous n'avons pas, comme les Aquitains, l'avantage de trouver n'importe où du terrain libre pour y installer de nouvelles vignes[6]. »

LES APÔTRES DU VIN

Les chrétiens ont pris la suite des Romains et ont tenté d'acclimater la vigne sous des climats encore moins favorables, en particulier pour obtenir le vin nécessaire à la célébration de la messe. La limite septentrionale de la vigne se déplaça jusqu'au sud du Danemark et en Poméranie : encore aujourd'hui, on trouve la vigne en Prusse, autour de Dresde. Pendant la période des invasions et de la chute de l'Empire romain, le vin était devenu un luxe. Cependant, son prestige et la nécessité liturgique le sauvèrent. Peu importait son prix de production ou de transport... même s'il fallait se contenter d'une récolte une année sur cinq dans le nord de l'Europe, entretenir un vignoble était une preuve de pouvoir. Les évêques, propriétaires terriens, maintinrent les traditions de la culture et de la viticulture : offrir du vin était un signe de leur position sociale et le symbole de la civilisation s'opposant aux « barbares ». De nombreux évêques apparurent dans les légendes de la vigne et de la viticulture, il semble aussi qu'ils déplacèrent souvent les sièges épiscopaux vers les sites les plus favorables à la vigne. En même temps, les « barbares » s'approprièrent la culture du vin. Après les invasions, au retour de la paix, les moines prirent le relais du travail des évêques ; dans les monastères s'ajoutèrent les nécessités des usages conviviaux et médicaux du vin pour le plus grand bénéfice des voyageurs. L'Europe fut défrichée et plantée de vigne autour des abbayes. Le personnage d'un écrivain catholique le dit sans hésitation : « Les grands crus sont des œuvres monastiques comme l'architecture, comme l'enluminure[7]. »

L'histoire du vin peut alors se lire dans la succession des ordres monastiques. Par exemple, les Cisterciens s'installèrent en Bourgogne où les moines reçurent en don des vignes à Meursault, Vougeot, Aloxe-Corton, Volnay, Pommard, puis achetèrent des terres. Le clos de Vougeot devint leur laboratoire : ils y créèrent « une sorte de banque de données[8] », dit Hugh Johnson. Selon la légende, ils goûtaient les terres pour choisir la meilleure implantation... il est probable qu'ils goûtaient également avec attention le produit de leur travail. Avant la Révolution française, l'agronome anglais Young accorda ce satisfecit aux moines : « Quand verrons-nous ces compagnons faire de mauvais choix ? Les endroits qu'ils s'approprient montrent quelle vigoureuse attention ils donnent aux choses de l'esprit[9] », *things of spirit*, « *spirit* » étant pris au sens de « spirituel » et de « spiritueux ». La fontaine de l'abbaye cistercienne du Thoronet en Provence témoigne de l'intérêt de ces moines pour le vin avec sa vasque taillée en festons pour maintenir au frais une vingtaine de bouteilles.

Le lien entre la religion chrétienne et le vin se tissa à travers les siècles. Après la Réforme, le schisme religieux recouvrit la division climatique et culturelle entre les pays du vin dans le sud-ouest de l'Europe et ceux de la bière et des alcools forts dans le nord-est. Les pratiques religieuses populaires témoignent aussi de ce lien. En France, une trentaine de saints est invoquée pour la protection de la vigne et de la vinification : en tête vient saint Vincent, dont le nom facilite les jeux de mots populaires sur le sang et le vin. Au XIXe siècle encore, lors de l'épidémie de phylloxéra, les cultes rendus à ces saints vinaires reprirent de la vigueur.

« LE PAIN LIQUIDE DES BARBARES »

Les bières, fabriquées à partir de diverses céréales, sont les boissons alcooliques les plus répandues par le monde et les plus anciennes. La première fut probablement à base de millet, première céréale correspondant à un état de civilisation antérieur à l'invention de la charrue. Les historiens de l'alimentation ont expliqué le développement parallèle des décoctions douces de céréales – évoluant vers les bouillies, les flans, les galettes – et des soupes acides devenant soit des bouillies acides – encore consommées au début du siècle en Europe centrale sous les noms de braga ou kwasz –, soit des bières archaïques. Pain et bières étaient fabriqués ensemble avec le même levain ; les deux produits se confondaient comme en témoignerait le fait qu'existaient à Sumer les expressions « pain buvable » et « bière mangeable » comme de nos jours, dans le nord de la France, on dit encore « tartine de houblon » pour désigner un verre de bière.

C'est au Proche-Orient qu'on a trouvé les plus anciennes preuves de l'existence de la bière :

– À Sumer, au troisième millénaire avant J.-C., existaient les pictogrammes « bière » et « brasseur ». On retrouve traces de la bière dans le roman de Gilgamesh, premier texte littéraire connu, et dans les premiers textes législatifs retrouvés : le code d'Hammourabi, roi de Babylone en 1750 avant J.-C., et le code des Hittites qui prirent le pouvoir vingt ans plus tard.

– En hiéroglyphes égyptiens, le repas s'écrivait « pain bière » : les signes d'écriture [10] représentaient un pain dans son moule et une cruche. Sur les bas reliefs est représentée la consommation à l'aide d'une paille de ce produit archaïque non filtré. Dans leurs tombes, parmi les vivres et les statuettes, les Égyptiens plaçaient à la fois une dose de bière et la représentation d'un brasseur, comme pour fournir la bière après l'épuisement des réserves. La bière égyptienne est actuellement étudiée par l'examen au microscope électronique des résidus d'amidon trouvés dans les jarres.

– Le chaudron, où les Celtes fabriquaient la cervoise, est moins connu que l'amphore grecque. Pourtant, nous pouvons y voir une réminiscence populaire actuelle dans la marmite où Panoramix prépare la potion magique pour Astérix et ses compagnons.

Différentes bières furent retrouvées dans la plupart des civilisations considérées comme les plus primitives, en particulier dans les pays où les conditions climatiques ne pouvaient permettre un développement de la vigne. Sur les cinq continents, les ethnologues ont trouvé chez ces peuples premiers des bières fabriquées à partir de toutes sortes de céréales, par exemple le maïs au Pérou, trois cents ans avant J.-C.

Après avoir cédé du terrain devant le vin chrétien, la bière revint avec les envahisseurs germain et viking qui la brassaient sur leurs bateaux. Au retour de la chrétienté, elle était donc associée aux libations païennes. Des légendes racontent comment les chrétiens s'opposèrent à cette boisson : saint Colomban, moine irlandais en tournée d'évangélisation sur une rive du Rhin, y renversa un chaudron de bière ou, selon une autre version, le fit exploser en traçant au-dessus un signe de la croix. Cette légende est l'origine d'une chanson populaire allemande :

> *Vous sacrifiez de la bière aux dieux ?*
> *Envoyez-la-nous plutôt dans le couvent.*
> *Pour cela appelez saint Colomban* [11].

On peut donc aussi dire que les moines ont récupéré ce produit comme ils l'ont fait d'autres symboles des religions antérieures. Charlemagne contrôla sa production dans les textes qui réglementaient le fonctionnement des abbayes. La bière se révéla très utile pour le ravitaillement des voyageurs et des pèlerins, et aussi pour les moines : on pouvait en boire la nuit et les jours de jeûne sans déroger à la règle, à la différence du vin, comme plus tard le chocolat, ce qui favorisa son succès dans les pays catholiques. Cela a contribué au succès de la bière dans la Bavière catholique après le gel des vignes en 1437 et la destruction des brasseries du nord de l'Allemagne au cours de la guerre de Trente Ans.

Du Moyen Âge aux temps modernes, la bière occupa une place importante dans le régime alimentaire de l'Europe centrale et septentrionale. Jusqu'au XVIIe siècle, elle était présente sur toutes les tables et à chaque repas, à commencer par celui du matin qui comprenait la soupe à la bière. Dès cette époque, la consommation comme boisson se déplaça vers le sud : on la trouvait par exemple dans les tavernes du faubourg des Chartrons à Bordeaux où étaient installés les marchands de vin hollandais et anglais. Ensuite, la production s'installa dans le nord de la France. Cependant, les buveurs de bière et de vin n'étaient pas les mêmes. Les vins, toujours plus chers, étaient réservés aux classes aisées, mais la bière devenait une boisson plus répandue en période de crise économique. C'est ainsi que s'établissait dans l'agriculture européenne un équilibre entre les terres viticoles et céréalières : dans les périodes de progrès économique, on plantait des vignes, qu'il fallait arracher en cas de crise pour les remplacer par des céréales servant à la fabrication du pain, des galettes, des bouillies et de la bière éventuellement. En cas de catastrophe économique, toutes les céréales étaient réservées pour la fabrication des aliments solides.

Cependant, il existait depuis longtemps des bières de luxe, en général houblonnées, souvent allemandes, respectant déjà une législation rigoureuse, la fameuse « loi de pureté » bavaroise du début du XVIᵉ siècle, ou encore anglaises. La bière fut donc parfois choisie par les élites. On a décrit des contestataires anglomanes du XVIIIᵉ siècle, qui « boivent de la bière britannique et s'affilient à la loge par l'effet d'un mimétisme parallèle[12] ». Aujourd'hui, certains branchés ont choisi la Corona ®, bière des pauvres au Mexique, dont le succès commercial en France tient à son prix assez élevé.

La consommation de bière augmenta à cause des maladies de la vigne du XIXᵉ siècle : elle passa de trois millions d'hectolitres en 1830, dont deux millions dans l'est et le nord du pays, à quatorze millions en 1914 sur tout le territoire. Depuis les années 1960, le changement des modes de consommation et l'internationalisation des boissons profitent au développement de la bière dans les pays vinicoles.

L'image de la bière est en fait plus complexe que celle du vin.

– Son prestige était moindre parce qu'elle résultait d'un travail humain moins élaboré, ne comprenant pas les nombreux gestes de la viticulture. La pousse spectaculaire de la vigne résume la vigueur de la nature. Cette particularité contribue à la richesse symbolique de cette plante-arbre aux racines profondes, qui produit le « sang » ou le « lait » de la terre.

– Cependant, la bière reste aussi associée à la mère nourricière : elle a été pendant longtemps préparée par les femmes à la maison, avec les autres aliments. Il n'est pas étonnant que le service ait été fait par des femmes dans les premières brasseries apparues au début du XXᵉ siècle.

– Pendant longtemps, boisson artisanale à consommer rapidement comme un aliment, elle est devenue une boisson industrielle qui se transporte et se conserve facilement. Elle bénéficie aujourd'hui des valeurs de modernité et de sécurité attachées à la production industrielle.

– Autrefois boisson des hommes adultes, elle est aujourd'hui celle des jeunes et des femmes qui ont gagné l'égalité des statuts sociaux.

LE « VIN DE POMME » DES CÔTES ATLANTIQUES

L'origine du cidre est ancienne mais mal connue. Ses défenseurs pensent le retrouver dans des textes d'auteurs grecs qui parlent de produits faits avec les pommes en Gaule et en particulier au Pays basque. Il est toutefois hasardeux de l'identifier parmi tous les « vins » issus d'autres fruits que le raisin, désignés par des mots particuliers comme « *shekar* » en hébreu ou « *sikera* » en grec. On trouve des traces, au moins de plantations de pommiers, dans certains textes administratifs carolingiens puis dans des récits de vie des religieux du Moyen Âge. C'est avec l'invention de la presse à pommes, au XIIIe siècle, que commença l'âge d'or du cidre.

Le cidre s'est développé alors dans l'ouest de la France. En remplaçant la bière, il permit de réserver à l'alimentation les céréales utilisées auparavant dans la fabrication de cette boisson. Il eut donc un succès auprès des gens modestes, mais à partir du XVe siècle il devint aussi la boisson de certains privilégiés qui le préféraient encore au mauvais vin. Il fit partie de l'art de vivre en Normandie au XVIe siècle tel qu'en témoignent les mémoires du sire de Gouberville à qui certains attribuent l'idée de le distiller en calvados. Il fit fortune jusqu'à Paris, cependant, avec l'augmentation du prestige du vin, il fut délaissé par tous les privilégiés qui s'en détournèrent pour suivre le goût du vin socialement valorisé à partir de cette époque. De plus, il fut taxé au XVIIe siècle puis interdit sur les vaisseaux par Colbert au profit du vin et de l'eau-de-vie de vin.

Les producteurs profitèrent toutefois de la crise viticole de la fin du XIXe siècle, la production passa alors de quatre à quatorze millions d'hectolitres. Mais le cidre perdit cet avantage au cours de l'entre-deux-guerres puis après la Seconde Guerre mondiale qui a ravagé les vergers normands. L'évolution de la vie agricole française marginalisa encore cette boisson. Aujourd'hui, on assiste à un renouveau du cidre grâce à la vague écologique de retour au terroir mais surtout par le biais des cidres plus alcoolisés dont le nom et l'emballage sont choisis pour attirer les jeunes et le dissocier de l'image traditionnelle des crêpes et des danses folkloriques bretonnes.

UNE INVENTION ARABE

C'est à la fin de sa vie que le prophète Mahomet interdit la consommation des boissons alcooliques. Cependant, le vin continua d'être produit dans certains terroirs arabes où la vigne avait été acclimatée. Les vins produits étaient vendus aux chrétiens, par des commerçants juifs en particulier, et les sultans encaissaient les taxes au passage. Les Turcs ont procédé ainsi en Hongrie, lorsqu'ils occupèrent ce pays. De la même façon, l'épicier arabe d'aujourd'hui vend sans scrupule un produit que sa religion lui interdit de boire ; se réjouit-il d'alcooliser les infidèles ? En dépit de l'interdiction religieuse, c'est dans le monde arabe qu'est née la distillation qui permit d'élever le degré des boissons. Au-delà de 16 degrés, la fermentation du raisin est arrêtée, car les levures sont tuées par l'alcool produit : l'homme a dû attendre vingt siècles pour réussir à concentrer davantage cet alcool. Il semble que ce soit entre l'Afrique du Nord et l'Andalousie qu'un chimiste arabe ou andalou inventa le procédé de chauffage qui sépare l'alcool volatil du reste du liquide. L'origine arabe est attestée par le nom « *al-kohl* », qui signifie poudre, esprit finement divisé. C'était le cas du sulfure d'antimoine, utilisé comme collyre, qui a donné le mot « khôl ». Il est surprenant que le mot « alcool », qui s'est acclimaté dans toutes les langues, provienne d'une langue où le produit est interdit.

Certains font remonter la distillation bien avant les alchimistes arabes, à la préhistoire, imaginant que cette concentration en alcool a d'abord été obtenue par le froid. Raymond Dumay[13] suppose que ce procédé a été utilisé à partir d'herbes ou de sève de bouleau au cours de l'ère glaciaire. Il en a trouvé des traces encore au XXe siècle en Russie et en Pologne. Cette distillation par le froid a aussi été utilisée en Amérique du Nord par les fermiers du nord-ouest des États-Unis et encore récemment pendant la Prohibition pour fabriquer du bourbon sans se faire repérer par les fumées de l'alambic. Certains historiens pensent que les Perses, les Grecs et les Romains connurent la distillation pour fabriquer d'autres produits comme les parfums ou pour distiller l'eau de mer : le mot alambic condense un article arabe et un mot grec signifiant « vase à long col ». L'expansion de l'alcool distillé fut cependant tardive, tous les historiens sont d'accord sur ce fait. L'alcool arriva en Europe, peut-être à l'école de médecine de Salerne, puis en France, sans doute à Montpellier, mais seulement au XIIIe siècle. Il est probable que l'Église participa à sa diffusion, après celle du vin du christianisme, à l'occasion des croisades.

Pendant longtemps, l'alcool resta un ingrédient utilisé par les chercheurs de pierre philosophale et un médicament vendu par les apothicaires. C'est dans son officine de Leyde, que l'apothicaire hollandais Sylvius commercialisa un produit composé de mauvais alcools aromatisés aux baies de genièvre, le gin. L'alcool resta longtemps dénommé eau-de-vie, « *aqua vitæ* ». Les termes apéritif, cordial, digestif, viennent aussi du vocabulaire médical, comme le mot sirop donnant en argot « siroter ».

RÉVOLUTIONS

Traditions et modes nouvelles

Du Moyen Âge à la fin du XVIIe siècle existaient deux grands types de vins : des vins ordinaires coupés d'eau pour se désaltérer, et des vins liquoreux et épicés appréciés pour leur goût. Ceux-ci furent remplacés progressivement par les eaux-de-vie et les liqueurs, tandis que les vins de Champagne et de Bourgogne commencèrent à être dégustés purs. La distinction entre vins fins et vins ordinaires – marquée par le fait d'ajouter de l'eau – peut être datée par la lecture des éditions successives du dictionnaire de Furetière : jusqu'en 1701, à l'article Vin – « *liqueur propre à boire* » –, il était donné comme exemple : « Les gens sobres trempent leur vin. Les ivrognes boivent le vin pur. » Dans l'édition de 1727, l'association entre *ivrogne* et *vin pur* a disparu : « Les gens sobres trempent leur vin, y mettent de l'eau. Boire le vin pur. » Cette expression illustrait donc, sans connotation péjorative, une nouvelle manière de boire des produits dont la qualité s'était améliorée.

Cependant, même les privilégiés buvaient de préférence des vins régionaux et plus précisément les vins de leurs vignes, dont l'entretien était un signe du prestige de leur position ; les seuls produits extérieurs à leur domaine venaient de l'étranger, c'étaient en particulier des vins liquoreux. Dans les régions faiblement productrices, le vin était un signe de distinction pour les personnes aisées, et dans les pays de vignobles, c'est le type du vin bu qui distinguait les différentes classes de buveurs, a résumé l'historien Jean-Louis Flandrin[14]. En dehors de l'Aquitaine, les vins de Bordeaux étaient encore réservés, au XVIIIe siècle, à certains curieux et esthètes par imitation des Anglais qui s'y intéressaient depuis des siècles. Ces amateurs commençaient à être relayés par les Américains, tel Jefferson, qui, après son passage en Bordelais en 1787, donna le premier « classement » et fit les premières commandes pour sa cave et pour celle du président Washington. Encore à cette époque, seules les caves [15] des grands aristocrates parisiens contenaient des vins de toutes les régions de France. Si l'état de fortune des buveurs a toujours déterminé la gamme des produits consommés, depuis toujours aussi les valeurs culturelles et la mode ont influencé les choix, quelquefois dans une alternance amusante, comme nous le rappelle un historien [16] du vin : « Au Moyen Âge, les gens de guerre et les gens d'Église en sont restés aux vins blancs doux et aux vins rouges "chauds", mais le peuple qui travaille dispose de vin blanc "sec" et "froid" ou de vin clairet pour se rafraîchir. Aux XVIe et XVIIe siècles, c'est le peuple qui réclame et commence à obtenir des vins rouges plus puissants et plus colorés, tandis que la société aristocratique prend goût au vin mousseux de Champagne. »

« Le roi des vins, le vin des rois »

Au XVIIIe siècle, c'est le vin de Champagne qui était présent partout, effervescent ou non. Sa consommation commençait d'être l'occasion de nombreux rites, dont les échos nous parviennent encore, parfois sous forme de rumeurs comme celle d'attribuer l'invention de la coupe à champagne au moulage du sein d'une favorite de Louis XV. Ces nouvelles manières de table s'inscrivaient dans le raffinement de la société finissante de l'Ancien Régime.

Le vin de Champagne, « le vin qui réveille l'inconscient [17] », commença alors à être porteur de nombreux symboles :

– Vin du sacre des rois, il devint un symbole de la France dans le monde. Le mot commença à évoquer davantage une bouteille au bouchon caractéristique qu'une région ou qu'un paysage typique.

– Effervescent, il devint un symbole sexuel de plus en plus apprécié, depuis les soupers du Régent jusqu'aux cabinets particuliers des restaurants de la Belle Époque et aujourd'hui banalement sur toutes les tables.

– Pour tous, il devint encore le symbole de la fête : « Nous, on prendra du champagne noir », dit un enfant en voulant parler d'un soda bien connu. Un producteur a d'ailleurs inventé le Champomy ® pour les anniversaires d'enfants.

Si la consommation de vin de Champagne s'est banalisée, il reste la boisson symbole de certaines occasions marquantes de la vie : mariages, anniversaires, promotions. Les bouteilles s'ouvrent encore spécialement pour célébrer un événement, partager une émotion. « Champagne », dit-on pour annoncer une bonne nouvelle et inciter quelqu'un à offrir une bouteille. Le champagne marque encore de son prestige la victoire lorsqu'il est bu dans les coupes ou gâché de façon spectaculaire en aspergeant vainqueurs et spectateurs d'une course ou d'un match. C'est le paradoxe de ce produit luxueux d'être gaspillé sans honte. Il est encore utilisé pour baptiser navires et autres machines. Une malade qui avait vu le lancement d'un navire me disait : « J'aurais aimé faire cela, les femmes qui y sont invitées, filles d'amiral le plus souvent, ne savent pas tenir la bouteille... j'aurais su. » Parfois, les traditions se perdent : pour le baptême d'un yacht sud-africain au Showboats 97 de Monaco, le champagne a été remplacé par une bouteille d'eau minérale « pour ne pas salir », dit le journaliste [18] qui rapporta ce scoop alcoologique.

■ Mode thérapeutique

Les médecins avaient depuis longtemps impulsé des modes... thérapeutiques. Le vin puis l'eau-de-vie, crédités depuis leurs origines de nombreuses propriétés médicinales, les ont gardées dans l'imaginaire lorsqu'ils sont sortis des boutiques des guérisseurs et des apothicaires. Outre l'effet de la molécule éthanol, agissant sur le symptôme angoisse, de nombreuses vertus supplémentaires furent attribuées aux différentes boissons, aux différents crus. Les dictionnaires du XVIIIe siècle et l'*Encyclopédie* [19] y firent largement écho, décrivant en détail les vertus thérapeutiques des différents vins et liqueurs en fonction de leurs qualités propres et selon la « constitution des buveurs ».

■ Une nouveauté ancienne : l'alcool

La grande nouveauté du XVIIIe siècle fut le succès de l'eau-de-vie. Elle fut sortie de la boutique de l'apothicaire par les commerçants hollandais ; avec eux elle envahit l'Angleterre puis la France. Les gouvernements s'intéressèrent alors à cette source de recettes fiscales. En France, les monopoles de production et de vente étaient passés progressivement depuis le XVIe siècle à la corporation des vinaigriers, puis furent partagés avec les limonadiers : les conflits qui en résultèrent montrent l'importance de l'enjeu.

– Le développement de la distillation a permis de ne pas perdre le vin qui restait d'une récolte précédente abondante. Alors il devint possible de garder cette force, cette richesse, sans la dilapider. Le stockage et le transport étaient plus faciles que pour le vin. La fabrication était possible à l'intérieur des terres desservies par des voies navigables et riches en bois pour alimenter l'alambic. C'est ainsi que sont nés le cognac et l'armagnac lorsque les marchands du nord de l'Europe commencèrent à brûler les vins de médiocre qualité ou les surplus qu'ils ne pouvaient vendre et qui risquaient de s'abîmer.

– Fernand Braudel a décrit une consommation croissante dans le milieu militaire à partir de 1700, parlant de la fabrication de l'eau-de-vie comme d'une « industrie de guerre[20] ». L'historien Schivelbusch a insisté sur son intérêt lorsque, avec la naissance de l'armée moderne, les soldats devinrent « de simples pions au sein d'un corps de troupe organisé (...). L'eau-de-vie fournie sous forme de rations quotidiennes sert en quelque sorte à mettre de l'huile dans les rouages qu'ils sont devenus (...), il y a là une leçon dont s'inspirera plus tard l'ordre industriel[21] ». Plus simplement, il a été remarqué que les aliments et boissons devaient être fournis aux armées pour des raisons de suffisance et de sécurité des approvisionnements ; cela explique l'importance symbolique persistante de l'eau-de-vie intégrée à ces rations ; elle était, de plus, considérée comme une compensation d'une alimentation insuffisante et la récompense des efforts et des souffrances de la vie militaire[22]. Dans la marine, l'eau-de-vie permettait de rassembler force et valeur sous un faible volume, elle ne s'abîmait pas et était utile pour aseptiser l'eau et pour traiter avec les indigènes rencontrés.

– Des contemporains[23] s'étonnèrent du succès de ce produit en milieu urbain trouvant « difficile de concevoir comment un breuvage âcre et brûlant, qui ne flatte ni les yeux, ni le goût, ni l'odorat, a pu cependant, d'une extrémité de l'Europe à l'autre, devenir la liqueur favorite du peuple ». Ils l'expliquaient par l'usage médical et constataient sa fortune dans toutes les parties du globe : « Tartare, Nègre, Iroquois, Caraïbe, tout ce qui est sauvage, tout ce qui est barbare, le recherche avec une avidité ou plutôt avec une ferveur égale. » Nous savons que les buveurs découvrent facilement par eux-mêmes l'effet désinhibiteur et anxiolytique, mais effectivement ils y sont encouragés parfois par les médecins, les missionnaires ou autres « civilisateurs ». D'autres observateurs expliquaient simplement le succès de l'alcool par la falsification des autres boissons. Ils pensaient que, si les buveurs des classes favorisées, pouvant acheter des vins de qualité non falsifiés, étaient à l'abri du risque, les buveurs modestes avaient intérêt à consommer de l'eau-de-vie plutôt que du mauvais vin.

Élite et misère

Si l'eau-de-vie était la « liqueur favorite du peuple », d'après les moralistes stigmatisant l'appétence pour cette boisson, de nombreuses liqueurs furent composées pour les consommateurs privilégiés afin de satisfaire la mode, l'exotisme, voire la pudeur ! Prenons l'exemple du kirsch, évoqué ainsi au XVIIIe siècle : « On en vend dans les Cafés, et quelquefois même, elle paraît à des tables honnêtes où on la sert pour soulager la honte de certains convives blasés, qui, ne trouvant plus de goût aux liqueurs ordinaires rougiraient de demander de l'eau-de-vie pure [24]. » Nous connaissons les gravures anglaises montrant des lords en perruques roulant sous les tables. En France, cette inconduite des puissants avait été stigmatisée par La Bruyère : « Celui-là est sobre et modéré qui ne s'enivre que de vin ; l'usage trop fréquent qu'ils en ont fait le leur a rendu insipide. Ils cherchent à réveiller leur goût déjà éteint par des eaux-de-vie et par toutes les liqueurs les plus violentes ; il ne manque à leur débauche que de boire de l'eau-forte [25]. »

Ainsi, l'ivrognerie, comme on disait alors, était répandue parmi les nobles de l'Ancien Régime, lorsque d'autres boissons firent concurrence au vin et aux liqueurs : le thé, le café et le chocolat. Elles bénéficièrent de l'attrait de l'exotisme, on leur attribua des qualités médicales. L'arrivée de ces boissons entraîna l'ouverture de nouveaux lieux qui devinrent à la mode ; en Angleterre, on trouva désormais les « *coffee houses* » et « *chocolate houses* » à côté des « *pubs houses* ». Les femmes jouèrent un rôle important dans les nouvelles façons de consommer. La société de cour rechercha une nouvelle élégance – jusque dans le raffinement de la vaisselle avec la mode de la Chine et de sa porcelaine – et une nouvelle inspiration dans les propriétés psychoactives. Pour briller dans les salons plutôt que pour brailler dans les tavernes, le buveur cherchait plus la stimulation intellectuelle que la désinhibition. Plusieurs historiens ont développé ainsi cette thèse optimiste. Cependant, les consommations d'alcool et des nouvelles boissons ne sont pas incompatibles : le succès de l'Italien Procope dans le premier café parisien tint au luxe de l'établissement mais aussi au fait qu'il débitait des liqueurs en même temps que du café. Nous pouvons aussi voir dans ce premier établissement l'origine d'une des différences entre les pubs et les cafés méditerranéens mêlant boissons et consommateurs différents. Si en Angleterre, sous le règne de George V, le thé remplaça le gin, c'est aussi parce que cet alcool fut brusquement taxé au moment d'une élévation du prix des grains.

La situation du peuple était bien différente :

> *Chacun dans son petit état*
> *Travaillant comme un vrai forçat,*
> *Des six jours se fait un carême*
> *Pour pouvoir aller le septième*
> *Sucer, comme on dit, le cruchon* [26].

Il semble que, sous l'Ancien Régime, rares étaient ceux qui pouvaient s'offrir le luxe de consommer régulièrement des boissons alcooliques. Les producteurs eux-mêmes n'en abusaient guère, réservant la plus grande partie de leur récolte à la vente et se rabattant sur des produits peu alcoolisés comme la « piquette ». Souvent, ils vendaient même le vin destiné à leur propre consommation, qui était exempt de taxes, pour compenser un peu la lourde charge fiscale qui pesait sur leur production.

– Les petites gens des villes ne pouvaient boire les crus renommés ; même les vins inférieurs étaient lourdement taxés à l'entrée des villes. Le vin bu en ville était souvent trafiqué – ce qui était souvent dénoncé comme cause d'intoxications –, et une consommation importante avait lieu seulement les jours chômés dans les guinguettes extérieures à la ville.

– Seuls les nobles, les grands bourgeois et leurs domestiques buvaient régulièrement du vin et des liqueurs. La littérature de cette époque donna de nombreuses images d'alcoolisation des maîtres et des valets. *Jacques le Fataliste* de Diderot est l'exemple le plus connu. Évoquons encore Figaro chantant « *le vin et la paresse se partagent mon cœur*[27] » ou Jean-Jacques Rousseau[28] chapardant quelques bouteilles de vin d'Arbois lorsqu'il était précepteur chez un noble. La coutume d'offrir du vin en récompense de services rendus témoigne de cette rareté ; elle était d'usage courant dès le XIVᵉ siècle.

Certains historiens contestent la simplicité de ce tableau. C'est ainsi qu'existe un débat sur la consommation paysanne au XVIIIᵉ siècle où apparaissent des différences régionales importantes. Georges Duby nous donna les exemples[29] de travailleurs du midi languedocien consommant un litre de vin par jour, hommes et femmes, alors qu'en Bourgogne, dans la famille de Restif de La Bretonne[30], seul le maître de maison buvait du vrai vin, les ouvriers se contentant de piquette et les femmes rougissant leur eau seulement après avoir passé la quarantaine. Certes, les difficultés d'évaluation sont grandes : elles sont dues à la volonté de dissimuler sa consommation – aux voisins ou à l'administration fiscale –, mais également à la nature des produits dont le degré était variable et souvent diminué par l'habitude de couper le vin ordinaire avec de l'eau.

Il semble toutefois que les consommations excessives étaient limitées à certains jours. De nombreux moralistes du XVIIIᵉ siècle insistaient sur les troubles du dimanche et demandaient une diminution du nombre des fêtes où, d'après eux, l'oisiveté favorisait le désordre. D'autres exceptions au régime ordinaire existaient à l'occasion de certaines fêtes régulières ou exceptionnelles. Des témoignages indiquaient qu'en milieu rural également les moments d'alcoolisation se situaient lors des jours fériés. Chez les producteurs, ces consommations excessives périodiques pouvaient aussi se justifier lorsque le vin se gâtait ou lorsqu'on devait utiliser les tonneaux pour le vin nouveau : de toute façon, les méthodes primitives de vinification et de conservation – avant l'extension de l'usage des bouteilles – ne pouvaient donner des produits se gardant longtemps. Il arrivait donc qu'on dût vider les fûts du vin des années passées... en buvant le plus possible. Ce mode d'alcoolisation aiguë a un retentissement plus social que médical, entraînant en particulier des violences le jour même et un absentéisme le lendemain.

Le vin et l'eau-de-vie étaient chers parce qu'ils étaient taxés, en particulier au péage des ports et à celui des villes. À Paris, c'est en 1360 que, pour la première fois, le vin fut frappé de droits à l'entrée dans la ville et ce pour payer la rançon du roi Jean, prisonnier des Anglais. Une deuxième fois, en 1529, il fallut monnayer la libération de François 1er, prisonnier dans le Milanais. Enfin, à partir de 1544, pour financer la construction des fortifications de la ville fut imposé un droit sur toutes les denrées entrant dans la ville, droit très lourd en particulier sur le vin. À partir de 1544, cet impôt fut renouvelé avec des justifications variables, le plus souvent l'entretien des hôpitaux. En deux siècles, de 1600 à 1790, alors que le prix du vin avait été multiplié par dix, le taux de l'impôt pour l'entrée de ce vin dans Paris fut multiplié par deux cents. Une conséquence de cette taxation fut l'établissement de guinguettes juste en dehors de l'enceinte fiscale de Paris. Dans ces guinguettes, le peuple de Paris buvait à bas prix, et l'aristocratie allait s'encanailler. À la veille de la Révolution, le prix du vin en franchissant les limites de Paris était multiplié par trois. « Il y avait là de quoi alimenter une révolution », résume l'historien Lachiver ; effectivement, les premiers événements de la Révolution se sont déroulés autour des guinguettes.

La révolution des buveurs

Juste avant la Révolution, il avait été décidé de construire un mur, le fameux mur des Fermiers généraux, annexant une large frange autour de l'enceinte précédente. Cette nouvelle enceinte « en dur », qui agrandissait donc le territoire de Paris, englobait les guinguettes, annulant donc leur intérêt commercial, et devait permettre de lutter plus efficacement contre les fraudes. Ainsi devait être limitée l'évasion fiscale en assurant une meilleure police de cette banlieue qui était le théâtre d'incidents fréquents entre les contrebandiers et les employés de la Ferme générale. « Le mur murant Paris rend Paris murmurant », disait-on alors. Les troubles de rue de la grande Révolution commencèrent autour des barrières de cette nouvelle enceinte fiscale : le 12 juillet 1789, deux jours avant la prise de la Bastille, les barrières furent incendiées, pillées, et le vin passa librement pendant plusieurs journées. L'octroi fut rétabli par la municipalité à la fin du mois, mais de nombreux groupes de pression commencèrent alors un travail d'influence pour l'abolir. Après le vote de cette abolition, le 1er mai 1791, eut lieu une grande fête à Paris et dans toutes les villes de France : ce jour-là de nombreuses provisions entrèrent au son de la fanfare et en cortèges. Cette libération de l'octroi fut de courte durée. Sept ans plus tard, il fallut rétablir cet impôt pour sauver les finances municipales. Plus tard, sous la Restauration, les guinguettes de la nouvelle périphérie de Paris accueillirent à leur tour une population de buveurs peu fortunés. On pourrait dire que le phénomène se répète aujourd'hui avec la vente des boissons alcooliques dans les supermarchés de la périphérie des villes, du fait de l'avantage financier à s'approvisionner en ces lieux. Les conséquences cliniques de cette manière d'acheter sont à prendre en considération : il est certain que, le regard dissuasif du petit épicier ou du cafetier ne s'exerçant plus, l'anonymat facilite l'achat et la consommation solitaire, hors de tout contrôle social.

La révolution industrielle

C'est dans un des plus anciens centres miniers du monde, en Allemagne, à Einbeck – dont le mot « bock » tire son origine [31] –, qu'on mit au point, à partir de la fin du XVIe siècle, des bières plus alcoolisées, aromatisées au houblon, et se conservant mieux.

La production et la vente de bière et d'alcools distillés se sont accrues dans la ville de la révolution industrielle. Nous en connaissons les raisons techniques : progrès des méthodes de production dans les brasseries et les distilleries, développement du chemin de fer pour le transport ; et des raisons humaines : à cette époque, l'alcool joua un rôle de réconfort auprès de populations arrachées à leur milieu rural d'origine, ayant perdu de nombreuses traditions culturelles et familiales, et logées dans des conditions souvent précaires. L'alcool et le débit de boissons apportaient la chaleur du paradis perdu. Dans le nord de la France, les brasseurs établirent des estaminets aux angles de rue des cités ouvrières : ces maisons à pans coupés existent toujours aujourd'hui, les débits de boissons sont fermés, et il en reste sur les murs des noms de bières, depuis longtemps disparues. Nous pouvons encore voir les traces de ce phénomène dans l'appellation de certains bistrots près des gares parisiennes : *À la ville du Puy* ou *Au rendez-vous des Bretons*. On peut lire dans ces lieux d'alcoolisation rappelant le pays un morceau de la ville ou du pays, « introjecté » dans le lieu même de l'alcoolisation. On a relevé que les premières manifestations d'une alcoolisation de masse sont apparues en France dans les plus anciennes régions industrielles autour des bassins houillers du centre du pays. Nous pouvons vérifier que les problèmes d'alcool apparurent en Angleterre un siècle avant la France, à l'époque où les villes se développèrent. De nombreux voyageurs ont rapporté des tableaux saisissants des villes industrielles anglaises saisies par la misère, l'alcoolisme et la prostitution. Dostoievski en donna une description saisissante : après la découverte à Paris d'un « calme plat dans l'ordre », il décrivit les foules ouvrières se déversant dans les rues de Londres le samedi soir : « Tout est ivre, mais sans gaieté [32]. » Rappelons encore simplement cette phrase de Flora Tristan qui peut résumer la révolution industrielle : « La bière et le gaz sont à Londres deux grandes branches de la consommation [33]. »

La société postindustrielle

Nous verrons que, si la ville a été facilement accusée de favoriser l'alcoolisation, c'est souvent parce que les problèmes posés par la consommation de toxiques y sont plus visibles. Nous verrons que les problèmes ont été souvent limités aux quartiers populaires, à l'usine et au milieu ouvrier par les élites bourgeoises, ce qui permettait de détourner l'attention de leurs propres comportements. Nous verrons le déplacement des problèmes dans les secteurs tertiaires de l'économie et dans les villes postindustrielles de la crise.

Une quantification difficile

C'est au cours du XIXᵉ siècle, à partir de la Restauration, que le recueil des données de la consommation et de la population permit de commencer un travail statistique régulier. Une première étude avait été effectuée par Lavoisier [34] durant les dernières années de l'Ancien Régime, d'après les registres des taxes payées lors des entrées des marchandises à Paris. Les chiffres sont de 730 000 hectolitres de vin par an, soit 120 litres par habitant ou 0,3 litre par habitant et par jour, et de 54 000 hectolitres de bière soit 9 bouteilles par habitant, l'équivalent d'un « demi » tous les dix jours. Avec l'élévation du niveau de vie, la consommation passa de 6,5 litres d'équivalent alcool pur par habitant en 1840 à 14 litres en 1900. Paradoxalement, nous connaissons mieux les consommations des moines, malades ou autres membres de collectivités par les registres de ces institutions fermées… tout au moins les chiffres officiels d'offre de ces boissons qui représentaient une partie importante du régime alimentaire et médical, participant au traitement et favorisant la convalescence. Les pensionnaires contestaient souvent la quantité et la qualité des vins servis, et les médecins devaient souvent protester auprès des économes.

Les incertitudes existent encore aujourd'hui sur les chiffres de consommation. Ce sont les chiffres de production et de vente, fournis grâce à la fiscalité des boissons, qui sont les plus précis ; cependant, la lourdeur des taxes et la pression des contrôles a toujours été à l'origine de fraudes. La surveillance accroît la fiabilité des chiffres mais augmente les sous-déclarations !

Encore aujourd'hui se pose toujours la question de l'intérêt de ces moyennes, puisque nous connaissons les variations importantes des consommations individuelles à l'intérieur d'une population. Les données les plus intéressantes, comme le nombre et la proportion des buveurs au-dessus de telle dose, demeurent inconnues.

L'alcool dans l'histoire des techniques

LES VINS DE L'ANTIQUITÉ : UNE MÉDIOCRE QUALITÉ

On a pu dire que le vignoble français fut le seul monument romain qui persista dans l'écroulement de l'Empire. Il est vrai que d'autres valeurs romaines, comme le thermalisme, mirent souvent plus de quinze siècles à revivre sur les sites découverts et construits par les Romains. Cependant, les eaux thermales actuelles sont les mêmes alors que les vins ont bien changé. Depuis quelques années, on a tenté par un certain nombre d'expériences de retrouver le goût des vins de l'Antiquité, comme aujourd'hui les archéologues taillent eux-mêmes le silex et essaient de retrouver tous les détails des gestes de la chasse préhistorique.

– Les vins grecs étaient bus coupés d'eau, parfois chaude, voire d'eau de mer, et mélangés à des aromates. Dans les réunions pour boire qui se déroulaient après les repas – les symposiums –, c'est le maître de cérémonie qui décidait de la proportion. Le coupage était fait en général de deux à cinq volumes d'eau pour un volume de vin, comme pour une boisson actuelle célèbre. Il est probable que ces vins étaient de degré élevé comme on peut en trouver sur certaines îles volcaniques de la Méditerranée : à partir d'un vin à 16 degrés on élaborait donc par ce coupage une boisson de 3 à 6 degrés. Ulysse utilisa un vin pur seulement pour se sortir de la pire des situations de son Odyssée lorsqu'il était prisonnier du Cyclope. Ce vin particulier allécha et assomma le monstre : « Sur cette terre aux blés, les Cyclopes ont bien le vin des grosses grappes que les ondées de Zeus viennent gonfler pour eux. Mais ça, c'est un extrait de nectar, d'ambroisie (...). Il dit et, de nouveau, je lui remplis son auge de vin aux sombres feux ; trois fois, j'apporte l'outre, et trois fois, comme un fol, il avale d'un trait (...). Je vois bientôt le vin l'envahir jusqu'au cœur [35]. » Il aurait fallu diluer ce vin au vingtième pour le boire sans danger, dit Homère. Cela paraît étonnant ; la seule explication serait qu'Ulysse, « l'homme aux mille ruses », se soit déjà procuré de l'alcool distillé, vingt siècles avant sa diffusion en Occident.

– Les vins romains semblent également fort différents de nos crus actuels ; produits avec des raisins presque secs vendangés tard, ils étaient en majorité blancs. Il est difficile d'imaginer leurs qualités malgré les tentatives de reconstitution [36] faites par des exploitants s'appuyant sur les textes antiques et utilisant des outils semblables à ceux de l'époque, selon les modes anciens de foulage aux pieds... au son de la flûte... avec l'addition d'aromates, comme le fenugrec, et de plâtre pour lutter contre l'acidité et assurer une meilleure limpidité. Ils ont obtenu un vin ressemblant au xérès blanc, aussi peu apprécié par les dégustateurs que le seraient certainement les premières bières de l'humanité qui ne soutiendraient pas la comparaison avec nos bières houblonnées. Les vins romains n'étaient pas conservés au frais, ils n'étaient pas vieillis systématiquement mais gardés s'ils étaient bons et si la récolte avait été abondante ; l'amphore hermétique permettait ce stockage. Le vieillissement n'était pas une technique de bonification : la seule exception connue est le « Falerne optimien », bu par exemple dans le *Satiricon*. Gardons-nous de tomber dans une « antiquomanie assez puérile », comme dit Bernard Enjalbert [37], en voulant faire remonter l'origine et la qualité des boissons trop loin. Ces discours impliquent le désir de justifier la consommation par son ancienneté, ce qui n'est aucunement nécessaire !

PROGRÈS TECHNIQUES

Les modifications techniques ont eu des répercussions importantes sur les modes de consommation des boissons, en permettant
de les conserver sans altération, ou même en les bonifiant. Le développement des différents contenants permit cette double évolution.
Ce furent successivement les calebasses, les outres avec leurs
odeurs de chèvre, les amphores, les tonneaux donnant le goût, les
arômes et quelquefois la couleur du bois, les bouteilles enfin.

Nos ancêtres les tonneliers

Les Gaulois semblent à l'origine d'une innovation fondamentale : experts en charpenterie et charronnerie, ils inventèrent ou
perfectionnèrent le tonneau, un des rares mots que les Gaulois lais-
sèrent à la langue française. Le tonneau permit un stockage facile
sur le sol dur des caves, alors que les amphores pointues étaient
adaptées au sol sablonneux ; le tonneau était également plus commode que l'amphore pour le transport. Dans le tonneau, la conservation était moins bonne qu'en amphore : il fallait boire le contenu
plus vite. C'est seulement quinze siècles plus tard que la mise en
bouteille permit de nouveau de garder les vins à l'abri de l'air, en
conservant les arômes boisés dont s'étaient imbibés les vins durant
le séjour en fûts.

Pendant des siècles, les récipients utilisés pour la consommation ont été opaques, en terre – grès – ou métal – étain, argent. Les
flacons de verre existaient depuis l'Antiquité, mais ils étaient
réservés au service du vin : ventrue, la bouteille était ce qu'on appel-
lerait aujourd'hui une carafe. Des récipients nouveaux apparurent
avec l'expansion des techniques du verre à Venise, puis en Angleterre lors de la première révolution industrielle. La bouteille acquit
alors une forme allongée, ce qui permit de la garder en position
couchée lors de la bonification en cave, et on la ferma d'un bouchon de liège qui permit des échanges subtils entre le vin et l'atmosphère. Le développement de l'industrie du verre est également à
l'origine d'une modification du goût, qui s'enrichit alors de l'appréciation des couleurs et de la limpidité. Cette évolution allait dans le
sens du raffinement des manières de table, dans des cérémonials de
plus en plus élégants.

Pendant longtemps, la production vinicole fut à la merci des
variations climatiques. Le seul souci des producteurs était de

vendre avant que le vin ne s'abîme. C'est pourquoi le prix du vin vieux était inférieur à celui du vin nouveau : dix fois moins pour un bordeaux vers 1500. Jusqu'en 1750, on conservait encore le vin dans les greniers pour activer son vieillissement et le boire dans l'année. C'est seulement à partir de cette époque que les amateurs gardèrent les vins pour développer leurs qualités gustatives... et les tonneaux descendirent à la cave. La cave devint *l'annexe essentielle* de l'habitation, un lieu où se tissent des liens entre les générations grâce aux bouteilles gardées pour les événements futurs, un espace où se condensent « des fragments de temps [38] ». À la fin de l'Ancien Régime commencèrent ainsi à s'élaborer des produits de qualité qui pouvaient supporter, et le transport, et le prix du transport... le vin pouvait enfin se développer comme un produit de luxe, d'autant que les Anglais avaient inventé le tire-bouchon : des viticulteurs catholiques et des buveurs protestants ont été nécessaires pour créer les grands vins.

Manipulations et fraudes d'autrefois

> *Un laquais effronté m'apporte un rouge-bord*
> *D'un auvergnat fumeux, qui mêlé de lignage*
> *Se vendait chez Crenet pour cru de l'Ermitage,*
> *Et qui, rouge et vermeil, mais fade et doucereux,*
> *N'avait rien qu'un goût plat, et qu'un déboire affreux.*
> *À peine ai-je senti cette liqueur traîtresse,*
> *Que de ces vins mêlés j'ai reconnu l'adresse [39].*

Boileau raconta ce « déboire », au sens étymologique, dans une satire. Nous avons déjà évoqué les traitements des vins romains : ajout de moût chauffé dans des chaudrons de plomb, d'aromates divers, de pois et résine, sel plâtre ou marbre pilé. Du Moyen Âge jusqu'au XVIIIe ou XIXe siècle, si les techniques évoluèrent peu, les falsifications furent nombreuses pour masquer les faiblesses ou les défauts des vins. Marcel Lachiver a décrit le succès d'un cépage particulier, le gros noir – *alias* le teinturier du Cher –, qu'on désignait alors sous le nom de teint. Il était utilisé « pour donner des vins épais colorés qui servaient à donner de la couleur aux vins blancs de Brie ou de l'Aisne... de la force aux petits vins de la Marne ou de l'Yonne ». D'autres procédés étaient utilisés pour ces maquillages, les baies de sureau par exemple ; cette pratique se poursuivit très longtemps. Il paraît que la technique des marchands pour démasquer ce genre de fraude était d'étudier la tache laissée par le vin jeté contre un mur blanc. On a dit que c'était l'origine de l'expression « le gros rouge qui tache ». Ces manipulations semblaient encouragées par les chimistes rédacteurs de l'*Encyclopédie* où on peut trouver une longue explication[40] sur les « moyens de colorer les vins en rouge » avec des colorants comme le drapeau de tournesol, les baies de sureau, le bois de campêche, la laque ou la cochenille, tous procédés conseillés « pour imiter la vraie couleur des vins d'Oporto ». Des manipulations plus dangereuses furent responsables de la dégradation de la qualité. Certains les dénonçaient avec force : « Le vin que l'on vend dans les cabarets en détail est de même falsifié ; et l'on n'a pas encore vu pendre un marchand de vin pour avoir tué de cette manière ses compatriotes. On met aux galères le contrebandier qui ne corrompt pas les denrées qu'il vend. Il n'est malheureusement que trop aisé de falsifier des boissons telles que le vin, le cidre, l'eau-de-vie. Le marchand enfermé dans son cellier compose secrètement ces mictions, y coule la litharge ou par avarice ou par ignorance. Ces procédés frauduleux et toujours criminels ne sont pas assez rigoureusement réprimés par la police, qui s'endort ou s'oublie sur un article aussi important. » C'est Mercier[41] qui s'exprima ainsi, d'autant plus convaincu qu'il pensait que les rixes survenaient « à la suite des fumées du vin frelaté ». Les falsificateurs utilisaient des métaux dont la liste inquiétante est donnée dans de nombreuses lettres patentes « portant défenses d'introduire dans les vins, cidres et autres boissons quelconques, la céruse, la litharge ou toutes autres préparations de plomb ou de cuivre[42] ».

Le siècle du chemin de fer et de la chimie

La betterave avait été plantée en France pendant le blocus des guerres napoléoniennes pour produire du sucre ; elle devint une nouvelle matière première de l'alcool. Au cours de ce siècle, les alambics ont été perfectionnés plusieurs fois. L'alcool devint un produit industriel important dans les domaines de la chimie, de la pharmacie et de la parfumerie ; il était également utilisé dans la fabrication de la poudre explosive. Les autres boissons alcooliques bénéficièrent aussi des progrès techniques du siècle. Depuis longtemps, les moines avaient développé l'activité de la brasserie dans les abbayes qui ont été les premiers établissements « industriels » de l'Occident. Après le déclin des monastères, la communauté professionnelle des brasseurs avait pris la suite de ce travail en organisant l'apprentissage, le compagnonnage et l'épreuve du chef-d'œuvre. Le passage à un processus plus moderne s'esquissa dès la fin du XVIIIe siècle avec le début de l'espionnage industriel en Angle terre. Le savoir-faire empirique était déterminant dans le processus de production, avant le développement de l'industrie du froid : ces conditions encore artisanales expliquent, par exemple, l'intérêt ancien de la bière de mars, brassée à partir des dernières récoltes d'orge et de houblon de décembre pendant la période froide, et conservée en cave au frais pendant deux à trois mois. Avant l'industrialisation, c'est ainsi qu'elle était la meilleure. Cette bière de mars a été relancée ces dernières années comme « événement » pour attirer les consommateurs traditionnels ou nouveaux, alors qu'elle n'a plus de justification avec les techniques actuelles de conservation. Le développement des transports rapides par chemin de fer et bateaux à vapeur favorisa la diffusion des boissons et en particulier des vins qui risquaient de s'altérer.

Des changements survinrent aussi à l'occasion des maladies de la vigne du XIXe siècle : oïdium, phylloxéra, mildiou. Le puceron du phylloxéra arriva en Europe depuis l'Amérique du fait des progrès techniques : avec la marine à vapeur et un train à l'arrivée au port, il suffisait de dix jours pour que l'insecte s'installe dans un nouvel environnement tout en ayant gardé sa nocivité et sa capacité de reproduction. La maladie qui a débuté dans le Gard en 1863 remonta vers le nord et toucha tout le vignoble en trente ans. Lors de cette catastrophe furent tentés de nombreux traitements. Après des essais multiples parfois incongrus, souvent tentés par désespoir, la solution vint de la greffe des vignes françaises sur des plants américains résistant à la maladie. L'ensemble des chercheurs des domaines de l'agronomie et de la chimie avaient participé à cette lutte d'intérêt national. Sur plusieurs autres points, les chimistes vinrent apporter une aide décisive. Les autres maladies furent jugulées par des traitements à base de soufre et de sulfates. Dans cette période où commençait la liberté commerciale, les exportations avaient pris une importance considérable : économique, politique et symbolique. Napoléon III fit appel à Pasteur pour les vins et les bières qui supportaient mal le voyage par suite de maladies. Les vins et les bières, stabilisées en particulier par la pasteurisation, purent de nouveau concurrencer les alcools distillés. Grâce aux recherches des agronomes, l'agriculture bénéficia aussi d'avancées techniques : engrais et insecticides. Cependant, les différents traitements coûtaient cher en matériel et en main-d'œuvre. Ces maladies de la vigne entraînèrent donc de profonds changements : des régions entières abandonnèrent la vigne pour l'élevage : huit cent mille hectares de vignes disparurent, correspondant à trois cent mille emplois ruraux. Des départements entiers, comme le Gers, le Lot ou l'Yonne, se sont vidés de leur population ; en revanche, les grandes entreprises languedociennes aux rendements élevés et financièrement solides furent favorisées.

« *DRINK INDUSTRY* » ET « *DRINK BUSINESS* »

Aujourd'hui, les producteurs de vin ont bouleversé leurs habitudes, même si certains crus exceptionnels sont encore récoltés selon les méthodes anciennes. Le vin est aujourd'hui élevé – « fabriqué » ferait hurler les spécialistes qui tiennent au vocabulaire traditionnel, même s'il ne reflète plus la réalité – dans des contenants en plastique, aux inconvénients débattus, et en acier inoxydable, préférable pour les liquides alimentaires. Seulement 5 % des vins sont élevés en barrique, encore moins dans des fûts de chêne, une infime partie venant de la célèbre forêt de Tronçais dans l'Allier où le bois s'arrache à 3 000 francs le m³. Cependant, pour aider le consommateur à retrouver un goût connu et facilement reconnaissable, on ajoute des planches ou des copeaux de bois dans les cuves métalliques : par macération, ces éléments donnent au vin le goût du bois. Le plus souvent, cette pratique illégale en France n'est pas condamnée par les tribunaux : une grande rigueur défavoriserait les viticulteurs français par rapport aux concurrents étrangers bénéficiant de cette possibilité. Aujourd'hui, pour réchauffer les vignes lors des gels catastrophiques du mois d'avril, on utilise le gaz, le pétrole, l'électricité et l'hélicoptère !

Dans les pays anglo-saxons, on parle de « *drink industry* », incluant la production des boissons dans l'industrie agroalimentaire. Le terme déplaît aux défenseurs du vin. Pourtant, la production des vins, comme celle de l'ensemble des boissons, est bien entrée dans l'ère technique. Leurs qualités y ont gagné en régularité et perdu en surprises appréciées par les connaisseurs. Parmi les opérations licites, et aujourd'hui réglementées, relevons les deux principales :

– Le soufre est un produit important pour la viticulture depuis longtemps. On ne sait s'il fut utilisé dans l'Antiquité ; il fut autorisé en additif dès 1487 en Allemagne à des doses infimes (18 mg par litre). La France n'en permit l'usage qu'au XVIIIᵉ siècle. Certains vignerons se sont rattrapés depuis : on en trouve couramment 250 mg par litre dans les vins d'aujourd'hui. Par ailleurs, les tonneaux étaient stérilisés par soufrage. Enfin, le sulfatage de la vigne permit de combattre les parasites à partir du XIXᵉ siècle.

– La principale manipulation, l'ajout de sucre « pour réparer l'oubli de la nature[43] », était déjà connue – bien avant que Chaptal n'en assure la vulgarisation –, mais le sucre était alors une denrée trop rare pour que le procédé soit fréquemment employé. Il faut 17 g de sucre par litre pour faire monter le titre alcoolique de 1 degré. Il est seulement autorisé d'augmenter le titre de 2 degrés pour certains vins, exceptionnellement plus si les conditions climatiques ont été exécrables. Pour surveiller cette pratique, un procédé de résonance magnétique nucléaire permet aujourd'hui de retrouver la trace de la betterave sucrière : l'appareil vaut cher, mais l'analyse revient à un prix assez bas.

– L'ajout de certains acides est également possible, sauf si le vin a été chaptalisé, car alors, par l'ajout simultané de sucre et d'acides, on fabrique un vin tout à fait artificiel. Le procédé fut utilisé à la fin du siècle dernier après la crise du phylloxéra pour fabriquer du vin à partir de marc ou de raisin sec ; on pouvait le faire même à partir d'eau avec de la glycérine, des acides et quelques colorants. On fabriqua ainsi plus de quatre millions d'hectolitres de vin par an.

Dire si les fraudes sont aujourd'hui nombreuses est difficile. Des « affaires » surviennent régulièrement, les rumeurs enflent, alimentées souvent par des rivalités de voisinage et des histoires d'héritage. Les fraudes réelles ou les rumeurs touchent cruellement la richesse symbolique du patrimoine vinicole. Lors d'une des dernières affaires survenue dans un château du Bordelais et connue du public en juin 1998, un journal titra « Du lait dans le vin[44] » à propos de l'ajout de caséine : ce titre reflète comment ces deux aliments symboliques ne peuvent se mêler dans l'imaginaire français. Tous les viticulteurs réclament le droit d'« arranger » leurs vins. Certains mélangent les vins de deux cuves différentes, l'un acidifié, l'autre chaptalisé, ils procèdent même à cet arrangement dans la même cuve mais en espaçant les manœuvres pour détourner l'interdiction de la combinaison des deux opérations. Ces manœuvres sont souvent rendues nécessaires par l'abus des engrais et le choix d'une date trop précoce pour la vendange. Les « affaires » révèlent la complexité de ces questions : écarts entre des textes exigeants et les pratiques, entre les discours attachés au prestige des vins français et le pragmatisme nécessaire en face de la concurrence de pays où la législation est moins sévère. Il est certain que les vins ne sont plus trafiqués au lignage, c'est-à-dire au plomb. Les fraudes ne sont donc plus dangereuses pour la santé, mais elles sont bien regrettables de la part de producteurs et de marchands usant souvent de discours péremptoires sur l'excellence des méthodes d'élaboration des grands crus.

Toutes les boissons alcooliques font maintenant partie d'un processus industriel de fabrication et de commercialisation où les vendeurs dominant le marché influencent la production et la consommation. On peut prendre l'exemple du « beaujolais nouveau ». Sa promotion le troisième jeudi de novembre ne correspond pas à l'époque où le vin de l'année commence à être buvable, c'est-à-dire au début du printemps, comme en témoignaient les fêtes traditionnelles des pays viticoles. Cette date a été choisie récemment pour des raisons commerciales parce qu'elle était située suffisamment à distance d'autres occasions de boire. Nous allons terminer ce chapitre en illustrant cette force économique, et donc politique, du secteur de production des boissons alcooliques.

L'alcool, puissance politique et économique

Après ces perspectives historiques et techniques, peut-on encore dire que les boissons alcooliques sont des produits naturels ?

« La nature, si on la laisse faire, ne sait – au mieux – produire que du vinaigre », dit un critique œnologique. Du « vin léger du Nord », mûri sur les « maigres coteaux » de Champagne, Michelet disait : « À peine doit-il quelque chose à la terre ; c'est le fils du travail, de la société [45]. » Braudel expliqua l'extension de la vigne au nord de sa zone climatique d'origine par la « persévérance des vignerons », et des buveurs, pourrait-on ajouter. On peut ainsi trouver des pays baptisés « terres à vin » aussi bien au Canada qu'en Éthiopie. Les premières boissons alcooliques, nées de certaines conditions climatiques et géologiques, et du hasard, furent développées par le génie et le travail de l'homme : choix des cépages, taille et traitements. Elles devinrent alors rapidement une partie importante de l'histoire politique, économique et culturelle de l'humanité.

L'ALCOOL DU POUVOIR

Comme dit le sociologue Maurice Robert, la « vigne, fille de la cité (...) a noué ou rompu bien des intérêts politiques, a pesé dans les stratégies, a fait l'enjeu de bien des trêves ou négociations et fut souvent tacitement reconnue comme un territoire neutre ». La vigne a présidé d'abord au choix des sites des établissements religieux et des villes : « La viticulture peut beaucoup pour l'honneur comme pour la protection d'une cité », dit Roger Dion. Nous avons vu que, sous l'Ancien Régime, le vin, produit rare et cher, était réservé à la haute aristocratie et à la grande bourgeoisie urbaines.

Les vignes de la ville

Les coteaux mettent la vigne à l'abri des brouillards froids de la vallée, leurs pentes caillouteuses réfléchissent perpendiculairement les rayons de soleil obliques en hiver, protègent des vents et drainent les pluies. Ce fut l'origine des sites de Sancerre, Auxerre, Saint-Pourçain et de la Montagne de Reims.

Cependant, les conditions naturelles ne furent jamais prédominantes pour la production du vin. Pendant longtemps, c'est le commerce qui décida de l'implantation des vignes. Il fallait qu'elles se trouvent à proximité d'un marché ou d'une voie de transport, de préférence fluviale ou maritime. Les vins les plus anciennement connus le furent pour ces raisons. Le succès commercial stimula ensuite le travail des vignerons qui est le principal critère de qualité. La seule exception à cette loi du marché est la Bourgogne, relativement isolée. Certains y voient la preuve de l'excellence de ses produits depuis longtemps : vendus cher, ils pouvaient supporter le surcoût du transport. Des terroirs naturellement peu favorisés furent ainsi exploités lorsqu'ils étaient dans une position géopolitique le permettant. Cela explique le développement des vignes jusqu'en Moselle, limite de l'Empire : c'est ainsi que Trèves offrit des coteaux ensoleillés, une ville avec un marché, un fleuve pour le transport vers le nord.

L'importance de la proximité du marché explique la persistance de certains lieux d'exploitation tant que la conservation et le transport des vins restèrent difficiles, c'est-à-dire avant les améliorations techniques du XIXe siècle. La densité des vignes du Bassin parisien jusqu'au XIXe siècle en est un signe. C'est ainsi que des terres pourtant peu favorables à cette culture furent utilisées pour l'approvisionnement en vin de la capitale. Au XVIIe et au XVIIIe siècle, chaque rivière du Bassin parisien servait de débouché à un vignoble qui alimentait le grand marché parisien. La région lyonnaise en donne un autre exemple : avec le développement économique du XVIIIe siècle, des vignobles de qualité variable prospérèrent. En Autriche, Vienne est entourée des vignes de Grinzing où les habitants de la capitale vont depuis des siècles déguster le vin nouveau. On peut encore trouver des exemples dans le Nouveau

Monde : le vignoble prospéra très vite au Pérou dans le voisinage de Lima, ville richissime de cette colonie espagnole. Souvent, la spéculation foncière a fait disparaître les vignes suburbaines, mais parfois la vigne et la ville sont en rivalité du fait de la richesse exceptionnelle du sol : les vignes de Haut-Brion sont restées malgré l'urbanisation de Bordeaux ; à Beaune ou à Epernay, la ville s'arrête brusquement où commencent les terres exploitables pour le vignoble.

Jusqu'à une époque récente, les vignerons représentaient donc une part importante des exploitants agricoles ; à la différence d'aujourd'hui, ils étaient présents dans presque toute la France. En 1788, on trouvait des vignes sur tout le territoire à l'exception des côtes de la Manche et de la Creuse. Aujourd'hui, une trentaine de départements seulement sont plantés. C'est le développement du chemin de fer qui a fait disparaître la contrainte du marché, en permettant d'apporter partout certains vins. La facilité de ce moyen de transport a redonné l'avantage commercial, pour les vins courants, au vignoble languedocien qui a retrouvé au début du XXe siècle son extension du temps de la colonisation romaine et qui est redevenu le plus grand vignoble du monde. Beaucoup de petites économies viticoles locales furent ruinées, seules furent épargnées les productions anciennement prestigieuses comme Gaillac ou Saint-Pourçain.

L'histoire de la commercialisation des vins explique les particularités de la carte vinicole française, difficiles à comprendre si l'on tient compte seulement du terroir. L'importance de la transmission du savoir et des traditions dans la viticulture explique également la permanence des terroirs plantés en vignes. Le vin est avant tout un produit culturel. Pour toutes ces raisons, il est possible de considérer que la vigne est d'abord implantée dans l'imaginaire et le symbolique.

Les vignes de l'Occident

L'économie de l'alcool est donc liée à la ville et à son pouvoir politique depuis l'origine, la production étant dépendante, à côté des paramètres géographiques et climatiques, d'un facteur humain : le voisinage d'un marché potentiel de buveurs. Il suffit d'ailleurs de creuser le sol des villes pour trouver dans les terres de remblai un mélange significatif de sable et de tessons de bouteille. Plus généralement, la vigne a toujours été liée aux pouvoirs politique et économique.

– Des historiens ont expliqué comment, en Gaule, l'évêque, qui était le personnage le plus important de la cité, chez qui s'arrêtaient les grands au cours de leurs voyages, était aussi le premier viticulteur : ainsi, des sièges épiscopaux ont quelquefois été déplacés pour bénéficier de sites plus favorables à la vigne.

– Nous avons montré dans une étude[46] que la densité des vignes joua un rôle lors du partage de l'Empire carolingien par le traité de Verdun en 843 : les territoires situés sur la rive gauche du Rhin furent attribués à Louis le Germanique, aux dépens de Lothaire, en particulier à cause de leurs richesses en vignobles. Les autorités allemandes s'en sont-elles souvenues lorsque pendant le rattachement de l'Alsace entre 1870 et 1918 elles ont fait « pisser la vigne » afin d'assurer une production de masse pour l'Empire allemand ? Le retour à la France et à la concurrence fut difficile. Il fallut réduire la superficie et les rendements, et mettre fin aux artifices de mouillage et de sucrage. Le peuple se le rappelle dans les romans de René Fallet : « Une boutanche pareille, c'est kif-kif la *Joconde* ou la Victoire de Samothrace. Du bien de chez nous. Je me mets à la place des Boches qui se sont tant battus pour devenir français[47]. »

– Lors de la Reconquista espagnole sur les Arabes, la plantation de ceps fut utilisée pour marquer le nouveau territoire de la chrétienté, dans des milieux naturels pas particulièrement favorables.

L'alcoolonialisme

Plusieurs auteurs ont révélé l'usage de l'alcool par les colonisateurs de l'Amérique et d'autres pays. Ils l'ont baptisé alcoolonialisme. On y retrouve effectivement les différentes phases d'une colonisation : la conquête, le commerce, la production imposée, la consommation valorisée en s'appuyant sur des modèles occidentaux et aujourd'hui l'emprise économique persistante – le néocolonialisme – par des puissances financières multinationales.

Laissons la parole à deux pionniers de l'histoire de l'alcoologie Pierre Fouquet et Martine de Borde : « Pour favoriser la traite [des Noirs], l'alcool fut largement utilisé, facilitant la capture de tribus entières (...) et l'abrutissement du "bois d'ébène". (...) L'eau-de-vie fait partie des marchandises à échanger : pour quatre ou cinq pots d'eau-de-vie on pouvait se procurer un assez bon esclave. » La traite allait s'intensifier, et de nombreux captifs étaient livrés aux marchands européens par des trafiquants africains. « Ainsi, sur la côte du Dahomey, à Ovidah, le roi, un des grands pourvoyeurs d'esclaves, avait fixé un barème par tête de captif : pour un homme, 25 à 30 fusils, ou 300 litres de poudre de guerre, ou 4 à 5 barils d'eau-de-vie[48]. » Un historien[49] confirma l'importance de l'eau-de-vie pour les ventes d'esclaves dans ce royaume africain. En revanche, il soutient que dans d'autres régions, en particulier celles qui avaient été islamisées, l'alcool représentait moins de 10 % des marchandises échangées, après les textiles (cotonnades des Indes), les armes et les métaux. Pour lui, l'eau-de-vie sert plus à « payer les coutumes » aux intermédiaires et aux souverains qu'à acheter, c'est-à-dire qu'il est utilisé comme pot-de-vin ou pourboire. Cet historien soutient qu'on a souvent donné trop d'importance à l'alcool dans ces échanges. Il explique que cette thèse a été utilisée par racisme, pour bâtir une image – déculpabilisante pour l'Européen – d'Africains ivrognes dégénérés et irresponsables… Certes, à condition d'oublier que c'est l'offre d'alcool qui a créé et entretenu la demande, comme l'offre d'armes a entretenu les guerres tribales et a plongé le continent dans la dépendance vis-à-vis des pourvoyeurs.

Il faudrait continuer des recherches précises sur ces deux tabous de l'alcoolisation et de la traite des Noirs en se libérant de tout préjugé. Notons que les Africains enlevés cultivèrent en Amérique la canne à sucre, qui, transformée en rhum, allait alcooliser les bourgeois négriers et leurs ouvriers. Ils cultivèrent également le tabac qui envahissait l'Europe mais qui était aussi échangé en Afrique contre de nouveaux esclaves, dans un cercle vicieux inclus dans le commerce triangulaire.

Fouquet et de Borde ont continué leur étude sur le continent américain. Ils n'ont pas exprimé une vision de militants de l'antialcoolisme puisqu'ils ont repris tout simplement les propos de l'historien Fernand Braudel : « Il semble bien qu'une civilisation comme celle du plateau du Mexique, en perdant ses cadres et ses interdictions anciennes, se soit abandonnée sans retenue à une tentation qui, dès 1600, avait fait chez elle d'incroyables ravages. » Les Amérindiens ont été victimes d'une politique consciente d'alcoolisation de la part des conquérants, qui visaient à créer chez les peuples soumis « un nouveau besoin qui les contraigne étroitement à reconnaître leur dépendance obligée à notre endroit [50] ». On ne peut plus clairement exprimer une volonté d'asservissement d'un peuple ! C'est le vice-roi du Mexique qui s'exprimait ainsi, en 1786, en recommandant de favoriser le goût des Indiens pour l'alcool. Il souhaitait propager ce goût parmi les Apaches au nord du Mexique après avoir apprécié ses effets colonisateurs et son intérêt fiscal : en Nouvelle-Espagne, le pulque rapportait à l'État la moitié des revenus des mines d'argent.

La consommation d'alcool fut donc une arme très efficace utilisée dans le génocide des tribus indiennes, des Inuits du Canada au nord jusqu'aux Patagons de la Terre de Feu, lorsque l'alcool devint une monnaie d'échange et un moyen officiel de paiement. « Après les peaux de castor, le rhum devint une devise stable pour le commerce au Québec à la fin du XVIIIe siècle[51] », dit Louise Nadeau. Un historien a raconté que le site de New York a été échangé contre un tonneau d'eau-de-vie par Uncas, chef de la tribu des Mohicans ; les acheteurs étaient les Hollandais Pieter Minnewitt et Pieter Stuyvesant qui appelèrent la ville « New Amsterdam » avant que les Anglais ne la rebaptisent. Les Mohicans se seraient souvenus de la négociation et auraient laissé à ce terrain un nom dans leur langue : « Manhattan », ce qui signifierait « l'île de l'ébriété[52] ». Légende ou réalité ? Il est certain de toute façon que les ravages de l'alcool continuent aujourd'hui parmi ces populations. Certaines tribus commencent seulement à prendre leur revanche en installant des casinos dans les réserves, installation interdite ailleurs sur le territoire des États-Unis. Ils piègent ainsi les Blancs dans une autre dépendance et retrouvent un pouvoir économique.

L'alcoolisation des peuples d'outre-mer avait été condamnée en vain. À la fin du XVIIIe siècle, l'abbé Raynal avait dénoncé les conditions du trafic d'esclaves : « C'est vous, colons avares et paresseux, qui entretenez l'esclavage en Afrique, par l'achat que vous faites de ces malheureuses victimes. Vos vaisseaux y ont apporté un germe de destruction qui ne disparaîtra qu'avec la cessation de votre commerce abominable, ou qu'à l'extinction de cette misérable race que vous forcez à s'égorger pour de l'eau-de-vie[53]. » Des hommes de lettres avaient mis en scène ce génocide, comme Mérimée dans la nouvelle intitulée *Tamango*, ou Balzac : « L'eau-de-vie a tué les races indiennes[54]. »

Au début du XXe siècle, des militants condamnèrent de nouveau cette emprise qui se poursuivait, en particulier en Afrique, mais il faudra attendre 1976 pour qu'un rapport officiel aborde ce thème. Ce rapport[55] rédigé pour l'Organisation des Nations unies fut étouffé : quelques années plus tard, les auteurs réussirent, non sans difficultés, à le faire publier.

Après les guerres de conquête, c'est la production des vins, des bières et des alcools qui fut imposée à des peuples entiers. Ce fut parfois contre leur idéologie religieuse, parfois au péril de leur équilibre économique, en détournant leurs matières premières – bière et alcools étaient fabriqués à partir de céréales utiles à leur alimentation de base – et en utilisant leur main-d'œuvre et leurs investissements. Les brasseries furent quelquefois les premières industries installées dans des pays qui avaient pourtant beaucoup d'autres besoins. Parallèlement, la vente de spiritueux a été imposée dans les pays du tiers monde, en particulier grâce aux excès de la publicité qui valorise des modèles occidentaux. Lors de la décolonisation, l'alcool devint parfois une marque d'accession au pouvoir et au statut de l'homme blanc. Les producteurs blancs récupérèrent alors leur pouvoir par ce néocolonialisme[56]. Le marché est aujourd'hui tenu par des sociétés multinationales.

« Faites la vendange, pas la guerre ! »

Les conflits armés ont joué un rôle déterminant dans les aléas du commerce des boissons alcooliques. Cependant, de nombreuses exceptions étaient faites aux lois de la guerre pour ne pas ruiner les producteurs des régions en conflit :

– En Aquitaine, pendant les guerres franco-anglaises du Moyen Âge, des trêves[57] étaient accordées aux Anglais pour que le vin gascon puisse être livré dans leur pays. On fermait également les yeux sur les exceptions faites aux blocus qui avaient été décidés ou bien l'on avait recours à des intermédiaires provenant de pays neutres.

– Henri IV assiégeant Paris accorda volontiers une trêve pour que les habitants puissent aller vendanger leurs vignes extérieures à la ville. Ce fut un geste politique très habile.

– Les « guerres en dentelle » du XVIIIᵉ siècle commençaient souvent par des échanges de bouteilles.

Les fabricants de vin de Champagne surent investir dans toutes les circonstances. Les guerres napoléoniennes n'empêchèrent pas que ce vin fût bu à Londres ; il suivait l'armée impériale pour fêter les victoires et consoler des défaites. Lorsque les Russes envahirent Reims après la débâcle de l'armée napoléonienne, certains producteurs leur remirent les clés des caves. « Aujourd'hui ils boivent, demain ils paieront », aurait dit la veuve Clicquot. On raconte qu'elle entretenait de bons agents de renseignements ; en 1806, l'un d'eux lui écrivit : « La tzarine est enceinte. Si c'est un Prince, des flots de vin de Champagne seront bus dans cet immense pays. N'en parlez pas, tous nos concurrents arriveraient. » Jean-Rémy Moët aurait dit de son côté, en parlant des envahisseurs buveurs : « Tous ces officiers qui me ruinent feront ma fortune demain. Je me fais de tous ceux qui boivent mon vin autant de voyageurs qui, en rentrant dans leur pays, feront l'article pour ma maison[58]. » Malheureusement, les derniers conflits n'ont pas connu ces trêves bachiques : en 1914-1918, les vignerons champenois durent crapahuter comme les soldats pour vendanger. En échange, les soldats utilisèrent les caves, pour circuler à l'abri.

La vendange a gardé son rôle d'apaisement des conflits jusque dans la vie politique de notre époque. À Paris, en septembre 1997, on surprit sur la butte Montmartre deux adversaires politiques. Un journaliste décrit ainsi une photographie les représentant : « Jean Tibéri, de droite, et Daniel Vaillant, de gauche, en pleine trêve de comice viticole. Les jours ordinaires les séparent politiquement. Ils ne se font pas de cadeaux et encore moins de politesses. Et voici que, par une sorte de miracle du temps et des humeurs, le document les montre comme deux compères dans les vignes du Seigneur. Ou du Sacré-Cœur, succursale parisienne. Comme ils ont l'air aimables, et prévenants et affables. "Tiens, Jean, le sécateur ! – Pour toi, Daniel, ces quelques grappes !" Ah ! Que tout cela est beau, et édifiant, et français. La trêve des vignes, un petit arpent du bon Dieu à vendanger. Monte là-haut et tu verras Montmartre[59]. »

Le choix des princes

Les équivalences symboliques sont souvent claires ; on vend la France avec ses vins, la Belgique et l'Allemagne avec leurs bières, l'Écosse avec ses whiskies et la Jamaïque avec son rhum. Les boissons alcooliques contribuent ainsi au prestige politique et social. Nous avons vu ce prestige persistant du vin après les invasions barbares. Le vin participait du code des bonnes manières, l'hospitalité rendait nécessaire l'offre de vin. Pour montrer son pouvoir, son influence ou sa richesse, un propriétaire devait donc entretenir sa vigne, même si elle donnait un vin acceptable seulement quelques rares bonnes années. Jusque très récemment encore, posséder et offrir du vin était un critère d'aisance. Un ethnologue[60] a décrit comment en Charente, au XIXe siècle, les parents des fiancés empruntaient à leurs proches pour le jour des promesses de mariage des tonneaux d'eau-de-vie. Ces tonneaux transportés dans les chais avec l'accord des services fiscaux étaient soigneusement recouverts de toiles d'araignées pour masquer le mensonge. Ultérieurement, les signes de prestige ou de réussite sociale se sont diversifiés et se sont souvent attachés à d'autres boissons. Nous pouvons prendre l'exemple des whiskies dans les années 1960-1970, pour les petits entrepreneurs qui voulaient se donner une allure américaine avec le bar dans le salon. Aujourd'hui, un prestige particulier s'attache aux whiskies pur malt, dont les Français sont les premiers consommateurs devant les Britanniques.

Le cognac est un autre exemple de produit valorisé en Extrême-Orient par des classes sociales portées à l'ostentation. Pour certains, la consommation de ces produits reste un excellent indicateur économique : « Quand la reprise économique se produira au Japon, ce ne sont pas les économistes qui le sauront en premier. C'est moi. » C'est ainsi que s'exprima un observateur intéressé, Gilles Hennessy[61], pour qui « le cognac est le baromètre de l'économie asiatique ». Il attend toujours.

Le goût et l'habileté des princes ont souvent été déterminants :

– L'empereur romain Auguste n'était pas un buveur excessif comme son rival Marc Antoine, mais il savait boire en homme politique avisé et il était bien conseillé pour goûter les vins locaux afin de plaire à ses hôtes : « Je lui trouve un goût nouveau et il n'est pas des plus connus, mais César n'en boira pas d'autre[62] », dit un jour son goûteur. Les hommes politiques ont retenu cette leçon et continuent aujourd'hui de l'appliquer au cours de leurs campagnes électorales.

– Henri IV favorisa le vin d'Île-de-France contre celui d'Orléans, très apprécié à l'époque, pour plaire aux Parisiens. Paris vaut bien un cépage ! Ses médecins prirent la suite. Ils attaquèrent sauvagement les vins d'Orléans pour défendre ceux d'Île-de-France et de Champagne parce qu'ils « ne remplissent pas la tête de vapeurs âcres comme font les vins d'Orléans[63] ». La viticulture orléanaise ne s'en releva pas. Une querelle semblable, qui devait se prolonger pendant un siècle, surgit entre Bourgogne et Champagne à la suite d'une thèse de médecine du XVIIe siècle qui rendit publique cette fois-ci l'interdiction des vins de Champagne par Fagon, médecin de Louis XIV. C'est la Régence qui remit à la mode le vin effervescent de Reims.

– Guillaume d'Orange, devenu roi d'Angleterre, favorisa la diffusion du gin de son pays d'origine, la Hollande, au détriment des eaux-de-vie locales à base de pomme en particulier.

– Seuls dans tout le département de la Haute-Marne, les vignobles de la commune de Colombey-les-Deux-Églises, le village du général de Gaulle, et de deux communes voisines ont été intégrés tardivement dans la zone d'appellation contrôlée Champagne. Il n'est pas interdit de penser qu'ils ont obtenu cette dérogation grâce à un appui haut placé.

L'OR LIQUIDE DU TRÉSOR PUBLIC

De manière moins anecdotique, l'importance politique de l'alcool se mesure au pouvoir fiscal de ce produit. Les gouvernements et les administrations ont toujours surveillé attentivement les sources de revenus pouvant provenir de produits stimulants ou considérés comme des luxes alimentaires (sel, épices…). L'administration fiscale n'a jamais été aussi habile qu'à Venise, au début du XVIIe siècle, dans un texte [64] qui précise que les taxes applicables sur les « *acque gelate* », le café, le chocolat, l'« *erba tè* » et autres « *bevande* » sont applicables à tous les produits semblables « *inventate o da inventarsi* », inventés ou à inventer. En France, les recettes de l'État provenant de l'alcool se sont élevées à 16 milliards de francs en 1998, cela représentait environ 1 % des recettes fiscales. Dans d'autres pays, les politiques de prévention ont imposé des prélèvements plus importants afin que les prix de vente soient élevés. Si certains consommateurs sont ainsi mieux protégés, ces états sont devenus « alcoolo-dépendants » : c'est le cas de la Finlande où les recettes de l'alcool représentaient encore récemment 10 % des recettes fiscales. La Finlande doit modifier cette politique avec son entrée dans l'Union européenne.

La production de vin nécessite un marché de buveurs en nombre suffisant et suffisamment riches, et la viticulture, qui demande une main-d'œuvre nombreuse, est une source de développement démographique rural, comme Montesquieu l'avait remarqué : « En Angleterre, on s'est souvent plaint que l'augmentation des pâturages diminuait les habitants ; et on observe, en France, que la grande quantité de vignobles y est une des grandes causes de la multitude des hommes [65]. » Nous pouvons donc facilement comprendre l'importance économique et politique de ce secteur. Ce pouvoir des producteurs est parfois menacé par la baisse de la consommation. Notons toutefois que, d'après les producteurs, la crise viticole existe depuis les Romains. En l'an 92, Domitien fit arracher les vignes gauloises, seuls les citoyens romains purent garder leurs exploitations viticoles. Cette mesure fut abolie seulement deux siècles plus tard. Depuis toujours, le succès du vin a favorisé les plantations de vigne responsables de surproduction. L'alternance des bonnes et des mauvaises années justifie pour certains cette expansion. Souvent, il a été nécessaire de prendre des mesures pour que les terres céréalières ne soient pas utilisées afin que la viticulture ne devienne une cause de disette.

La conjoncture économique vient aussi perturber les marchés. L'effondrement des prix fut à l'origine de nombreuses crises, comme en France au début du siècle. Depuis la reconstitution du vignoble après les maladies de la fin du XIXe siècle, la surproduction fut habituelle avec le développement du vin d'Algérie, puis la chute de la consommation à partir des années 1960. Si les industriels producteurs de bière et d'alcool peuvent s'adapter pour suivre les goûts des consommateurs, les viticulteurs ne peuvent modifier aussi rapidement leur production. Aujourd'hui, les produits issus de la vigne sont protégés par la politique agricole commune de l'Union européenne. Les excédents sont achetés, distillés, puis détruits ; cette politique pèse lourdement sur le budget européen. Aujourd'hui, les viticulteurs espèrent relancer la consommation en utilisant les nouvelles propriétés médicales attribuées au vin : les consommateurs étrangers d'Asie et d'Amérique du Nord sont sensibles à ces arguments qui apportent donc des devises fortes dans les caisses de l'État.

BALANCES COMMERCIALES

Le vin fit partie des premiers échanges entre groupes humains et entra rapidement dans l'équilibre économique des premières communautés.

– Homère décrivit, par exemple, comment les Grecs se fournissaient en vin lors de la guerre de Troie. Ils échangeaient par le troc le vin de Lemnos, qu'ils avaient apprécié lors d'une escale, contre des métaux et des bœufs, volés lors des pillages, et contre des prisonniers troyens. Déjà un échange parallèle s'était établi : des pots-de-vin étaient offerts aux chefs grecs pour obtenir la protection de la flotte de Lemnos qui faisait ce commerce avec les soldats : « Pour les seuls Atrides, Agamemnon et Ménélas, le fils de Jason faisait apporter mille mesures de vin [66]. » Les archéologues complètent les données apportées par les poètes épiques : les plus vieux bateaux du monde ont été retrouvés en 1999 au large d'Israël [67]. Ils apportaient du vin phénicien à Carthage ou en Égypte lorsqu'ils firent naufrage voilà deux mille sept cent cinquante ans, à l'époque d'Homère. Le commerce du vin fut ainsi « moteur de la civilisation grecque, moyen de se procurer des esclaves », dit le sociologue Robert.

– Nous avons vu le même phénomène en Gaule. Les amphores à vin venues d'Italie, retrouvées jusqu'en Bretagne et au-delà, par exemple à Londres, témoignent de ces échanges. Le traitement informatique des débris de céramique permet aujourd'hui de mieux connaître ces échanges commerciaux. C'est dans la région de Toulouse qu'on trouve la concentration maximale en débris d'amphores car cette ville était la plaque tournante du commerce des vins romains avant le développement de la production locale ; certaines terres en sont devenues incultivables. On a trouvé par ailleurs des épaves de bateaux-citernes sur lesquels étaient fixées de grandes amphores, les *dolia*, pour un transport en vrac. Lorsque la vigne fut implantée dans toute la Gaule, le flux commercial s'inversa, et les romains, tel le poète Martial, commencèrent à préférer le vin de Gaule : « Je te servirai du vin de Vienne la vineuse, et du vrai[68]. »

– La laine et le vin, réchauffant le corps et le cœur, étaient les seuls luxes du nord de l'Europe au Moyen Âge, dit Hugh Johnson, toujours très favorable au vin, en reprenant les travaux d'Henri Pirenne[69], historien plus objectif. Ces produits participèrent à l'essor financier de la bourgeoisie flamande qui, en échange des textiles, faisait venir les vins vers les pays qui n'en produisaient pas. Le sel, si utile pour la conservation des aliments, était aussi une denrée importante de ces échanges. C'est en venant le chercher sur les côtes atlantiques de France que les Anglais et les Flamands trouvèrent des vins dans l'arrière-pays... et le sel augmentait la soif ! En 1225, un poète pouvait faire parler le vin de La Rochelle en ces termes :

> *Moi, j'abreuve l'Angleterre*
> *Bretons, Normands, Flamands, Gallois.*
> *Les Écossais, les Irlandais,*
> *Les Norvégiens et les Danois.*
> *Au Danemark va mon empire.*
> *Des vins je suis la zibeline,*
> *Je rapporte tous les sterlings[70].*

Il a été montré que la jurisprudence relative aux vaisseaux transporteurs de vin, les « Roles d'Oléron », servit de base au droit maritime de l'Europe du Nord. Au XIVe siècle, 750 000 hectolitres de vin de Bordeaux étaient exportés vers l'Angleterre. De nouvelles routes maritimes s'établirent : les Anglais vendaient au Portugal la morue de Terre-Neuve ou le drap anglais et revenaient avec du vin de Porto. La commercialisation s'accrut avec les révolutions techniques qui assuraient une meilleure conservation des vins et avec le succès des alcools distillés : ces produits permettaient l'utilisation des excès de vins et d'autres matières premières (grains, pomme de terre, sucre de betterave...), on pouvait les transporter et les conserver sans dommage. La possibilité de stockage facilita la spéculation. La diffusion de ces alcools se fit grâce au développement des échanges commerciaux.

Le petit viticulteur et la World Company

À la fin du XVIIIe siècle, le biologiste Lamarck avait ébauché une théorie idyllique de l'origine de la viticulture : « la culture de la vigne a cela de particulier et d'intéressant qu'elle offre dans ses détails des occupations proportionnées à la force des deux sexes, à celle de tout âge. Tandis que les uns brisaient les rochers, ouvraient la terre, en extirpaient d'antiques et inutiles souches, faisaient des fosses, etc., les autres apportaient, dressaient et assujettissaient les plants. Les vieillards répandus dans les campagnes désignaient d'après les renseignements qu'ils avaient reçus dans leur jeunesse les coteaux plus propres à la vigne. Ivres d'une joie, fondée sur l'espoir de partager encore avec leurs enfants la jouissance de ces produits, ils les consacraient religieusement au dieu du vin, élevaient même sur leurs cimes des temples agrestes en leur honneur[71]. » Cette interprétation semble avoir été inspirée par Jean-Jacques Rousseau qui avait décrit, à propos de vendanges dans le canton de Vaud en Suisse, un « aimable et touchant tableau d'une allégresse générale qui semble en ce moment étendu sur la face de la terre (…). Vous ne sauriez concevoir avec quel zèle, avec quelle gaieté tout cela se fait. On chante, on rit toute la journée, et le travail n'en va que mieux. Tout vit dans la plus grande familiarité ; tout le monde est égal, et personne ne s'oublie[72] ».

Nous sommes loin de ces visions mythiques : la production des boissons alcooliques ne peut plus se résumer à ce travail familial ou à la production artisanale de bière. Les intervenants sont répartis dans de nombreux secteurs d'activité agricole, industrielle et tertiaire : les effectifs atteignent en France plus de cent quatre-vingt mille emplois dans la production et plus de trois cent mille dans la vente. Nous sommes loin du temps où le prix du vin vendu dans les tavernes était annoncé aux carrefours par des crieurs publics et dans l'église au cours des prônes. Le marché s'est mondialisé. Nous sommes loin du temps où chaque commune du nord de la France possédait sa brasserie, dont le rayon de vente était délimité par la vitesse du cheval assurant la livraison. Bières et spiritueux sont aujourd'hui aux mains des multinationales de l'agroalimentaire. L'entreprise Coca-Cola® est devenue vigneronne en Californie pour tirer le maximum de profit de son réseau de distri-bution, et le petit viticulteur peine à défendre son revenu. Nous sommes loin de cette viticulture familiale, cependant la production des vins reste encore dispersée entre de nombreux petits viticulteurs dont la puissance électorale effraie toujours les pouvoirs publics. Au début du siècle, les gouvernements réprimèrent violemment les révoltes des vigne-rons du Languedoc provoquées par l'effondrement du marché : l'armée fut appelée, et certains régiments réagirent brutalement pour disperser les manifestants. Les souvenirs de ces événements, en particulier des cinq morts de Narbonne en juin 1907, sont encore très vifs en terre occitane.

Une économie bancaire

Après le dur travail agricole, les boissons sont le produit d'une patience humaine « qui consiste à placer la matière au bon endroit, au bon contact... et à attendre[73] », comme dit le poète Francis Ponge avec de nombreux défenseurs du vin. Encore faut-il les moyens pour investir, en cela le vin et l'argent se ressemblent : en dormant, les deux fructifient. Est-ce pour cette raison que certaines compagnies financières ou d'assurances, qui connaissent bien ce profit, investissent dans le vin en Bordelais ou dans le vignoble hongrois de Tokay, ouvert à la concurrence depuis la fin du communisme ?

Porto est un exemple[74] ancien de ce capitalisme du vin. La production, le transport et la manutention étaient exécutés par les Portugais. Ensuite, les vins se bonifiaient dans les chais sans intervention de main-d'œuvre, et les opérations d'assemblage et de vente étaient faites par des sociétés étrangères, principalement britanniques, qui encaissaient la plus-value, faisant des *capitaux* avec ces produits *capiteux*. Il fallut au XVIIIe siècle l'intelligence et la force du plus grand homme politique portugais, le marquis de Pombal, pour libérer les viticulteurs du Douro de l'emprise des marchands étrangers et aider à la création de sociétés de négoce portugaises. Aujourd'hui, les Britanniques de Porto sont progressivement remplacés par des sociétés multinationales.

(AGRI)CULTURE

La vigne n'est pas une plante fragile. Certes, si elle gèle, elle ne donnera rien cette année-là, mais elle repartira l'année suivante. Elle peut aussi bien être cultivée sous les neiges qu'à proximité des déserts, ou de zones humides tropicales. Il est donc aisé d'avoir, presque tous les ans, du vin pour satisfaire aux exigences du culte, et du prestige social.

Il est plus difficile d'avoir du bon vin. Il y faut un bon sol, des soins appropriés de la vigne (taille, greffes et traitements), le perfectionnement de méthodes de vinification, de conservation et de vieillissement, et surtout des buveurs exigeants. Ce n'est donc plus du tout un produit naturel. Toutes les boissons, leurs rites, leurs effets occupent une place considérable dans l'imaginaire et le symbolique. Elles forment des produits culturels. Le vin est le plus souvent représenté comme symbole de civilisation même s'il fut moins universel pour des raisons climatiques que la bière, qui peut prétendre à une plus grande ancienneté.

Dans l'épopée de Gilgamesh, Enkidu est initié en même temps aux plaisirs de la bière et à ceux de l'amour lorsqu'il rencontre la courtisane Lajoyeuse. Après l'amour, elle le couvre d'une partie de ses vêtements et le conduit à une hutte de bergers qui l'invitent à manger et à boire avec eux :

> « Il avait l'habitude/De téter seulement/Le Lait/Des bêtes sauvages
> Le pain qu'ils lui présentèrent/Il le regardait
> Et l'examinait/Avec méfiance :
> Car Enkidu/Ne connaissait pas/De pain pour s'alimenter
> Et la bière/Pour boire/Il n'y avait pas été accoutumé.
> La Courtisane/Ouvrit donc la bouche et s'adressa à lui :
> "Mange du pain, Enkidu/ C'est ce qu'il faut pour vivre !
> Bois de la bière/C'est l'usage du pays."
> Il mangea donc/Du pain/Jusqu'à plus faim
> Et il but/De la bière/Sept chopes !
> Son âme alors, fut à l'aise/Et ravie,
> Et son cœur/En tel enchantement/Que son visage/S'éclaira
> Il nettoya à l'eau/Son corps velu
> Et s'étant passé/De l'onguent/Il ressembla/À un homme [75]. »

Dans le premier texte connu de la littérature mondiale, une boisson contenant de l'alcool forme ainsi le symbole de la vie civilisée, avec le pain, l'amour et le vêtement. Nous n'insisterons pas davantage pour le moment, puisque tout ce livre est bâti sur l'importance culturelle de ces produits de la terre depuis leur production jusqu'à leur consommation. Nous relèverons seulement que les terres de Saint-Émilion viennent d'être inscrites au patrimoine mondial de l'Unesco au titre des paysages culturels : « C'est la première fois que l'Unesco classe des terres viticoles [76] », assure le maire de la commune.

Bordeaux ou bordeaux ?

Une majuscule pour la ville, une minuscule pour le vin, beaucoup font la faute typographique, tant l'un a fait pour l'autre, Bordeaux, ville française la mieux connue dans le monde, après Paris, la seule ville française indiquée sur certaines cartes mondiales avec Paris. « Bordeaux est une ville et un vin. La vraie gloire, c'est cela : avoir une existence double. C'est une chose très rare pour une ville [77] », dit Jean-Paul Kauffmann.

Bordeaux est un des rares sites de peuplement établi sur des terres impropres aux cultures vivrières. Dès le Ier siècle de notre ère, le développement de Bordeaux comme port du vin du « haut pays » s'explique par l'attrait des pays du Nord pour le vin. Le transport du vin languedocien avait lieu par les vallées du Tarn ou de la Garonne vers Bordeaux et les ports d'Angleterre et d'Irlande. Il paraît probable que certains ont eu l'idée de planter la vigne en chemin, d'abord à Gaillac, plutôt que de le faire venir de plus loin. C'est seulement plus tard, entre 50 et 70 après J.-C. selon les auteurs, que Bordeaux développa sa propre production avec un cépage original, la « biturica », une adaptation climatique d'une vigne cultivée sur la côte adriatique. L'implantation de vignes à Bordeaux fut un choix de négociants et non de paysans, dit Hugh Johnson. À partir de cette décision, les viticulteurs de Bordeaux, qui étaient donc des citadins possédant le pouvoir, luttèrent par tous les moyens politiques et économiques (taxations et péages) contre les vins venant de l'amont. Le port a créé la ville, puis la vigne. Alors la ville fut encerclée par ses vignes ; elles furent parfois arrachées lorsqu'elles entravèrent son développement. Au milieu du tissu urbain restent cependant des crus exceptionnels comme le domaine de Haut-Brion connu à Londres depuis 1663, ainsi qu'en témoigne le journal de Samuel Pepys. Cet écrivain fréquentait, avec Defoe, Swift et Locke, le restaurant « Chez Pontac » ouvert par le fils du propriétaire du domaine qui était premier président au parlement de Bordeaux.

Le démarrage des vins de Bordeaux avait eu lieu au XIIIe siècle lorsque la Guyenne devint anglaise et que les ports de Charente se fermèrent aux Anglais. Aujourd'hui, leur cote est encore évaluée par le classement de 1855, complété par les classements de 1959, 1973 et 1986 réalisés pour corriger l'oubli des crus de Saint-Émilion par les marchands bordelais. Les crus classés représentent seulement 5 % de l'ensemble des vins produits en Gironde, le gros de la récolte est représenté par les appellations « Bordeaux » et « Bordeaux supérieurs » qui bénéficient du prestige du signifiant Bordeaux. Aujourd'hui, le succès à l'étranger et la spéculation haussent les prix à des niveaux inabordables, et les viticulteurs réclament le droit de planter des nouvelles vignes. Seule la crise économique en Asie et les rumeurs, fondées ou non, de fraudes peuvent garder les prix à un niveau convenable pour le simple amateur.

En France

L'importance économique est grande en France du fait des nombreux produits alcoologènes : raisin, pommes et autres fruits, betterave. La betterave, par sa couleur et sa forme, a donné un nom argotique au litre de rouge, et ses producteurs ont contribué à la chute du Premier ministre Pierre Mendès-France.

– Le vignoble recouvre 1,13 million d'hectares ; il représente 3,6 % des surfaces agricoles cultivables. La moitié est en Languedoc-Roussillon, le cinquième dans l'Hérault.

– La production varie entre 60 et 80 millions d'hectolitres selon les années, les vins d'origine contrôlée (AOC) en représentent le quart.

– Le chiffre d'affaires représente 11 % du revenu agricole.

– L'exploitation concerne deux cent mille exploitations uniquement vinicoles. Le grand nombre des exploitants explique leur force politique.

– Avec les emplois indirects, fournitures et matériels, et les emplois de la distribution, le secteur concerne plus de cinq cent mille postes de travail.

– Le chiffre d'affaires total atteint 85 milliards de francs, le solde net à l'exportation est de 30 milliards de francs... mieux qu'Airbus-Industrie.

Dans le monde

Si la viticulture est soumise à des contraintes climatiques, la production des bières et des boissons distillées forme une part importante de l'économie de nombreux pays sous toutes les latitudes.

Productions de boissons alcooliques dans les principaux pays producteurs
et dans les pays européens membres de l'Union européenne
et de l'Association européenne de libre-échange.

Vins en millions d'hectolitres			Bière en millions d'hectolitres			Boissons distillées en millions d'hectolitres d'alcool pur	
France	60		USA	236		Chine	11
Italie	58,7		Chine	163		Russie	5,4
Espagne	31,7		Allemagne	114		USA	5
Argentine	12,7		Brésil	88,5		Royaume-U	4,9
Afrique du S	10,1		Japon	68,7		Brésil	3,8
Portugal	9,5		Royaume-U	58,5		Ukraine	2,6
Allemagne	8,3		Mexique	47,2		Japon	2,6
Roumanie	7,6		Afrique du S	24,8		Allemagne	1,8
Australie	6,8		Espagne	24,7		France	1,4
Chili	4,3		Pays-Bas	23,5		Canada	1,2
Chine	4,3		Canada	22,5		Italie	1
Hongrie	4,2		Russie	20,6		Hongrie	1
Grèce	4,1		France	20,4		Rep. tch	0,9
Serbie	3,5		Colombie	18,5		Espagne	0,8
Russie	2,8		Rep. tchèque	17,9		Mexique	0,65
Brésil	2,3		Australie	17,4		Pologne	0,6
Autriche	2,1		Pologne	16,5		Pays-Bas	0,3
Bulgarie	2		Venezuela	15		Argentine	0,27
Croatie	2		Belgique	14,1		Australie	0,24
Ukraine	1,4		Argentine	11,5		Grèce	0,21
Suisse	1,3		Italie	11,1		Chili	0,2
			Danemark	9,6		Cuba	0,2
			Autriche	9,5		Finlande	0,17
			Irlande	7,7		Danemark	0,14
						Suisse	0,12
			Portugal	6,7		Irlande	0,082
						Portugal	0,08
			Suède	4,8			
			Finlande	4,7		Norvège	0,038
						Belgique	0,027
			Grèce	3,9			
			Suisse	3,6		Suède	0
Luxembourg	0,15		Norvège	2,2		Autriche	0
Belgique	#0		Luxembourg	0,48		Luxembourg	0
Royaume-U	#0		Islande	0,08		Islande	#0
Pays-Bas	0						
Irlande	0						
Danemark	0						
Suède	0						
Finlande	0						
Norvège	0						
Islande	0						

Source : World Drink Trends, Dutch Distillers'Association and NTC, Henley-on-Thames, UK.

Année 1997 ou dernière année dont les données sont disponibles. Les données de certains pays correspondent aux ventes et non aux productions.

Chapitre II

L'ALCOOL ET MOI

Étudions les relations intimes du buveur avec sa boisson lorsqu'il en expérimente les effets biologiques et psychologiques.

Propriétés de l'alcool éthylique

L'alcool de nos boissons, du verre de vin à la chope de bière en passant par le whisky, est une molécule aux propriétés très particulières, appelée par les chimistes « alcool éthylique » ou encore « éthanol », de formule chimique simple, CH_3CH_2OH. Chaque boisson alcoolique est un mélange complexe d'alcool et d'autres composants qui assurent les qualités gustatives (dites parfois organoleptiques) bien spécifiques de chaque boisson (odeur, saveur, texture…).

Nous utiliserons dorénavant le terme *alcool* pour désigner cet alcool éthylique, bien que, du point de vue chimique, le terme soit incomplet. Nous parlerons sans détour des boissons *alcooliques* et non pas *alcoolisées,* comme on les appelle le plus souvent pour *édulcorer* la présence d'alcool et pour éliminer l'adjectif qui évoque le nom *alcoolique.*

Nous tâcherons aussi d'éviter les formulations officielles incompréhensibles. Certains parlent ainsi de « personnes en difficulté avec la consommation de boissons contenant de l'éthanol ».

Nous préférons continuer d'appeler *alcooliques* les sujets dépendants de l'alcool ; nos patients des groupes et thérapies individuelles savent que, dans notre bouche, ce terme n'est pas péjoratif. Nous considérons de toute façon que c'est à chacun de trouver les mots pour parler de soi-même, de sa maladie. Même sous le prétexte de rester scientifiquement ou politiquement correct, il est dommage de renforcer les silences, les non-dits, les tabous parfois, par exemple en parlant pudiquement de *problèmes d'alcool*. Il faut parler... sans langue de bois pour inciter notre société à s'intéresser aux difficiles questions posées par la consommation d'alcool.

LE DEGRÉ ALCOOLIQUE ET LA QUANTITÉ D'ALCOOL

Les effets qui intéressent le goût des boissons, mais surtout le comportement et la santé après boire sont déterminés par la proportion d'alcool contenu dans ces boissons. Cette proportion – baptisée degré – correspond au pourcentage d'alcool en volume. Ce degré est aujourd'hui indiqué sur les étiquettes par ce pourcentage. On parle encore quelquefois de la *force* ou du *titre* en alcool.

Une boisson à 12° contient 12 % de son volume en alcool pur.

La densité de l'alcool éthylique étant égale à 0,8, il suffit de multiplier le volume en millilitres (ou centimètres cubes, ce qui revient au même) par le degré et par le chiffre 0,8 pour obtenir le poids d'alcool contenu en grammes :

```
1 litre de bière   à 5° contient    1000 ml x     5/100 x 0,8   =  40 g d'alcool
1 litre de vin     à 12° contient   1000 ml x    12/100 x 0,8   =  96 g d'alcool
1 litre de gin     à 45° contient   1000 ml x    45/100 x 0,8   = 360 g d'alcool
```

Notons tout de suite que chaque verre de boisson tel qu'on peut en boire au café ou au restaurant (un demi – soit 25 cl – de bière, un ballon de 12 cl de vin ou un « petit verre » de spiritueux) peut être considéré comme contenant la même quantité d'alcool pur, soit 10 g d'alcool (ce que les Anglo-Saxons appellent une unité : « unit »).

	verre*	1/4	1/2 bouteille	1/2 l	bouteille (75 cl)	litre
« premix »		10				
cidre doux	3	6		12		24
cidre brut	5	10		20		40
« cider »		15				
bière 5 %		10		20		40
bière 10 %		20		40		
vin 10 %	10	20	30	40	60	80
vin 12 %	12 (12 cl)	24	36	48	72	96

	verre*	1/4	1/2 bouteille	1/2 l	bouteille (75 cl)	litre
vin muté 18 %	7,2 (5 cl)	36			108	144
liqueur 22 %	5,3 (3 cl)					176
alcools à 40 %	12,8 (4 cl)	80			240	320
anisés à 45 %	7,2 (2 cl)	90		180		360

* Il s'agit des doses vendues au comptoir, les quantités servies à la maison sont en général bien supérieures.

LES PROPRIÉTÉS PHYSICO-CHIMIQUES DE L'ALCOOL ÉTHYLIQUE

L'alcool est inodore ou « d'odeur agréable », lit-on parfois, de saveur brûlante, lit-on encore ; ce sont des notations peu scientifiques où la subjectivité se mêle à l'appréciation objective. Parmi ses autres caractéristiques physiques, relevons d'abord que l'alcool éthylique est volatil – il s'évapore facilement – et miscible à l'eau en toutes proportions – il s'y mélange facilement. Ce sont deux propriétés importantes :

– Volatil, il s'évapore à une température plus basse que celle de l'eau : 78,5 °C. Cela permet de fabriquer des boissons où il sera concentré grâce à la distillation, procédé qui associe chauffage et évaporations contrôlés.

– Miscible à l'eau en toutes proportions. Conséquence technique : l'alcool pourra être additionné à de nombreux produits pour le plaisir du goût. La conséquence biologique est plus importante : après son passage dans le tube digestif, l'alcool est transporté rapidement par les vaisseaux sanguins dans tous les organes. Comme le corps humain est composé de 60 à 70 % d'eau, l'alcool pénètre ainsi partout et en particulier dans les tissus les plus vascularisés, comme le cerveau. Cela explique la rapidité et la variété des effets et des troubles provoqués par sa consommation.

L'alcool éthylique est un antiseptique et un conservateur. Nous reparlerons de ces propriétés, utilisées depuis l'Antiquité, pour préparer des fruits à l'eau-de-vie, soigner les petites blessures ou ralentir la décomposition : c'est dans une futaille remplie d'eau-de-vie que le corps de Nelson a été ramené en Angleterre pour les funérailles après que l'amiral a été tué en Méditerranée lors de la bataille de Trafalgar[1].

L'alcool est un combustible et un explosif utilisable dans les moteurs. L'utilisation pratique de ce pétrole vert est encore limitée bien qu'un carburant soit d'ores et déjà fabriqué pour les autobus de Stockholm à partir de vins espagnols ! Nous retrouverons souvent l'évocation de cette caractéristique sous forme de plaisanteries ou de métaphores.

L'alcool est soluble dans la plupart des solvants organiques. L'alcool est lui-même un excellent solvant, ce qui en fait un extracteur chimique. Il a ainsi de nombreuses utilisations industrielles ou domestiques, on m'a dit qu'il détartre les cafetières... est-ce une rumeur, ne s'agit-il pas plutôt de fabriquer un café arrosé ?

Parcours de l'alcool dans l'organisme

L'alcool éthylique est une petite molécule : contrairement aux aliments, ce produit n'a pas besoin d'être transformé par l'estomac ou l'intestin pour passer dans la circulation sanguine. Il est absorbé sans dégradation en diffusant passivement dans les vaisseaux à travers les parois de l'estomac et de l'intestin grêle (en particulier dans le duodénum, la première partie de l'intestin située derrière le pylore qui sépare estomac et intestin).

– Le passage de l'alcool à travers la paroi de l'estomac est faible par rapport au passage à travers celle du duodénum : la sortie plus ou moins rapide de l'alcool de l'estomac déterminera donc la rapidité de l'invasion du sang par l'alcool. Dans les deux cas, le « moteur » de ce passage est la différence de concentration entre le liquide absorbé et le sang : cette différence est grande même si les boissons avalées sont peu alcoolisées ou si le taux d'alcoolémie est déjà élevé.

– L'alcool bu pénètre ainsi par la veine porte dans le foie, qui commence alors le travail de dégradation tout en laissant passer le reste de l'alcool dans la circulation générale : l'alcool envahit tout le secteur liquidien de l'organisme... jusqu'au placenta, à l'embryon et au fœtus chez la femme enceinte. Outre la cellule hépatique, les cellules d'autres organes métabolisent aussi l'alcool, en particulier celles de l'estomac. Cependant, il existe une différence entre les sexes, nous reviendrons sur ce détail qui a son importance.

– Tout l'alcool bu circule dans le sang. Il n'existe aucune possibilité de stockage – ni de l'alcool ni d'un produit dérivé – dans un organe : son « œuvre » dans l'organisme est donc instantanée. Par ailleurs, seule une faible proportion de l'alcool est évacuée sans transformation par le rein et les autres organes d'élimination (poumon et peau). L'essentiel de la disparition, soit 90 %, est due au métabolisme hépatique.

UNE IMPRÉGNATION RAPIDE ET UNE DÉGRADATION LENTE

« Le vin de Babylone m'a fait prisonnier...
Ce vin coule dans nos os où fuse son arôme[2] ».
C'est la vision d'un poète... En fait, les os, organes secs, sont épargnés par le flot d'alcool qui envahit les liquides de l'organisme. Le taux d'alcoolémie, mesure de la quantité d'alcool dans le sang exprimée en grammes par litre de sang, témoigne de cette pénétration dans la circulation sanguine et reflète l'imprégnation de tous les tissus.

Ce taux d'alcoolémie est la résultante de trois données :
• la vitesse d'évacuation de l'estomac,
• le volume de l'espace de répartition dans le corps,
• l'élimination de l'alcool à la fois par une dégradation lente (métabolisme) et une excrétion en petite quantité, sous forme d'alcool non transformé, en particulier dans l'urine, la sueur et l'air expiré.

Étudions les variations de l'alcoolémie dans un temps donné après une consommation unique d'alcool. La forme générale de la courbe dépend de la quantité d'alcool à éliminer, de sa diffusion dans l'organisme et de sa dégradation qui sont très variables selon les circonstances et les individus.

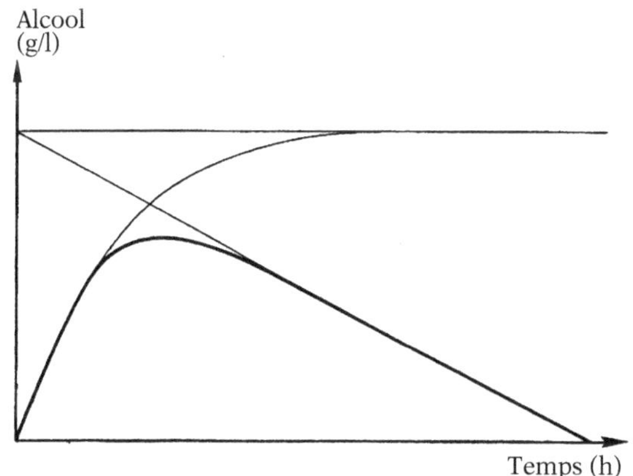

Source : Rueff B., *Alcoologie clinique*, Paris, Flammarion, 1989, p. 20.

On peut distinguer trois éléments de la courbe :

• une montée rapide après un délai court mais variable dépendant de la vitesse de passage dans le sang ;

• un taux maximal, atteint après un temps qui peut varier de 15 à 60 minutes. Ce taux dépend de la dose absorbée et des particularités de l'absorption et de l'imprégnation dans le corps ; ces particularités dépendent un peu de la boisson et beaucoup du buveur. Un calcul approximatif de ce taux est possible ;

• une descente lente : l'élimination est également très variable selon les caractéristiques biologiques du buveur. Le calcul pour un sujet donné en est impossible.

Étudions les différentes phases.

Le taux d'alcoolémie maximal

C'est la donnée socialement importante, déterminante du point de vue légal. Ce « pic » dépend d'abord de l'évacuation gastrique.

■ L'évacuation gastrique

La vitesse d'évacuation est légèrement variable selon le remplissage de l'estomac, la dilution de la boisson (le degré), la présence de certains constituants et la nature des boissons.

– Le pic d'alcoolémie sera atteint moins rapidement et sera moins élevé si l'alcool est dilué par l'eau ou par la présence d'aliments. Tous les aliments diluent l'alcool dans l'estomac et ralentissent donc son évacuation, mais la nature de ces aliments joue aussi. Certains aliments (dits « à pression osmotique élevée »), comme les sucres, provoquent une sécrétion gastrique importante et donc une dilution. Une boisson sucrée provoque la même dilution par sécrétion gastrique que lorsque le sucre est dans un aliment. Les corps gras entraînent une fermeture du pylore, ils ralentissent donc aussi l'évacuation, comme on peut le constater lors des repas gras difficiles à digérer.

– Certains médicaments perturbent l'ouverture du pylore et modifient donc l'évacuation : les médicaments utilisés contre le mal des transports accélèrent la vidange gastrique, certains antidépresseurs la ralentissent.

– Quelques variations sont dues à la nature des boissons. La présence de bulles de gaz carbonique accélère le passage dans l'intestin grêle. C'est le cas de certains cocktails à l'eau gazeuse et des vins effervescents. Le vin de Champagne enivre donc plus vite s'il est pris en apéritif, en particulier lorsqu'il est sec. S'il est souvent mieux supporté, c'est, par un effet placebo, parce qu'il est associé à la fête. Plus difficile à cerner est le rôle de certaines boissons possédant un « pouvoir tampon » important (vins de Bourgogne, de Grèce, de Porto) : en neutralisant l'acidité gastrique, elles ralentiraient un peu l'évacuation et diminueraient ainsi le pic d'alcoolémie. Les épices ajoutées auraient le même effet. On a dit aussi que les ingrédients torréfiés du malt de la bière ralentiraient l'évacuation gastrique. Le degré de la boisson, indépendamment de la dilution qu'il implique, joue sur l'évacuation : elle est retardée par un spasme pylorique, lorsque le degré est supérieur à 20 %. C'est le contraire de ce qui est attendu avec la manœuvre du « trou normand » ; là encore il semble s'agir d'une légende inventée et transmise par quelques bons vivants.

■ La répartition de l'alcool dans le corps

Le pic d'alcoolémie dépend surtout du volume de répartition de l'alcool. Il est égal à la quantité d'alcool consommée, divisée par le volume corporel dans lequel l'alcool s'est réparti. Ce volume représente ce qu'on appelle le « secteur liquidien », c'est-à-dire l'espace occupé par l'eau des tissus (cellules et liquides interstitiels, sérum du sang...). Il correspond à 70 % du corps pour l'homme et 60 % chez la femme, dont le corps contient plus de cellules graisseuses et donc moins d'eau. Pour faire un calcul précis, il faudrait tenir compte de la quantité d'alcool déjà éliminée pendant l'évacuation gastrique. Cependant, on peut calculer une approximation de ce pic d'alcoolémie, qui ne tient pas compte de ce facteur, correspondant au taux théorique avant toute dégradation et excrétion. Avec ces approximations, et si on se place dans les conditions simples – absorption d'une dose d'alcool à jeun à un moment donné –, le taux maximal est alors donné par les formules :

$$\text{Chez l'homme } t = \frac{\text{Quantité d'alcool bue en g}}{\text{Poids en kg} \times 0,7}$$

$$\text{Chez la femme } t = \frac{\text{Quantité d'alcool bue en g}}{\text{Poids en kg} \times 0,6}$$

L'espace de répartition est plus petit chez les personnes dont le corps contient moins d'eau et plus de graisses : les femmes et les sujets obèses. Plus cet espace est limité, plus le taux d'alcool dans les cellules et le sang est élevé. C'est pourquoi les femmes sont « défavorisées », les petites femmes grasses encore plus, les grands costauds sont avantagés et les hommes obèses se retrouvent au niveau des femmes maigres... Pour les hommes maigres, on peut utiliser le coefficient 0,8. Ces formules permettent d'obtenir les approximations suivantes :

• chaque verre standard de boisson alcoolique (10 g d'équivalent alcool pur) fait monter le taux de :

$$\frac{10}{70 \times 0,7} = 0,20 \text{ g/1 pour un homme de 70 kg}$$

$$\frac{10}{60 \times 0,6} = 0,30 \text{ g/1 pour une femme de 60 kg}$$

• le pic d'alcoolémie est atteint 30 minutes environ après l'absorption d'alcool à jeun. Au cours d'un repas, le pic est atteint une heure ou plus après absorption, selon la composition du repas ; il est alors moins élevé.

La phase d'élimination : une dégradation lente

La dégradation de l'alcool éthylique par le foie est complexe, elle comporte deux oxydations successives : « ça chauffe », pourrait-on dire.

	Alcool-déshydrogénase	Acétaldéhyde-déshydrogénase
	↓	↓
Alcool éthylique	>>>>>>>>>>>>	Acétaldéhyde >>> Acide acétique

L'alcool est transformé d'abord en acétaldéhyde. Le problème n'est cependant pas réglé, car ce premier métabolite est encore plus toxique que l'alcool. La seconde oxydation aboutit à l'acide acétique (c'est-à-dire à l'acide du vinaigre) et en eau. « Alors, quand on boit du vin, on a du vinaigre dans les veines, c'est pas rassurant, ça attaque », me disait un enfant. En fait, ce dérivé métabolique est présent sous forme d'acétate, mais nous verrons effectivement que la consommation d'alcool peut « tourner au vinaigre ». Cette destruction de l'alcool par le foie, qui dépend de deux enzymes, est lente, comme si l'alcool passait par un entonnoir. Cependant, sa vitesse est variable :

• selon le sexe : le sujet masculin possède dans les cellules de l'estomac l'alcool-déshydrogénase, le premier enzyme de dégradation. La réaction commence donc pour lui avant que l'alcool ne passe dans le foie, la dégradation est ainsi plus rapide. Le taux d'alcoolémie sera plus élevé chez la femme que chez l'homme après absorption d'une dose égale d'alcool. Cet écart s'ajoute à celui qui est dû à la différence de la masse graisseuse ;

• selon les individus : pour des raisons non plus seulement morphologiques, mais en partie génétiques ;

• selon l'habitude (l'accoutumance) du buveur au produit ;

• selon le contexte métabolique : la dégradation est accélérée par certains nutriments ou médicaments tels fructose, acide ascorbique ;

• selon le taux d'alcoolémie : la vitesse de la dégradation varie au cours de l'élimination, elle est plus élevée au début, lorsque l'alcoolémie est élevée, puis elle baisse de manière exponentielle.

On peut indiquer, approximativement, les doses éliminées en prenant une vitesse moyenne :

• le foie assure en moyenne la transformation de 100 mg d'alcool par kilogramme de poids corporel et par heure, soit 7 g d'alcool par heure pour un sujet pesant 70 kg ;

• cela correspond à une diminution moyenne du taux d'alcoolémie de 0,15 g par litre et par heure.

Au cours de cette lente transformation, l'alcool continue de tourner dans l'organisme :

• pendant une heure, avant que les 7 g d'alcool (d'un petit ballon de vin ou de la moitié d'un demi de bière) aient été transformés ;

– pendant dix heures pour évacuer les 72 g d'alcool d'une bouteille de 75 cl de vin à 12 %.

Ces calculs sont simplement indicatifs, car la vitesse d'élimination varie fortement : du simple au triple selon les individus. La baisse du taux d'alcoolémie a même été mesurée[3] entre les valeurs extrêmes de 0,08 g/l/h et 0,4 g/l/h, soit du simple au quintuple.

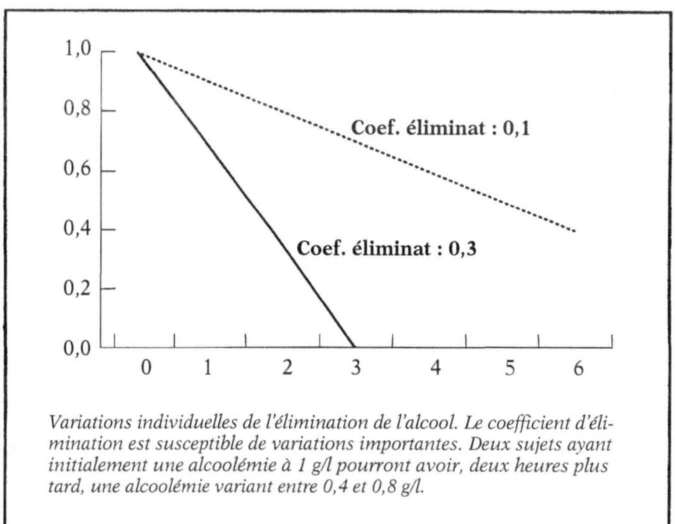

Variations individuelles de l'élimination de l'alcool. Le coefficient d'élimination est susceptible de variations importantes. Deux sujets ayant initialement une alcoolémie à 1 g/l pourront avoir, deux heures plus tard, une alcoolémie variant entre 0,4 et 0,8 g/l.

D'après Dally S., *Conduite automobile et alcool,* Séjourné Robert, 1991, p. 46.

Inégalité génétique

La qualité et la quantité des enzymes de dégradation de l'alcool et de l'acétaldéhyde dépendent de notre patrimoine génétique[4]. Nos gènes déterminent donc la vitesse avec laquelle nous dégradons l'alcool. Il a été démontré que, dans les ethnies asiatiques et amérindiennes, certaines formes inactives d'enzymes étaient plus fréquentes que chez les Caucasiens ; à l'intérieur de chaque ethnie existent aussi des variations. Selon les vitesses des métabolismes déterminées par ces variants enzymatiques « déficients » ou « normaux », on peut constater des accumulations de l'alcool ou du métabolite intermédiaire, l'acétaldéhyde, qui peut entraîner des phénomènes d'intolérance avec malaises. Ces phénomènes d'hypersensibilité semblent favoriser la dépendance à l'alcool.

Les trois voies métaboliques

Nous avons résumé la dégradation de l'alcool en disant que cela tournait au vinaigre ; en fait, l'acétate produit se transforme ultérieurement en Acétyl-Co-A qui s'inclut dans le cycle de Krebs, élément fondamental du métabolisme. La rapidité de cette dégradation dépend donc de la quantité et de la qualité des enzymes. Cette voie métabolique se sature rapidement. On peut dire qu'au-delà d'une certaine dose d'alcool à transformer, en moyenne 100 mg par kilogramme de poids corporel, soit 7 g d'alcool – un petit ballon – pour un homme de 70 kg, le foie « fatigue » dans cet effort. Si une quantité plus importante d'alcool doit être dégradée, le foie doit mettre en action des voies métaboliques de suppléance – c'est-à-dire de secours – par d'autres réactions :

– C'est d'abord la voie dite du MEOS (Microsomial Ethanol Oxydizing System) non spécifique à l'alcool, intervenant en particulier dans le métabolisme de nombreux médicaments. Ce système est inductible, c'est-à-dire qu'il peut se développer et fonctionner plus rapidement en cas de besoin, ce qui explique le phénomène d'accoutumance avec augmentation de la tolérance. Alors il tourne « à vide », même en l'absence d'alcool à éliminer. C'est une autre conséquence néfaste car cela entraîne la destruction de certains composants utiles à l'organisme et cela perturbe le métabolisme de certains médicaments ou des toxiques à éliminer.

– Une troisième voie, dite de la Catalase, avec intervention des radicaux libres est controversée.

L'intervention de ces différentes voies métaboliques en parallèle, à des vitesses différentes, rend ce phénomène très complexe, irréductible à un modèle simple.

UNE EXCRÉTION RÉDUITE

Un prospectus du XVIIIᵉ siècle vantait ainsi les guinguettes installées autour de la capitale :

> *Sortez tous de Paris et courez aux guinguettes*
> *Où vous aurez quatre pintes pour deux...*
> *(...) Vous boirez tant dans ces bachiques lieux*
> *Que le vin vous sortira par les yeux* [5].

L'argument sur le prix était exact mais non l'alibi physiologique : le vin bu en excès ne sort pas si facilement du corps du
buveur. Parallèlement au métabolisme hépatique, seule une petite
proportion de l'alcool absorbé est évacuée sans transformation par
différentes voies :
• dans l'urine, sans qu'il y ait concentration par le rein, alors
que, généralement, les substances éliminées dans les urines sont
concentrées : les taux d'alcoolurie et d'alcoolémie sont donc
voisins ;
• dans l'air expiré par le poumon, à très faible concentration :
deux litres d'air expiré contiennent autant d'alcool qu'un millilitre
de sang. Cette élimination a conduit à la mesure du taux d'alcoolémie par celle de l'alcool dans l'air expiré : la concentration maximale autorisée de 0,5 g par litre de sang correspond donc à 0,25 mg
par litre d'air ;
• dans la sueur (sudation) et la vapeur d'eau à travers la peau
(perspiration) ;
• dans le lait lors de l'allaitement, à faibles doses, sans conséquence toxique pour le nourrisson.
Cette excrétion sera donc légèrement augmentée par :
• la prise de certains diurétiques alimentaires – eaux, tisanes,
bières – ou pharmaceutiques ;
• une sudation importante : cet argument est souvent avancé à
l'occasion d'un travail intense, en pleine chaleur, chez un travailleur
de force.
Cependant, ces voies d'élimination de l'alcool sont peu importantes ; elles représentent 5 % au maximum de la quantité
absorbée, c'est dire que le foie devra toujours transformer le reste.
De plus, cette perte d'eau aggrave la déshydratation provoquée par
l'alcool et peut donc favoriser une nouvelle consommation d'alcool.

En résumé, nous pouvons dire que la consommation d'alcool est caractérisée par une imprégnation rapide et importante, une absence de concentration urinaire et l'impossibilité de stockage. Par ailleurs, le premier métabolite de l'alcool, l'acétaldéhyde, est encore plus toxique. Cette « invasion » de l'alcool, depuis le sang, dans tout le corps explique la rapidité et l'étendue des atteintes organiques, en particulier au niveau du système nerveux central richement vascularisé. Le foie exerce pratiquement le « monopole » de l'élimination de l'alcool, cela explique la fréquence des atteintes hépatiques.

Est-il possible de calculer son taux d'alcoolémie ?

Nous avons vu le calcul approximatif du taux maximal : chaque verre standard de boisson alcoolique (10 g d'équivalent alcool pur) fait monter le taux de :
- 0,20 g/l pour un homme de 70 kg,
- 0,30 g/l pour une femme de 60 kg.

L'élimination est ensuite très variable. Elle entraîne une diminution moyenne du taux d'alcoolémie de 0,15 g par litre et par heure, mais elle peut varier de 0,08 à 0,40 g/l/h.

C'est ainsi qu'on arrive à ces données approximatives :
- un verre contenant 10 g d'alcool donne une alcoolémie maximale de 0,20 g/l, et il faut entre une demi-heure et deux heures et demie pour revenir au taux zéro ;
- six verres, représentant 60 g d'alcool, provoquent une alcoolémie de 1,20 g/l au maximum, d'où il faut de trois à quinze heures pour revenir au taux zéro et de deux à neuf heures pour descendre au-dessous du taux autorisé par la loi pour la conduite d'un véhicule.

Notons bien la difficulté à tirer des conclusions pratiques pour soi-même.

– L'utilisation du chiffre moyen d'élimination apporte peu d'informations utilisables pour un buveur particulier.

– Par ailleurs, nous pouvons seulement *estimer* le taux maximal correspondant à *une* consommation unique, comme dans une expérience en laboratoire. Le calcul devient tout à fait impossible si on tient compte des conditions véritables de la consommation, lorsque les doses s'ajoutent au fil du temps.

Questions pièges

1. *L'alcool peut-il pénétrer dans le corps par frictions cutanées ?*

Le passage de l'alcool à travers la peau dépend de l'âge du sujet. Il pourrait être important lors de la toilette d'un bébé frictionné sauvagement avec un produit alcoolisé. Il ne peut avoir de conséquence chez un adulte, dont la peau est moins perméable.

2. *L'inhalation des vapeurs d'alcool peut-elle enivrer ?*

L'inhalation d'alcool fut responsable de l'ivresse d'un antialcoolique notoire, Tintin[6], piégé dans une cave dont les tonneaux avaient été percés par des balles. On peut citer aussi certaines héroïnes romantiques : dans la *Nouvelle Héloïse*, Julie, « dont la tête ne supporte pas la vapeur des cuves », est remplacée à ce poste par le narrateur : cet emploi avait été considéré comme « tout à fait du ressort d'un buveur[7] ». On a parlé de ce mécanisme à propos des enfants utilisés à nettoyer les barriques en se glissant à l'intérieur. C'est encore l'explication proposée pour expliquer le comportement d'un coureur du Tour de France 1950 lors de l'étape caniculaire Montpellier-Nîmes. Kader Zaaf, coureur algérien, était en tête à 30 kilomètres de l'arrivée lorsqu'il s'écroula. Les observateurs expliquèrent clairement dans la presse du jour et du lendemain qu'il avait « accepté beaucoup de bouteilles offertes en chemin par les vignerons du Languedoc[8] ». Zaaf était reparti à contresens avant d'être emmené inconscient dans l'ambulance. Le lendemain matin, il proposa de refaire à bicyclette le parcours effectué la veille en ambulance pour avoir le droit de repartir. Ces péripéties et la personnalité du coureur ont alors alimenté la légende du Tour. « Cette défaillance donna lieu à des interprétations fantaisistes[9] », dit un historien du cyclisme : il conteste que le coureur ait pu boire du vin et affirme que, « s'il exhalait le pinard à vingt pas, c'était tout simplement parce que les spectateurs, dans ce pays de viticulture, l'avaient arrosé de vin rouge pour le rafraîchir ». Cependant, d'autres commentateurs ont précisé qu'il avait bien été enivré mais seulement par les vapeurs d'alcool. Il est impossible de conclure scientifiquement ; il faudrait tenir compte de nombreuses données inconnues, physiques, biologiques et sociales (volatilité de l'alcool, abstinence habituelle, naïveté ou réaction particulière de ce coureur algérien qui « n'avait bu de sa vie une goutte d'alcool », dirent ses défenseurs). Jacques Goddet, directeur du Tour, profita du retentissement de l'événement pour stigmatiser « les ravages de libations de toute nature » et pour suggérer que des règlements sportifs « devraient comporter l'interdiction formelle de tout doping [10] » et que tout athlète contrevenant devrait être disqualifié à vie. Lors de l'étape du lendemain, les coureurs improvisèrent un autre moyen de se rafraîchir ; ils stoppèrent la course pour prendre un bain en Méditerranée, déclenchant une nouvelle colère du responsable de l'épreuve. Les Tours de France récents ont été perturbés pour des raisons plus graves qui tiennent à l'oubli des suggestions du directeur de l'époque.

Le plus souvent, hormis ces cas exceptionnels discutables, l'inhalation d'alcool, qui certes irrite les yeux et les voies respiratoires, ne peut servir d'alibi pour justifier un taux d'alcoolémie supérieur au taux légal. En revanche, de véritables ivresses, dont les troubles sont semblables à ceux de l'intoxication alcoolique, peuvent être provoquées par des substances toxiques volatiles utilisées dans certaines industries.

3. *Le taux d'alcoolémie d'un abstinent est-il toujours de 0 g/l ?*

L'organisme fabrique naturellement de l'alcool à partir des sucres ; dans certaines conditions, cette production d'alcool peut atteindre des taux mesurables [11]. On l'a vu lors de maladies intestinales chroniques [12] dues à des germes (candidoses) ou à certaines bactéries ou levures. Dans certains cas, en particulier lorsque le sujet est à jeun, cette fermentation peut provoquer des taux d'alcoolémie de 0,5 à 0,7 g/l. Les médecins japonais avaient observé ce phénomène lors de la consommation de riz par des sujets présentant une malabsorption digestive à la suite d'une intervention chirurgicale telle que l'ablation partielle de l'estomac. Lorsque la malabsorption est importante, comme dans la maladie de Crohn, elle peut provoquer une hépatite ou une cirrhose. Hormis les cas particuliers évoqués ci-dessus, la concentration d'alcool est encore loin des taux dangereux. La production de cet alcool endogène ne peut servir d'argument pour justifier un taux d'alcoolémie délictueux.

4. *Pourquoi les femmes sont-elles plus sensibles aux effets de l'alcool ?*

Les normes sociales et l'égalité des statuts se heurtent ici au mur de la biologie. Plusieurs raisons expliquent cette différence :

– Les femmes ont en général un poids et un volume corporel inférieurs à ceux des hommes. La même quantité d'alcool se répartissant dans un volume moins grand donnera donc un taux d'alcoolémie plus élevé.

– L'alcool ne pénètre pas dans les tissus graisseux ; ceux-ci sont plus importants chez les femmes. Pour une même consommation de boisson alcoolique, la quantité d'alcool qui restera en dehors des cellules graisseuses sera donc plus importante. C'est pourquoi le taux d'alcoolémie sera plus élevé dans le sang et dans les tissus maigres.

– Les femmes ne possèdent pas, dans les cellules de l'estomac, l'alcool-déshydrogénase, le premier enzyme de dégradation. Cette dégradation commence donc pour elles plus tardivement et elle se déroule seulement dans le foie, elle sera donc plus lente[13]. Le taux d'alcoolémie sera plus élevé chez une femme que chez un homme après la même consommation pour cette troisième raison encore.

Par ailleurs, le pic d'alcoolémie serait atteint plus rapidement chez la femme en période prémenstruelle, et la prise de contraceptifs oraux œstrogéniques ralentit le métabolisme.

5. L'effet de l'alcool est-il augmenté ou réduit par la prise de médicaments ?

En général, il est augmenté, comme celui des médicaments, pour différentes raisons :

– C'est le foie qui dégrade ces deux catégories de produits, les transformations sont donc ralenties, car le foie a des capacités limitées.

– Alcool et médicaments psychoactifs (tranquillisants, somnifères) agissent tous les deux sur les mêmes cibles dans le cerveau pour toucher la conscience et la vigilance, leurs effets s'ajoutent donc.

L'effet de certains médicaments peut cependant être ralenti en cas d'intoxication chronique qui stimule les systèmes métaboliques de suppléance. Ces systèmes éliminent alors plus vite l'alcool et certains médicaments dont le métabolisme est proche. Nous comprenons ainsi que les deux ne fassent pas bon ménage et que les conséquences du mélange soient souvent impossibles à prévoir.

Pourquoi buvons-nous des boissons alcooliques ?

La consommation de toutes les boissons induit des effets variés :

• réhydratation et élimination des déchets,

• nutrition par les sucres, les protéines et les lipides contenus,

• rafraîchissement et aromatisation pour le plaisir gustatif,

• actions sur la conscience et le comportement avec excitation, lorsqu'elles contiennent de la caféine par exemple, et sédation par l'effet des sels minéraux ou des plantes.

Le plaisir individuel de boire vient de la combinaison de tous ces effets. Il s'y ajoute le plaisir de la convivialité. Les actions de ces boissons sont cependant modérées par rapport aux forces biologiques et sociales contenues dans l'alcool : l'alcoolisation peut combiner euphorisation, excitation et sédation, et surtout mettre en jeu une magie sociale importante. L'alcool peut être décrit comme un produit magique aux multiples facettes. Sa consommation servira à de nombreuses fonctions alimentaires, sociales et pharmacologiques.

Comme aliment, l'alcool exerce un rôle gastronomique, diététique et social : il est aliment et condiment de la table et de la vie par la convivialité et la ritualisation.

LA FACETTE GASTRONOMIQUE DE L'ALCOOL

Du point de vue gastronomique, la molécule d'éthanol n'a aucune qualité gustative particulière. Elle est seulement l'élément structurant de nombreuses boissons dont les autres composants donnent la saveur. Cette valeur gastronomique réside dans l'équilibre difficile à obtenir entre sucre, acidité et tannins – pour les vins –, sucre et amertume – pour les bières. Pour les spiritueux entrent en ligne de compte les plantes aromatiques. Évoquons cette richesse avec la description d'une dégustation de vin roumain : « Si je n'avais pas su me trouver dans la demeure de Maître Manole, j'aurais juré être dans un champ de fleurs, sur une meule de foin ou bien dans une église. L'arôme du vin, plus que le vin lui-même me pénétrait dans les profondeurs de l'âme [14]. »

Joies et mystères de la dégustation

La dégustation est le jeu le plus intime de cette relation de l'homme à l'alcool. « Bois bien ! le meilleur est au fond », disait au Moyen Âge le crieur des tavernes [15]. « La vérité est au fond du verre », a-t-on souvent écrit ou chanté. Ce n'est pas la vérité de la dégustation qui s'intéresse d'abord à la surface, aux effluves et à la première gorgée. Philippe Delerm a excellemment parlé de la première gorgée à propos de la bière : « Ça commence bien avant la gorge. Sur les lèvres déjà cet or mousseux, fraîcheur amplifiée par l'écume, puis lentement sur le palais, bonheur tamisé d'amertume. » Il décrit, après le claquement de langue, « la sensation trompeuse d'un plaisir qui s'ouvre à l'infini (...) en même temps, on sait déjà. Tout le meilleur est pris ». Il évoque enfin la désillusion : « L'alchimiste déçu ne sauve que les apparences, et boit de plus en plus de bière avec de moins en moins de joie. C'est un bonheur amer : on boit pour oublier la première gorgée [16]. » Delerm a décrit également la dégustation plus complexe d'un porto : « C'est l'épaisseur veloutée qui est en cause (...) la tiédeur vieille France (...) le fruité du jardin de curé (...) le sucré suranné. » Le sucré n'est jamais loin du sacré. Delerm associe au porto la vengeance, le couvent et le poignard. Il parle d'une « violence mais endormie par le cérémonial du petit verre, par la sagesse des gorgées timides (...) c'est un plaisir à l'envers, qui s'épanouit à contretemps, quand la sobriété se fait sournoise (...) chaque gorgée est un mensonge [17] ». Avec cet auteur, nous touchons très vite à l'imaginaire. La dégustation objective, c'est autre chose. De nombreuses précautions sont nécessaires pour que tous les sens y participent. Il faut prendre son temps pour verser, doser, regarder, boire. Les conditions générales d'ambiance sont importantes : notons d'emblée qu'il est préférable d'être en compagnie pour en parler et pour confronter les avis, afin d'éduquer et de développer le palais et l'odorat. Notons encore que les troubles sensoriels du goût et de l'odorat commencent dès que le taux d'alcoolémie du buveur atteint 0,2 g/l. Une vraie dégustation perd donc de son intérêt bien avant que le buveur ne roule sous la table. Nous pouvons prendre des leçons de dégustation grâce à certaines cuisines raffinées. Dans la gastronomie libanaise, par exemple, le mot *mezzé,* provenant du verbe arabe *tamazzaza,* signifie « déguster par petites bouchées en donnant aux parfums le temps nécessaire pour imprégner les papilles gustatives afin de jouir de toute la palette de saveurs d'un mets [18] ».

– La dégustation commence par les sensations auditives et visuelles, cliquetis des bouteilles, bruit du bouchon qui saute. Il convient ensuite d'apprécier la forme des flacons : élancés en Anjou, trapus en Bourgogne, cylindriques, « se montant le col », en Bordelais. Certaines bouteilles de spiritueux sont très originales, carrées ou tronconiques, souvent ventrues, comme les anciennes lorsque le vin passait directement du tonneau à la table. Ces formes persistent pour certains portos, cognacs ou armagnacs. Dégustons ensuite l'étiquette : il vaut mieux ne pas avoir trop bu pour savoir la lire et déchiffrer les subtilités de la géographie viticole et les ambiguités qui peuvent tromper le naïf. La vue permet ensuite d'apprécier l'aspect, la couleur – en général un vin jeune est violacé, un vieux plus clair.

– Le nez prend alors le relais. Le buveur fait tourner le liquide dans le verre pour l'oxygéner : ce mouvement et le réchauffement au creux de la main, en particulier pour les alcools, permettent de mêler les éléments aromatiques volatils avec l'air ; pour cela le verre ne doit pas être trop plein, sinon ces éthers se perdent dans l'atmosphère. Ensuite le buveur peut exercer son nez, d'abord en débusquant les mauvaises odeurs – bouchon, vinaigre, soufre –, puis en découvrant les arômes. Certains sont caractéristiques de tel ou tel cépage ; on les appelle parfois « arômes primaires ». Les arômes secondaires, qui évoquent souvent des fleurs, proviennent principalement de la fermentation, les arômes tertiaires, composant le bouquet et évoquant souvent les fruits, se développent lors du vieillissement.

– Débute alors le plus difficile : apprécier le vin en bouche... Il faut pour cela prendre une gorgée, tout en aspirant un peu d'air (de préférence, l'air chargé d'éthers contenu dans le verre), pour ensuite la faire rouler dans la bouche en la gardant fermée. C'est un genre de gargarisme qui doit rester discret. Cette manœuvre provoque une rétro-olfaction, c'est-à-dire que l'air aspiré s'imprègne des molécules du liquide avant de parvenir aux cellules sensorielles des fosses nasales. Ces arômes provenant de la bouche sont plus riches que ceux venant du simple humage car, par ce geste, où le buveur « mâche » le vin, comme disent les dégustateurs, de nombreux composés volatils sont libérés d'autant plus que le réchauffement en bouche favorise la libération d'arômes ; en provoquant des réactions chimiques, la salive peut aussi entraîner l'apparition de nouveaux composés. Dans le même temps, en faisant rouler le liquide sur l'ensemble de la surface de la langue, il est possible de stimuler les différentes papilles qui réagissent à des stimuli différents selon leur localisation sur la langue. Par ce mélange de sensations, dues au liquide et aux molécules gazeuses, se révélera toute la subtilité des grands crus. Au risque de choquer, je rapprocherai cette manœuvre du comportement décrit chez le fœtus qui déglutit chaque jour plusieurs litres de liquide amniotique. Boris Cyrulnik[19] a rappelé comment l'organe nasal « fonctionne encore en association avec les papilles comme si le petit d'homme goûtait ce liquide avec son nez. Quand le fœtus déglutit chaque jour quatre à cinq litres de liquide parfumé, comme du petit-lait, auquel une cuisinière aurait ajouté la flaveur de ce que mange ou respire la mère, il s'accoutume à l'ail, à la lavande ou à la cigarette ». Les meilleurs dégustateurs ont-ils commencé *in utero* ?

Après cette manœuvre compliquée il est enfin loisible d'avaler le liquide, à moins de décider de le recracher, si le lieu s'y prête ; c'est le meilleur moyen de boire peu d'alcool lors d'une dégustation, il est également nécessaire de boire un peu d'eau entre les vins différents. Il faut alors attendre, pour apprécier la rémanence (persistance) des arômes et des goûts : on mesure ce temps de persistance de la sensation en caudalies, équivalent d'une seconde.

Les vins et certains spiritueux se hument donc davantage qu'ils ne s'avalent : il est vrai qu'en vieux français « humer » signifiait « avaler un liquide », c'est un mot retrouvé souvent chez Rabelais mais à propos de personnages plus avaleurs que flaireurs, qui ne se soucient pas de dégustation. Aujourd'hui, certains dégustateurs dénoncent cette recherche effrénée d'arômes, « une pifomanie », a dit une spécialiste [20], qui en rend responsable Jean Lenoir [21] avec son travail d'isolation des arômes. « On ne juge plus que sur le nez. On s'extasie devant des arômes de banane, on se pâme devant des senteurs de litchis, de fruits de la passion, de mangue, de citron vert. Bref, on découvre tout le répertoire des sorbets ou des bonbons industriels. Les qualités de digestibilité, de tenue en bouche, d'équilibre en alcool, de complexité et d'harmonie, de saveur, de texture passent ainsi – c'est un comble – au second plan [22]. » Le même œnologue continue en critiquant également « la religion de la brillance. On ne s'occupe que de l'apparence. Or, pour obtenir un vin d'une limpidité et d'une brillance parfaites dans un temps de plus en plus court, il faut le soumettre à des traitements violents et successifs (...). Tout cela ne peut aller sans perte de qualité organoleptique. Privé d'éléments importants et vivants, un vin ainsi manipulé a une texture moins intéressante, un bouquet simplifié, moins de personnalité et d'aptitude au vieillissement ». La mode diététique favorise la recherche de vins plus légers dont la consommation est alors déculpabilisée. « C'est l'influence des femmes », dit un critique. Certains regrettent également l'élevage de petits vins dans des fûts de bois neuf qui leur donnent à bon compte un parfum de vanille facilement reconnaissable. En fait, le bois neuf écrase le goût de ces vins qui finissent par tous se ressembler. Le néophyte pourra briller facilement en évoquant... le goût du tonneau, sans savoir qu'il vient de plus en plus souvent de planches ou de copeaux de bois ajoutés dans les cuves métalliques.

Comment parler d'un vin (scientifiquement ou poétiquement) ?

Certains physiologistes contestent aujourd'hui la théorie des quatre saveurs primaires : sucrée, salée, acide et amère. Ils soutiennent que le corps dispose de récepteurs spécifiques seulement pour deux saveurs : le salé et l'acide. D'autres récepteurs, nombreux et peu spécifiques, réagissent à toutes les molécules sapides avec de grandes différences de sensibilité d'un individu à l'autre.

Les mécanismes de l'odorat sont encore plus mystérieux. C'est seulement récemment qu'a été mis en évidence le fonctionnement des cellules olfactives. Notons qu'elles sont les seules cellules cérébrales en relation directe avec l'extérieur du corps, sans intermédiaire, à la différence des cellules des autres sens : on peut dire que les molécules olfactives touchent directement le lobe cérébral. Par ailleurs, et les deux caractères sont peut-être liés, ce sont les seules cellules nerveuses qui se régénèrent régulièrement. Ces cellules sont terminées par des « cils » qui contiennent des récepteurs spécifiques pour chaque type de substance odorante. Or l'homme peut distinguer entre deux mille et quatre mille odeurs différentes. Les détails des récepteurs et des réactions chimiques et électriques déclenchées sont loin d'être connus.

L'intégration cérébrale supérieure est également complexe : l'information sensorielle n'est pas envoyée vers le cortex pour être traitée par les fonctions cérébrales dites supérieures mais part directement, comme dans un court-circuit, vers les centres de l'émotion et de la mémoire. Avec l'odorat, nous sommes facilement submergés par un cocktail de sensations, de sentiments et de souvenirs, nous devenons tous assez facilement Marcel Proust. Il n'est pas étonnant que les physiologistes se moquent du vocabulaire de la dégustation qui ne dépend d'aucune méthodologie commune et qui ignore la rigueur scientifique. Ce vocabulaire reflète plutôt l'imaginaire des effets de l'alcool. Comme dit Cyrulnik[23], « le statut neurologique [de l'olfaction] évoque d'emblée une émotion et un récit » : l'odeur est perçue bonne ou mauvaise, « selon le récit qu'en fait la culture »… le sentiment éprouvé est « très tôt façonné par le discours social ». Ainsi, tel vin aura du corps ou de la cuisse, tous le répètent… Il est vrai que c'est la seule métaphore qui pourrait se justifier puisque Dionysos est né… de la cuisse de Jupiter.

– Colette avait évoqué ce miracle du vin : « Les palais se mouillent et les langues se délient, ce n'est pas le moindre miracle du vin de France – qu'il soit chaud ou frais, fluide et perlé de bulles, ou onctueux et collant légèrement aux parois du cristal – que de ressusciter la conversation française [24]. » C'était dans une plaquette publicitaire éditée par les établissements Nicolas. Intitulée « Le six à huit des vins de France », elle était destinée à servir de guide pour les réceptions de fin d'après-midi pour « déboulonner un usurpateur », le cocktail, et pour rappeler le « souverain légitime rappelé d'exil, qui s'en revient jovial et la tête libre, gai et non titubant, le teint fleuri et le cœur solide : Monseigneur le Vin ».

– Le journaliste Jean-Yves Nau [25] s'amusa de « ceux qui en 6 soirées, 4 cassettes et 2 dégustations se proposent de vous initier à l'orthodoxie vineuse ». Il compara cette activité sociale à une « religion réduite à un dogme tyrannique : trouver le mot juste ». Nau exprima fort bien la nostalgie terrienne contenue dans cet engouement pour le vin : « Il demande aussi de disposer de l'essentiel qui a disparu de nos cités en même temps qu'en sortaient immeubles et pavillons. Car enfin, ce n'est pas le moindre des paradoxes que de vouloir bâtir à grands mots et larges frais une nouvelle religion du vin alors même qu'on a laissé nos architectes sans mémoire oublier de bâtir sous nos maisons ces obscurs et somptueux lieux de vie et de culte qu'ont toujours été, en France, les caves. »

– Dans une étude [26] récente, un chercheur étudiant les aspects cognitifs de la dégustation a révélé la subjectivité de cette discipline. Il a démontré comment les odeurs et les saveurs débusquées dans le vin – le « ventre de lièvre », la « pierre à fusil » ou le « lit de fruits rouges » – sont imaginées à partir de la couleur des vins. Il a encore montré comment les notes données par des dégustateurs professionnels sont influencées par l'apparence de la bouteille dans laquelle le vin est présenté. Gageons qu'ensuite l'étiquette, avec le graphisme et les mots utilisés, joue aussi un rôle prépondérant. Le château Chasse-Spleen, est une appellation connue, un cru « grand bourgeois » de Moulis classé dans le palmarès de 1978 ; à dix kilomètres à vol d'oiseau, de l'autre côté de l'estuaire de la Gironde, le château Mille-Secousses est un simple côtes de bourg. Pour la majorité des buveurs, l'essentiel se situe probablement au niveau des signifiants qui invitent à tel effet « psycho-actif » ou plus « physique », selon les cas. Les héros de Rabelais, le plus souvent présentés comme des buveurs invétérés, nous avaient bien montré comment, dans le Temple de la Dive Bouteille, l'eau d'une fontaine « avait goût de vin selon l'imagination des buveurs ». Bacbuc, « Pontife de tous les Mystères », leur avait expliqué : « Buvant de cette liqueur mirifique, vous ne sentirez que le goût du vin que vous aurez imaginé [27]. » Et Panurge y découvrit un cru

de Beaune, Frère Jean un vin de Grèce et Pantagruel un muscat
du Languedoc !

L'harmonie des vins et des plats

Après l'analyse sensorielle difficile, la synthèse gustative visant
à mieux faire apprécier les mets est, elle aussi, subjective et soumise à la mode.

– L'association de certains plats avec des boissons alcooliques
marque les traditions ; chaque année, de nombreux livres et articles
sont consacrés à cette éducation culinaire. Elle est un signe de compétence et de reconnaissance sociale ou nationale. On retrouve en
France de nombreux clichés gastronomiques associant les plats et
leurs alcools... en version quotidienne : « Comment boire de l'eau
avec un camembert ? »... en version fin d'année : « Pas de foie gras
sans sauternes ! Il faut du muscadet avec les huîtres. »

– Ces clichés sont quelquefois « rationalisés » par des références à une « intelligence » de la Nature qui, dans sa grande
« sagesse », aurait fait pousser le vin convenable à côté du terroir
de l'animal ou du fromage qui doit l'accompagner ! Les dégustateurs parlent souvent de ces correspondances secrètes plus poétiques que scientifiques, les poètes dégustateurs aussi, tel Ramuz
devant un vin suisse : « On élève le verre : c'est tout le pays qui se
voit au travers ; on porte le verre à ses lèvres : et c'est tout le pays
qu'on goûte avec son parfum et sa sève ; toutes les choses du pays et
du sol considérées, connues ensuite, dans la substance du vin[28]. »
Les œnologues insistent sur ce passage des éléments du sol dans le
vin. Le poète Marot avait déjà parlé de l'intérêt des sols caillouteux
renvoyant la chaleur et enrichissant les vins :

Par art subtil, sur montagnes pierreuses
rendant liqueurs fortes et savoureuses[29].

– Il apparaît à l'historien que ce bon vouloir de la nature est
une affaire culturelle... et commerciale de défense des produits du
terroir. Le mariage des mets et des boissons est variable selon les
traditions et les époques : au XIXe siècle, on buvait des vins blancs
liquoreux avec les poissons ! Les phénomènes de mode sont
importants : des vins connus localement se retrouvent soudain sur
toutes les tables, les vins liquoreux, longtemps refusés pour des raisons diététiques, reviennent.

> ### *Questions d'un bon vivant*
>
> Les apéritifs ouvrent-ils l'appétit ?
>
> Leur nom le dit : *aperitivus* signifie qui ouvre les pores, qui rend les humeurs plus fluides et facilite le mouvement des liquides. L'activation des sécrétions de l'estomac et des mouvements de l'intestin s'observe chez l'homme – en laboratoire – lorsque le degré alcoolique de la boisson est inférieur à 10. Au-delà de 15 % – soit le degré des apéritifs traditionnels – on a trouvé au contraire une diminution des sécrétions et de la motilité. Ces effets seraient également obtenus par les tanins.
>
> Le trou normand favorise-t-il la digestion ?
>
> L'absorption d'une dose d'alcool de degré supérieur à 20 % déclenche un spasme pylorique et ralentit donc l'évacuation vers l'intestin. Ce ralentissement est encore plus net si l'absorption a lieu dans un estomac déjà plein, selon le rite du trou normand. Le spasme favorise la distension de l'estomac qui se comporte comme une outre. C'est cela qui provoque une impression de soulagement. Ce ralentissement digestif est démontré depuis longtemps, mais le mythe persiste. Il est vrai que les résultats de laboratoire[30] peuvent difficilement aider à la compréhension des mêmes phénomènes au cours d'un banquet. En Normandie, c'était la jeune fille de la maison qui servait le calvados aux invités. Peut-être donnait-elle envie de continuer à manger avec entrain ou au contraire de se lever de table pour passer à autre chose ?
>
> Les digestifs aident-ils vraiment « la digestion » ?
>
> L'action est le plus souvent attribuée aux plantes macérées dans l'alcool. Je n'ai pas trouvé d'expérimentations en laboratoire. À ce stade du repas, ne trouve-t-on plus de volontaires ?

LE RÔLE DIÉTÉTIQUE DE L'ALCOOL

Il faut entendre *diététique* au sens qui était le sien, avant le développement de la pharmacopée moderne. Il ne désignait pas alors un régime restrictif. Dans les théories anciennes, les actions d'alimenter, de purger et de prévenir l'état de maladie étaient souvent liées. Alors, tous les aliments et toutes les boissons étaient appréciés pour leurs effets sur la santé et sur les maladies.

Depuis toujours, ce qui chauffe est perçu comme bénéfique, comme éloignant dans l'imaginaire le froid de la mort. L'alcool faisait partie de la thérapeutique en harmonie avec la théorie ancienne des humeurs divisées entre le froid, le chaud, le sec et l'humide. L'historien Flandrin l'a analysé pour la Renaissance. Ainsi, au XVe siècle, un médecin juge le vin « bon pour tous », aux vieillards car il corrige leur froideur, aux jeunes gens « car la nature du vin est semblable à leur nature ». Un siècle plus tard, certains, plus logiques ou moins prosélytes, limitaient les prescriptions aux vieillards : « Il leur est comme le laict aux enfants (…). Car il les fait rajeunir, oublier les ennuis, soucis, soupçons et chagrins, les rendant plus maniables et remollissant leur rude et dure condition tout ainsi que le feu attendrit et rend maniable le fer[31]. » Récemment encore, la sagesse populaire l'exprimait ainsi en Limousin : « Lou vi es lou lach dos vielhs[32] », le vin est le lait des personnes âgées. Le vin pouvait également corriger l'effet de certains aliments considérés comme trop froids et trop humides et facilement putrescibles. C'est ainsi que l'habitude de déguster le melon avec du porto n'est pas une mode culinaire, mais un reste de cette diététique médiévale où le sec et la chaleur du vin devaient compenser la froide humidité redoutée de certains fruits. Le melon est encore présenté avec du jambon ou assaisonné de sel ou de poivre pour la même raison.

L'alcool est-il un aliment ?

Le vin fut longtemps considéré comme un aliment de base dans les pays producteurs de cette boisson ; il le reste dans l'imaginaire collectif. Cette image est entretenue par de nombreuses anecdotes du passé des travailleurs de force ou des sportifs.

– L'alcool semble avoir été longtemps utilisé par les cyclistes. De nombreuses anecdotes concernent Altig, Moser, Robic ou Anquetil. Ce champion des années 1960 possédait des qualités restées mystérieuses qui n'ont pas été étudiées par les physiologistes, biomécaniciens et diététiciens du sport. Il a été défini par un ancien entraîneur comme une alliance entre « un alambic, une fusée et un ordinateur[33] ». Il défiait en permanence les règles diététiques d'aujourd'hui : « gueuletons » au vin de Champagne le soir, même pendant les épreuves, et œufs arrosés au vin blanc avant le départ, le matin. Il s'était sorti d'une défaillance dans une étape pyrénéenne du Tour de France de 1964 après avoir bu un bidon rempli de champagne. Anquetil présentait des particularités biologiques avec probablement une exceptionnelle élimination de l'alcool qui rendait possible ce « régime ». De plus, chez ce champion, qui « avançait » au plaisir de l'après-course, l'alcool était utile d'abord à sa condition psychologique.

– Une même constitution exceptionnelle a été observée chez le plus célèbre Sherpa des expéditions himalayennes, Ang Rita, qui a atteint dix fois le « toit du monde » en dépit d'une vie très alcoolisée. « Toi qui bois de l'eau, combien de fois as-tu monté l'Everest ? [34] », se plaît-il à répondre aux reproches de son entourage.

L'alcool : un aliment sans danger s'il est pris en perfusion !

Il semble que l'alcool puisse être considéré, dans certaines circonstances, comme un aliment [35], mais les recherches expérimentales ayant permis de conclure dans ce sens n'ont pas suffisamment tenu compte des modes habituels de sa consommation.

Par exemple, certains chercheurs [36] ont calculé qu'un homme adulte pouvait métaboliser l'alcool sans danger – c'est-à-dire sans faire appel aux voies métaboliques de secours – si sa consommation horaire était inférieure à 100 mg par kilo de poids soit 7 g pour un homme de 70 kg. Cet homme de 70 kg doit donc se contenter d'un petit ballon de rouge, qui fera monter son taux d'alcoolémie à 0,15 g/l. Il doit ensuite attendre une heure pour que son taux d'alcoolémie soit redevenu nul avant de pouvoir reprendre un verre ou tout au moins il doit ensuite boire lentement une dose non supérieure à la quantité qu'il élimine. Pour s'assurer sans à-coup de ce taux constant et inférieur à la limite dangereuse, la seule méthode consisterait... à perfuser le sujet avec de l'alcool ! De cette façon, en sirotant ou en perfusion, il pourrait absorber des doses importantes. En fait, lorsque les prises d'alcool discontinues provoquent des pics d'alcoolémie, les problèmes surviennent rapidement. La dégradation de l'alcool interfère alors avec d'autres métabolismes, perturbant des réactions importantes. L'organisme est contraint, dans ces conditions, d'utiliser ses réserves de protides, la fabrication des glucides est diminuée, ce qui entraîne des risques d'hypoglycémie, les réserves de lipides – les triglycérides et le cholestérol – sont épargnées, et les besoins en vitamines sont augmentés. Les conséquences varieront selon l'état nutritionnel.

En résumé, et en arrondissant les chiffres, nous pouvons dire que l'alcool apporte 7 calories par gramme, valeur calorique intermédiaire entre celle des lipides (9 calories/g) et celles des sucres et protides (4 calories/g). Cependant, cette énergie ne sert ni au travail ni à la production de chaleur. L'apport d'alcool a pour seul effet de provoquer le stockage des sucres et des graisses. Bien sûr, certains défenseurs du vin et de la bière insistent sur la multitude des composants contenus dans ces boissons. Dans certains discours délirants, le vin est présenté comme un aliment complet. En fait, les boissons alcooliques n'apportent aucun élément plastique nécessaire à la construction des tissus vivants. Elles ne fournissent aucun élément indispensable, comme le sont certaines vitamines et certains minéraux, qui ne se trouvent déjà dans les repas des nations industrialisées. L'homme occidental est aujourd'hui nourri de manière suffisante et suffisamment équilibrée. C'est pourquoi les boissons ont perdu leur rôle d'aliment, même si cela persiste dans l'imaginaire.

Composition de différentes boissons

	alcool	sucre	calories		
	% g/1	g/l	/1	/cl	/verre
vins 12°					ballon 12 cl
rouge	12 96	2	683 + 7,5 = 690	7	83
blanc sec	12 96	2	683 + 7,5 = 690	7	83
blanc moelleux	12 96	40	683 + 150 = 833	8	100
blanc liquoreux	12 96	100	683 + 374 = 1057	10	127
bière 5°	5 40	40	285 + 150 = 435	4	108 « demi »
bière sans alcool	0,8 6,4	50	45 + 187 = 232	2	58 « demi »
cidre doux	3 24	50	170 + 187 = 357	3,5	70
brut	5 40	25	285 + 94 = 379	3,8	76 bolée 20 cl
vin muté	#18 144	100	1025 + 374 = 1399	14	70 verre 5 cl
liqueurs	#22 176	sèche < 200 moyenne : 200 douce > 200	1253 + 748 = 2001	20	60 verre 3 cl
spiritueux	#40 320	0	2280	22	88 dose 4 cl
anisés	45 360	#10	2560 + 37 = 2600	26	52 dose 2 cl
pastis sans alcool	< 1,2 < 10	#0	< 71	< 0,7	< 1,5 dose 2 cl

Les calculs ont été faits en utilisant les valeurs caloriques exactes, soit alcool 7,12 calories/g et glucide 3,74 calories/g, valeurs habituellement arrondies à 7 et 4.

Attirons l'attention sur la richesse en glucides de certaines boissons :

– Une bière à 5° apporte certes, pour 10 cl, 90 g d'eau, mais aussi 4 g d'alcool et 4 g de glucides, ce qui correspond à une valeur énergétique de 44 calories, soit 125 calories pour un « demi » ou une canette de 25 cl.

– Le cidre doux contient seulement 2,4 g d'alcool pour 10 cl, et le double de sucre. Le cidre brut ne contient plus de sucre mais il renferme 4 g d'alcool pour 10 cl. Dans les deux cas, la valeur énergétique se situe autour de 35 calories pour 10 cl.

Trois paradoxes

De nombreux effets attribués à la consommation d'alcool sont des illusions dues à une fausse impression ou à un premier effet temporaire compensé par un effet secondaire en sens opposé. Nous pouvons donc expliquer trois paradoxes de l'alcool.

– « Un aliment qui ne donne pas de force ! »

L'alcoolisation entraîne une courte période d'activation du tonus musculaire avant une phase de dépression. Ce mécanisme en deux temps est confirmé par le témoignage polaire de Paul-Émile Victor[37] : « Nous sommes donc arrivés à la conclusion que l'alcool ne doit être absorbé (...) pour donner un coup de fouet que si l'on est assuré d'avoir, dans les deux heures qui suivent, un abri et une période de repos. » L'énergie fournie par l'alcool n'est donc pas facilement utilisable pour l'exercice musculaire. Cependant, dans certaines conditions, il permet de faire l'économie d'autres nutriments et de les rendre disponibles pour l'effort. Nous avons vu que, pour que cette consommation se fasse sans danger, il faudrait imaginer une alcoolisation à dose contrôlée, par perfusions, ce qui n'est guère compatible avec l'alimentation d'un travailleur de force ou d'un sportif. Par ailleurs, la consommation d'alcool, en dilatant les vaisseaux périphériques, réduit la capacité d'effort intense : « L'alcool coupe les jambes. »

– « Un cordial qui refroidit ! »

La consommation d'alcool provoque une sensation de réchauffement par une vaso-dilatation des vaisseaux superficiels libérant de la chaleur au niveau de la peau ; ce phénomène est compensé par une vaso-constriction centrale qui entraîne un refroidissement intérieur. C'est pourquoi les chiens saint-bernard n'ont jamais porté à leur cou le célèbre tonnelet de rhum qui les aurait bien gênés. Ils avaient été choisis pour leur poids et leur taille leur permettant de faire la trace, la force de leurs pattes les aidant à déblayer la neige. Les moines installés dans les refuges des cols alpins savaient qu'il valait mieux attendre que le voyageur qu'ils avaient sauvé soit arrivé au refuge pour partager avec lui une boisson réconfortante.

> – « Une boisson qui déshydrate ! »
>
> L'alcool a un effet diurétique par un mécanisme de stimulation de la sécrétion d'hormone antidiurétique. Après avoir consommé de l'alcool, le buveur urine, non pas seulement en proportion du liquide absorbé, mais à cause de cet effet diurétique, ce qui entraîne un nouveau besoin de boire : le buveur n'urine pas parce qu'il a bu, mais il boit davantage parce que l'alcool fait uriner. C'est pourquoi les boissons alcooliques ne désaltèrent pas, au contraire de l'impression fugitive de rafraîchissement qu'elles peuvent procurer par leurs présentations fraîches ou grâce à l'imaginaire auquel elles sont liées.

La revanche de l'imaginaire

Le facteur qui joue le rôle le plus important pour expliquer les vertus faussement attribuées à l'alcool est l'effet psychoactif que nous étudierons dans les pages suivantes. Par cette action sur le psychisme, la consommation d'alcool semble apporter de l'énergie alors qu'elle masque seulement la fatigue physique, la lassitude psychique ou le découragement devant une tâche à accomplir. Avec les mots de sa classe sociale et de son époque, une bourgeoise du début du XXᵉ siècle le notait ainsi à propos des ouvriers qu'elle pouvait apercevoir dans la rue : « J'y ai vu l'homme attelé à sa voiture à bras et le licol au cou, soutenu par la même vinasse qui l'empoisonnait [38]. »

« As-tu apporté ton mazout ? », entend-on parfois par une comparaison de l'alcool avec un carburant qui réchauffe et fait tourner le moteur humain. « L'alcool, ça chauffe l'ambiance », me disait un jeune fêtard, tant pis si cela refroidit le buveur.

Dans l'imaginaire, l'alcool embrase le corps des buveurs. Pendant longtemps, on a cru que les alcooliques pouvaient brûler par combustion spontanée [39]. Il semble que de nombreux meurtres furent maquillés de cette façon. Le célèbre chimiste allemand Liebig mit fin à cette croyance lors d'une expertise concernant la mort d'une aristocrate. Après des expérimentations et l'étude des cas antérieurs, il conclut à l'impossibilité scientifique de la combustion spontanée. L'enquête [40] montra alors que le corps de la comtesse de Goeritz, étranglée par un domestique, avait été approché de la cheminée pour « aider » à la combustion. La croyance populaire était si forte que Zola l'utilisa dans un roman naturaliste, *Le Docteur Pascal*, longtemps après que la science eut apporté son démenti.

« Seule de toutes les matières du monde, l'eau-de-vie est aussi près de la matière du feu [41] », dit Bachelard. Le philosophe enchaîna

avec le récit du brûlot allumé par son grand-père avec du marc :
« Après un tel spectacle, les confirmations de goût laissent des souvenirs impérissables. De l'œil extasié à l'estomac réconforté s'établit
une correspondance baudelairienne (...). Pour un buveur de brûlot,
comme elle est pauvre, comme elle est froide, comme elle est obs-
cure, l'expérience d'un buveur de thé chaud. » L'alcool réchauffe,
oui, métaphoriquement, romantiquement : « Faute de l'expérience
personnelle de cet alcool sucré et chaud, né de la flamme en un
minuit joyeux, on comprend mal la valeur romantique du punch »,
ajoute le philosophe. Les poètes japonais ont aussi chanté très souvent cette chaleur apportée par le vin de riz :

Je bourre le poêle, rougeoyant, et mets tous mes vêtements,
mais c'est seulement après une coupe
que je ressens une chaleur euphorique.
Les gens disent qu'après le givre le froid est insupportable ;
ils ignorent qu'il y a du printemps dans une jarre de vin [42].

Un écrivain japonais contemporain a fort bien décrit comment
le vin glacé réchauffe ; il parle de la jeunesse d'un romancier : « Si
le cœur lui en disait, il entrait dans un café, prenait, pour accompagner ses marrons, un blanc sec, et lorsque le sillage, d'une revigo-
rante fraîcheur, tracé de sa langue jusqu'à ses intestins par le vin
s'estompait, devenant une brume chaude qui se répandait, insaisis-
sable dans tout son corps, il se levait, poussait la porte qui le rame-
nait dehors [43]. »

Dans d'autres circonstances, les boissons alcooliques sont bues
dans l'intention de se rafraîchir : certains, qui n'aiment pas particulièrement la bière, en prennent lorsqu'il fait très chaud, confondant
souvent la fraîcheur apportée par le liquide et la réhydratation
nécessaire. La force des boissons alcooliques se marque dans ces
« indications » opposées, lorsqu'elles s'imposent aussi bien pour se
réchauffer que pour se rafraîchir. Pour cette raison, elles peuvent
appartenir au paradis perdu recréé par Virgile dans le pays
d'Arcadie : « Égayant les festins d'abondantes libations, devant le
foyer, s'il fait froid, si l'on moissonne, sous l'ombrage, je ferai couler
un vin nouveau [44]. » La lutte sera toujours inégale contre les poètes.
Tous les documents de prévention devront continuer d'expliquer
jusqu'à la fin des temps :
- l'alcool ne donne pas de forces,
- l'alcool ne réchauffe pas,
- l'alcool ne désaltère pas.

LA FONCTION SOCIALE DE L'ALCOOL

Cependant, l'alcool donnera des forces sociales ou psychiques en désaltérant ou en réchauffant le buveur et ses compagnons. « C'est un plaisir partagé, culturel, un échauffement collectif, qui ressemble au plaisir de se chauffer ensemble à un feu de bois [45] », dit Jean Laplanche, psychanalyste et viticulteur. La dimension sociale se retrouve dans toutes les facettes de l'alcoolisation ; depuis toujours, la consommation anime la vie en société. Pour l'instant, nous citerons seulement cette fonction sociale développée dans les chapitres suivants où nous tenterons d'explorer la convivialité et le lien créés par l'alcool. Nous verrons également comment l'alcoolisation permet parfois aux paumés et aux opprimés de supporter leurs conditions de vie, comment la révolte intellectuelle et l'énergie révolutionnaire s'assoupissent parfois dans la convivialité et l'ivresse. Le poète Jean Tardieu exprima cette richesse sociale par cette gageure : « Trouvez un seul verbe pour signifier l'acte qui consiste à boire un verre de vin blanc avec un camarade bourguignon, au café des *Deux Magots* vers six heures un jour de pluie [46]. » C'est impossible bien sûr. « Boire de l'alcool » ne veut rien dire sinon pour les buveurs dont nous allons parler maintenant, l'homme ivre ou l'alcoolo-dépendant, qui recherchent seulement l'effet de la molécule d'éthanol, le *noyau dur* de la boisson. Nous allons nous attarder sur les effets survenant dans l'intimité de ces buveurs qui cherchent un soulagement psychique ou qui veulent dépasser leur condition humaine par un dialogue avec l'invisible.

L'EFFET PSYCHOACTIF DE L'ALCOOL

En abordant cette facette des boissons alcooliques, nous pouvons parler plus facilement d'« alcool », de la molécule d'« éthanol », car les particularités gustatives et sociales de chaque boisson deviennent moins importantes. L'alcool possède plusieurs effets sur la conscience et sur le comportement en agissant sur le système nerveux central ; on dit qu'il est psychotrope ou psychoactif. Cela autorise à lui prêter des vertus thérapeutiques : en fait, l'alcool est un vrai-faux médicament mais un réel toxique, facteur de pathologies médicales et de complications sociales, et pouvant provoquer une toxicomanie. L'alcool est tranquillisant, hypnotique, anesthésique : « Et pour fermer chez vous l'entrée à la douleur / De vingt verres de vin entourez votre cœur[47] », écrivit Molière, tandis qu'un poète persan évoqua ainsi un buveur : « Et ouvrant la jarre il ferma la porte des soucis[48]. » Pour résumer cette fonction de l'alcool, Freud avait repris une phrase de Goethe : « Le briseur de soucis, c'est le fruit de la vigne[49]. » Avec ces références, un château bordelais peut bien s'appeler « Chasse-Spleen ».

– L'alcool est un tranquillisant, sédatif de l'anxiété, c'est par cette propriété qu'il fut découvert par des millions de consommateurs, depuis l'origine des temps et dans des circonstances innombrables contre l'angoisse existentielle ou une simple peur, le vertige… de l'infini ou des ouvriers du bâtiment sur un échafaudage.

– L'alcool est également hypnotique : si la consommation, même excessive, est limitée à la fin de la journée, le buveur peut conserver longtemps une vie sociale normale, le sommeil permettant de récupérer.

Baudelaire avait exprimé les bienfaits de ce tranquillisant hypnotique qui procure apaisement et sommeil :

> *Pour noyer la rancœur et bercer l'indolence*
> *De tous ces vieux maudits qui meurent en silence*
> *Dieu, touché du remords, avait fait le sommeil*
> *L'homme ajouta le Vin, fils sacré du Soleil*[50].

– L'alcool est enfin anesthésique. Cette propriété a perdu tout intérêt. Nous ne sommes plus à l'époque, antérieure à l'utilisation des opiacés, où l'alcool était utilisé par les chirurgiens qui devaient amputer un membre sur un champ de bataille. On se rappelle aussi les westerns dans lesquels les dentistes enivraient leurs clients avant de leur arracher une dent. Relevons la convalescence tranquille d'un poète chinois qui s'était blessé en tombant :

> *Une coupe est bénéfique pour l'homme malade,*
> *les quatre membres abandonnés à la chaise pliante.*
> *Momentanément, j'oublie mon corps,*
> *à l'aise au pays de l'ivresse*[51].

« J'étais renfermée, l'alcool m'a ouvert le monde », me dit une patiente… L'alcool ne possède pas seulement ces effets d'assoupissement. Il possède un pouvoir désinhibiteur qui facilite l'accomplissement de gestes ordinaires ou exceptionnels. Il permet alors au buveur de lutter contre toutes sortes d'inhibitions. Il s'agit aussi bien de la timidité adolescente normale que de la phobie pathologique au contact des autres ou encore de la pudeur d'un chômeur qui doit faire la manche ou d'un auteur avant une émission de télévision : « Certains m'avaient dit : "pas d'alcool avant l'émission". D'autres ne juraient que par le champagne, le meilleur des euphorisants. D'autres enfin faisaient grand cas du brouilly, en dose évidemment raisonnable, idéal pour l'état second. Un écrivain fameux, l'air compatissant, m'offrit une pilule de Témesta à prendre à l'heure H [52]. »

Cette action désinhibitrice se combine aux effets sédatifs en de nombreuses circonstances.

Le breuvage des condamnés... et des bourreaux

Si les historiens font volontiers mention du verre de rhum des condamnés à mort en France, ils restent discrets sur l'alcool dont avaient aussi besoin les bourreaux. Un historien [53] de Paris a retrouvé à la porte Saint-Jacques le cabaret de Samson, bourreau de Paris, où il venait « s'en jeter un » avec ses aides. Auparavant, lorsqu'on conduisait un condamné au gibet de Montfaucon hors les murs de Paris, les Filles Dieu de la rue Saint-Denis avaient le privilège de lui offrir *au passage* son dernier verre de vin [54]. Au temps de la guerre des Deux-Roses, le roi anglais Édouard IV accéléra cet effet anxiolytique en faveur de son frère le duc de Clarence qu'il noya dans un tonneau de malvoisie, vin le plus prestigieux de l'époque en Angleterre [55]. Le duc de Gloucester, le troisième frère, ne fit pas bénéficier du même « privilège » les enfants d'Édouard : il les fit étouffer pour accéder au trône après la mort de leur père.

Dans les temps anciens, lorsque les Incas [56] sacrifiaient des enfants lors du culte rendu au Soleil, les victimes étaient enivrées à la bière de maïs jusqu'à la perte de connaissance avant d'être étranglées, égorgées ou asphyxiées. Ces rites de sacrifice humain ont persisté avec le même anesthésique. Il y a moins de dix ans, au Pérou, un homme fut sacrifié pour apaiser la colère du ciel dans la région du lac Titicaca. On retrouva sur les lieux de la cérémonie des feuilles de coca mâchées, des mégots de cigarette et des bouteilles entamées d'aguardiente [57]... On ne sait si ces trois produits psychoactifs furent utilisés par la victime ou par les bourreaux.

La boisson du guerrier

Les sergents recruteurs des armées de l'Ancien Régime sont bien connus : ils avaient la réputation de trouver des « volontaires » pour les armées en saoûlant des hommes rencontrés au cabaret. C'est parfois de la même façon qu'étaient recrutés certains colons envoyés autoritairement pour prendre possession de terres lointaines exploitées par des esclaves qui étaient capturés de manière semblable sur les côtes d'Afrique. Ces méthodes anciennes ont été récemment utilisées de nouveau afin de recruter des soldats pour l'armée professionnelle du Royaume-Uni. Devant le manque de vocation, « l'armée en est réduite à envoyer des émissaires dans les pubs pour discuter, autour d'une pinte d'ale, avec des volontaires potentiels », raconte un observateur[58]. « Il n'est plus question de leur donner, comme jadis, une piécette d'or avant de les emmener ivres morts », ajoute-t-il cependant.

Mémorialistes, historiens et sociologues ont décrit le rôle des substances psychoactives dans les guerres et troubles civils. Les champs de bataille de l'humanité furent d'excellents laboratoires d'essai des propriétés de l'alcool. Les plus grands capitaines en ont eu besoin. Nous pouvons prendre l'exemple des campagnes de Du Guesclin dans le récit des chroniqueurs de l'époque. La consommation de vin est évoquée en de nombreuses occasions. Le vin sert à donner du cœur à l'ouvrage et à récompenser les vainqueurs comme dans la bataille de Sainte-Sévère, un des plus furieux assauts du Moyen Âge : « Tant burent du bon vin nos gens en assaillant, qu'ils devinrent plus courageux que lions[59]. » La boisson pouvait aussi être utilisée comme un allié, pour abattre l'ennemi, comme pendant le siège de Chizé. Les Anglais saisirent une cargaison de vin « et en burent si largement qu'il leur faisait la cervelle trotter, et en buvant menaçaient Français de mettre à mort. Car le vin fait dire maint fol parler[60] ». Les Anglais perdirent cette bataille importante, et la reconquête française commença en cette année 1373. L'utilisation guerrière de l'alcool peut être encore illustrée par l'expression anglaise qui gratifie un assaillant alcoolisé d'un « *Dutch courage* » – courage hollandais –, expression venant de l'époque où les combats navals étaient fréquents entre les marines des deux pays.

– Nous savons, pour l'avoir étudié avec attention, le rôle de l'alcool pendant la Révolution française[61]. L'alcool était alors un produit rare et cher ; offrir de l'alcool fut une incitation ou une récompense donnée par des meneurs pour armer certains bras. Cette alcoolisation contribua à l'explosion des massacres de septembre 1792 : l'ivresse aida aussi bien les bourreaux que les spectateurs à supporter les violences extrêmes de cet épisode.

– Les invasions ont souvent permis aux armées de découvrir les vins, les alcools et les drogues des autres, et de les expérimenter.

Ce fut le cas du haschisch pour les soldats de Bonaparte en Égypte et des opiacés pour les soldats américains au Viêt-nam.

– Les poilus des tranchées de la Première Guerre mondiale appréciaient le vin quotidien et la gnole donnée au moment de l'assaut. Apollinaire lui-même vanta « le quart de pinard (...). Qui met tant de différences entre nous et les Boches [62] ». Le « pinard » fut célébré en 1935 par Pétain en ces termes plus militaires : « Le vin a été, pour les combattants, le stimulant bienfaisant des forces physiques ; ainsi a-t-il largement concouru, à sa manière, à la victoire [63]. » D'autres propagandistes, inconnus aujourd'hui, ont suivi. De nombreux témoins l'ont rapporté : « La guerre (...) fit pour le combattant du fait de boire une véritable nécessité : il y avait des choses qu'on ne pouvait faire ou qu'on ne pouvait supporter qu'avec une demi-conscience [64]. » Pour oublier ce qu'ils avaient vécu, certains des survivants continuèrent après le retour à la vie civile. Encouragement à l'héroïsme, la consommation de ces boissons a aussi été à l'origine d'autres faits longtemps cachés. On a retrouvé l'histoire [65] exemplaire d'un des fusillés « pour l'exemple » de la Grande Guerre : Joseph Dauphin. Titulaire de la croix de guerre et de trois citations, il n'était ni mutin ni révolutionnaire : il a été fusillé en 1917 pour avoir fait du « chambard » une nuit d'ivresse après que sa compagnie eut tiré le mauvais lot dans la répartition des permissions. C'est l'alcool qui le poussa à brailler quelques chants révolutionnaires mêlés de propos pacifistes.

Dans les conflits, la consommation d'alcool sert en maintes occasions : diminution de l'angoisse précédant les combats, stimulation de l'agressivité, « repos du guerrier » enfin entre la joie de la victoire, la douleur de la mort des amis, la honte de la défaite et la signature des traités. Il semble donc qu'on ne puisse faire une guerre en gardant lucidité et conscience. Ce serait plutôt rassurant sur la nature humaine.

Ces révélations concernant certains épisodes glorieux de l'Histoire sont difficilement acceptées. Pourtant, il s'agit d'une simple caricature de l'usage civil. Comme dans la vie ordinaire, l'équilibre entre les effets contradictoires de l'alcoolisation est parfois difficile à atteindre. La consommation de ces drogues de guerre doit être contrôlée avant tout afin que l'efficacité des troupes ne soit pas diminuée. De nombreux responsables en ont été conscients. Nous prendrons l'exemple d'un autre grand soldat, Blaise de Monluc, parlant des « fautes » de la vie militaire : le vin, le jeu, les femmes. « Car il n'y a rien au monde qui assoupisse tant l'esprit de l'homme et qui l'invite tant à dormir que le vin. Si vous ne beuvez guère, par conséquant vous ne mangerez pas trop, car le vin appelle le manger, pour plus longuement prendre le plaisir de boire. Et à la fin, avant que sortir de vostre repas, estant plein de vin et de viandes, il faut que vous vous mettez à dormir, et peut estre au temps que vous devez estre parmy les soldats et compaignons et près vostre colonel et maistre de camp [66]. » Cette « remontrance » aux capitaines est située dans les premières pages des mémoires de Monluc, mais dans la suite on trouve le récit de nombreux échanges de bouteilles entre alliés ou ennemis. Monluc a aussi longuement expliqué pourquoi et comment il fallait bien traiter chaque homme, sans avarice, car « s'il vous suit à table, volontiers il vous suivra ailleurs [67] ». C'est ainsi qu'il entraîna ses officiers lors de l'assaut de la forteresse de Rabastens : « Beuvons mes compagnons, car bien tost se verra qui a tetté de bon lait. Dieu veuille que nous poussions quelque jour boire ensemble ! Et comme tous eurent prins du vin, s'accouragèrent les uns les autres… » Depuis plusieurs jours, Monluc avait le pressentiment qu'il allait être blessé s'il participait lui-même à cet assaut. Pourtant, voyant que ses compagnons ne forçaient pas les rangs ennemis, il y alla : « Tout à coup je perdis la souvenance de l'opinion que j'avais d'y devoir estre tué ou blecé [68]. » Ce changement de comportement était-il dû au vin qu'il avait bu ? Il partit à l'assaut, fut blessé grièvement et dut se retirer, ce fut son dernier combat.

L'alcool, cadeau pour le soldat ou véritable arme de guerre ?

En novembre 1916, un bateau rempli de vin de Champagne et de Bourgogne ainsi que de cognac, partit de Suède à destination des officiers de l'armée russe. Il fut abordé et coulé par un sous-marin allemand après que la vraie cargaison eut été découverte, cachée sous les bouteilles et tonneaux : des pièces de rechange pour les locomotives russes. L'épave a été retrouvée dans la mer Baltique en 1998 ; ce champagne, liquoreux comme on l'aimait à la Belle Époque, fut très apprécié des privilégiés qui purent le goûter [69]. Pendant le même conflit mondial, Apollinaire, qui célébrait le « pinard », n'avait pas oublié le champagne et posait la question : « La bouteille champenoise est-elle ou non une artillerie ? » Il y répondait dans les vers suivants :

« Bonjour soldats, bouteilles champenoises où le sang fermente,

« J'envoie mes bouteilles partout comme les obus d'une charmante artillerie. »

Et il reprit la métaphore en décrivant le front « là-haut (…) Où l'artillerie débouche ses bouteilles crémantes [70] ».

La langue française a saisi ces correspondances entre alcool et arme dans de nombreuses expressions populaires :

– La plus connue est le « canon [71] » : le mot vient de *canna*, roseau en latin, qui a donné canette – petit vase, puis bouteille – et canon – vase cylindrique de pharmacien, puis verre à boire. La filiation étymologique est claire, mais l'emploi du mot fait aussi référence à l'armement de fidèles consommateurs. Nous avons étudié par exemple comment, pendant la Révolution française, il était important d'offrir à boire aux canonniers pour qu'ils dirigent leur arme dans la bonne direction. Ces anciens consommateurs sont évoqués aujourd'hui par le nom de nombreux débits de boissons.

– Le mot « munitions » désignait à l'origine l'ensemble des moyens de défense d'une place ou d'une armée, armes et vivres ; on parlait ainsi de « pain de munition » ou de « munition de pain ». Gageons que le vin était aussi important, la langue populaire s'en souvient. Chatelain-Courtois [72] décrit le même parcours sémantique pour le mot « artillerie », qui aurait désigné à l'origine l'ensemble des provisions. Sous l'influence de « canon », écrivit-elle, la langue populaire prolongea l'usage du mot pour désigner l'ensemble des bouteilles et des verres nécessaires aux libations.

– Avec pinard, « picrate » est un autre mot créé dans les tranchées de la Première Guerre mondiale par évocation du sel de l'acide picrique, utilisé dans la fabrication des explosifs.

Militaires et hommes politiques connaissent parfaitement cette correspondance entre alcool et arme. Lors de la dernière Coupe du monde de football, le ministre de l'Intérieur d'un canton croate appela la population à célébrer les victoires « sans armes et sans alcool [73] ». Le gouvernement fédéral américain regroupe depuis longtemps la surveillance des armes, des alcools et du tabac dans la même administration.

Si la bouteille est une arme, la consommation est aussi un combat contre la force même de la boisson, et les bouteilles vides deviennent des cadavres, après qu'on leur a « tordu le cou », qu'on les a « étranglées ».

Le philtre du poète et de l'amant

La désinhibition peut s'exprimer, dans des circonstances moins dramatiques, par une libération des pulsions de vie : l'alcool « donne, comme on dit, des ailes à la pensée et aux sentiments. Tout paraît proche et facile, il semble qu'il suffit de tendre la main pour atteindre les choses les plus difficiles [74] », dit l'écrivain Witkiewicz. Et Baudelaire remercie ainsi « le vin du solitaire » :

Tu lui verses l'espoir, la jeunesse et la vie
Et l'orgueil, ce trésor de toute gueuserie
Qui nous rend triomphants et semblables aux Dieux [75].

Cet effet désinhibiteur fait parfois considérer l'alcool comme un aphrodisiaque « mineur, d'inauguration », déclarent certains qui décrivent comment il « fait tomber les barrières de la pudeur et de la timidité ». Cependant, pris en excès, il produit l'effet inverse. Nous aborderons la question plus loin et nous verrons combien il est difficile de faire la part de l'effet placebo. Certains savent utiliser toutes les ressources de cet effet désinhibiteur comme le Don Juan de Mozart dans le célèbre air dit « du champagne ».

> *Pendant que le vin/Leur tient la tête échauffée*
> *Une grande fête/Tu vas faire préparer...*
> *Avec celle-ci et celle-là/Je veux chanter l'amour*
> *Ah, ma liste/Demain matin*
> *D'une dizaine de noms/Devra s'augmenter* [76].

C'est aussi l'expérience d'Abū-Nuwās, grand poète arabe homosexuel et alcoolique :

> *Qu'on lui donne du vin, pour qu'il se laisse faire*
> *et dénoue, en jouant, ses pantalons bouffants* [77].

Cet effet désinhibiteur implique une libération de tendances latentes, refoulées. Il permettra, par exemple, de se laisser aller à avouer ce qu'on n'aurait pas dit en état de sobriété : *in vino veritas*. Louise Nadeau parle de l'alcool comme d'un « sérum de vérité [78] ». Au-delà des paroles, l'alcool permet également des passages à l'acte. Il sert alors de justification pour oublier les règles contraignantes de la vie sociale.

« Est-il vrai qu'après avoir bu on fait des choses involontairement, est-il vrai qu'on ne s'en souvient pas ? » C'est la question qui me fut posée par des jeunes filles d'un lycée de Saint-Cloud lors d'une séance d'information. Leurs sourires gênés laissaient deviner ce dont il s'agissait. Je tentai de leur expliquer que, si la conscience peut être affaiblie, le plus souvent, le buveur utilise la consommation d'alcool comme un alibi pour s'autoriser un comportement et se dédouaner : « Ce n'est pas moi, c'est l'alcool. »

À côté de cet effet révélateur, l'alcool a d'autres réputations, comme celle de transformer le buveur en son contraire, comme par magie, mutation ou métamorphose : « Quand il a bu, l'avare est généreux, brave, le lâche et l'affligé serein [79] », dit un poète persan.

– « Lui qui est si gentil quand il n'a pas bu », se plaint l'entourage.

– « J'ai comme une autre personnalité », disent certains patients.

C'est ainsi que l'alcool provoque des effets complexes : il peut intensifier certaines qualités, exacerber des traits de caractère visibles – le buveur devient alors sa propre caricature –, il peut aussi révéler des tendances cachées, parfois opposées, alors le buveur ne se reconnaît plus et son entourage encore moins. Baudelaire le dit plus crûment : « Il y a des ivrognes méchants ; ce sont des gens naturellement méchants. L'homme mauvais devient exécrable comme le bon devient excellent[80]. » Un poète du boire le dit en ces termes :

> *Car tel est du vin l'efficace*
> *Qu'il rend meilleur les braves gens*
> *Cependant que les cœurs méchants*
> *Il coriace*[81].

La potion magique du sportif ?

Nous avons vu qu'il existe de nombreuses raisons pour ne pas utiliser l'alcool au cours de la pratique sportive. Les calories ne sont pas utilisables pour l'exercice musculaire ; la consommation d'alcool provoque déshydratation, refroidissement et perturbation des fonctions supérieures – concentration, vigilance –, ce qui entraîne en particulier une suppression de la sensation de fatigue, sensation utile pour doser son effort.

Pourtant, depuis longtemps certains athlètes ont eu recours à l'alcool comme dopage. On raconte que le vin était interdit aux athlètes des Jeux olympiques antiques, et qu'un prêtre vérifiait leur haleine à l'entrée. En ce qui concerne les jeux de l'ère moderne[82], l'utilisation de l'alcool aurait commencé lors du premier marathon à Athènes en 1896. Il semble qu'à la première distribution de boissons on servit du vin sous une chaleur caniculaire : de nombreux coureurs abandonnèrent. Le futur vainqueur, le Grec Spiridon Louys, qui s'était ménagé, passa à l'attaque au bout de 30 kilomètres seulement, après avoir bu un verre de vin ; il aurait jeûné la veille. Pour sa victoire, il reçut une coupe, un billet de train perpétuel, une machine à coudre Singer et 120 litres de vin ! Aux Jeux de 1904, le dopage devint plus médical. Lors du marathon encore, à la distance où Louys avait avalé son vin, l'entraîneur américain fit à son athlète une injection de strychnine suivie d'une « large rasade de cognac français », raconta-t-il. La rumeur a poursuivi encore un vainqueur du marathon en 1972, l'accusant d'avoir bu beaucoup de bière la nuit précédente.

Les sportifs et leurs entraîneurs ont longtemps pensé que l'alcool augmentait la force ou la résistance. Ce fut le cas de Jean Borotra en 1946. Lors du championnat de France sur court couvert, il était épuisé après la finale et fut autorisé à disputer le mixte, sur l'insistance de ses entraîneurs, seulement après que le médecin de service lui eut fait boire un grand verre de cognac... et il gagna bien sûr, sinon personne n'aurait retenu l'histoire. Nous avons vu que l'alcool semble avoir été utilisé comme source d'énergie par certains sportifs dans des sports d'endurance comme le cyclisme ; c'est également le cas de la marche[83]. Dujardin, recordman des participations de l'épreuve Paris-Strasbourg, *marchait* au gros rouge – on raconte qu'il grossissait entre le départ et l'arrivée –, et Romens, triple vainqueur de l'épreuve, buvait dans toutes les brasseries. Toutefois, lors de l'épreuve de 1952, il fallut l'arrêter car, après un de ces « ravitaillements », il avait repris sa marche dans la direction du départ.

Aujourd'hui, les professionnels du sport sont convaincus que l'alcool ne donne pas d'énergie utilisable. Est-il efficace pour d'autres effets ? Dans un autre exemple ancien intéressant, on rapporte comment Suzanne Lenglen remporta le troisième set et le match de sa première finale de Wimbledon en 1919, après avoir trempé ses lèvres dans un flacon de cognac, jeté à l'arrière du court par ses parents. Nous reconnaissons bien dans cette anecdote l'effet placebo de l'alcool... Toutefois, plus récemment, un effet réel de l'alcoolisation a été utilisé par certains sportifs pour diminuer le stress de la compétition, donner une légère agressivité et annuler le tremblement naturel des mains. Ce fut le cas, en particulier, des escrimeurs et des tireurs de certaines disciplines. Cette utilisation pharmacologique a été révélée lors des Jeux olympiques de Mexico alors que cette année-là, pour la première fois, une liste de produits dopants interdits avait été publiée par le Comité international olympique. L'alcool n'y figurait pas, mais il fut ajouté au cours des Jeux à la demande de l'Union internationale de pentathlon moderne et de biathlon, et de certaines fédérations d'escrime. Lors d'une demi-finale du biathlon par équipe, un athlète suédois tomba dans une fosse. Après cet incident, le contrôle fut effectué chez tous les pentathlètes, et l'équipe suédoise perdit la médaille de bronze au profit de la France. Ce fut la seule sanction de Mexico : tous les dépistages des autres produits furent négatifs. Ce fut également le premier cas positif avec l'alcool, et le dernier. L'athlète suédois oublié est aujourd'hui en tête d'une longue liste de sportifs disqualifiés pour l'usage des autres produits interdits dont la liste s'est aujourd'hui allongée. L'alcool n'est toujours pas sur cette liste, il entre seulement dans une catégorie soumise à certaines restrictions : à la demande des fédérations internationales, des tests de dépistage peuvent être pratiqués, et les résultats peuvent donner lieu à des sanctions. Nous voyons encore une fois comment l'alcool est toujours traité de manière particulière. Pour lutter contre le stress, il semble que les tireurs et escrimeurs utilisent aujourd'hui plutôt les tranquillisants qui sont toujours autorisés.

L'alcool a aussi été utilisé par certains sportifs pour essayer de masquer le dopage : la consommation de bière favorise, par son effet diurétique, l'élimination rapide des produits dopants, ou permet à l'athlète, après avoir uriné discrètement, de satisfaire à la demande des contrôleurs une nouvelle fois. Ben Johnson aurait essayé ce procédé ainsi que les hockeyeurs finlandais en 1984. Il est difficile de dire si cette action diurétique peut vraiment être utilisée ou s'il s'agit d'une rumeur de vestiaires. Terminons par une dernière histoire curieuse qui n'est pas déplacée dans un livre sur la réalité et l'imaginaire de l'alcool à travers les sociétés : un haltérophile irakien crut berner les contrôleurs du championnat du monde de 1989, à Athènes, en remplaçant son urine, destinée au contrôle, par de la bière !

LES LEURRES THÉRAPEUTIQUES DE L'ALCOOL

Doué de toutes ces propriétés, l'alcool serait donc thérapeutique, combattant l'anxiété, les phobies, l'insomnie, mais sans agir sur l'origine de ces symptômes. Cependant, avant la pharmacopée moderne, les propriétés médicales de l'alcool ont largement dépassé ce domaine des troubles psychiques. On a parlé au XIXᵉ siècle d'éthylothérapie[84]. Les premières indications connues remontent aux médecins grecs. Cela ne peut guère rassurer les historiens conscients des limites des connaissances scientifiques de l'époque, mais ce fait est utilisé par tous ceux qui cherchent à donner une caution médicale ancienne à la consommation.

– Hippocrate avait codifié l'usage antiseptique du vin à une époque où aucun autre produit naturel n'avait montré cette propriété précieuse : « Aucune blessure ne saurait être traitée avec autre chose que du vin, à l'exception des plaies articulaires[85]. »

– À Rome, Galien utilisait le vin pour baigner les viscères des gladiateurs éventrés. Durant l'Antiquité, le vin fut également utilisé comme anesthésique. Par ailleurs, il servait de solvant pour la macération de plantes médicinales. N'oublions pas que les vins anciens étaient souvent additionnés d'épices et d'aromates considérés eux-mêmes comme thérapeutiques. Jusqu'au XXe siècle, « vin » était aussi un terme de médecine qui désignait des mixtions servant de remède : on pouvait parler de vin de navet... Plus excitante était la célèbre thériaque censée, à l'origine, guérir les empoisonnements, devenue ensuite une panacée avec ajout de nombreux éléments jusqu'au nombre de deux cents au XVIIIe siècle : elle contenait principalement du vin et de l'opium.

Les poètes ont pris facilement la suite des médecins, souvent en les impliquant, comme dans ce dialogue écrit à la fin du Moyen Âge par un poète normand, Olivier Basselin :

> *Le vieillard : Tous vos Recipe, c'est le vin.*
> *Le vin, est-ce chose si bonne ?*
> *Sans lui, ne seriez médecin !*
> *Le médecin : À tous ceux-là le vin j'ordonne...*
> *... Car le vin guarit tous mes maux* [86].

Ce thème a été repris dans beaucoup d'autres poèmes de Basselin et de son émule Jean Le Houx, où ils décrivirent le vin comme une « médecine », un « médicament de confort », dirait-on aujourd'hui :

> *Pour guarir ma soif maline,*
> *Et l'ennuy que me fait ma femme à ma maison,*
> *J'ai recours au bon vin comme à ma médecine* [87].

Dans d'autres textes plus rares, on voit apparaître un nouveau type de médecin, sobre et prompt à donner des conseils de modération... mais...

> *On voit souvent vieillir un bon ivrogne,*
> *Et mourir jeune un savant médecin* [88].

Cette phrase fut reprise par le frère Jean de Rabelais lorsqu'il critiqua les préceptes médicaux : « C'est bien diététisé (...). Que cent diables me sautent au corps s'il n'y a pas plus de vieux ivrognes qu'il n'y a de vieux médecins [89]. » Le propos est devenu dicton. Voltaire avait exprimé la même opinion sur les vertus de certains vins dans sa correspondance : « Vous avez eu la bonté, Monsieur, de me faire toucher quelquefois un peu d'argent ; je vous demande aujourd'hui une autre grâce ; elle est un peu plus considérable.

C'est de me conserver la vie en m'envoyant un petit quartaut du meilleur vin de Frontignan. Ne le dites pas à ceux qui me paient des rentes viagères[90]. » Un buveur plus célèbre, Panurge, savait utiliser le vin aussi bien par voie interne qu'externe. Après une bataille contre des géants, il nettoya la plaie de son compagnon Épistémon « avec du beau vin blanc » avant de lui donner « un verre d'un grand villain vin blanc avec une rôtie sucrée » ; le blessé guérit des dernières séquelles « à force de boire[91] ».

Le vin des hôpitaux

Pendant des siècles, le vin a été un désinfectant, un aliment et un fortifiant pour les malades qui bénéficiaient de sa prescription lors des hospitalisations, alors que dans leur vie quotidienne de bien-portants ce produit était encore un luxe.

L'origine ecclésiastique des hôpitaux et la valeur thérapeutique attribuée au vin expliquent l'importance de la culture de la vigne pour les hôpitaux. Comme les institutions religieuses, les hôpitaux possédaient leurs vignobles. Il en reste quelques vignes, la plus connue est celle des hospices de Beaune dont la vente aux enchères est un élément important de l'évaluation des prix de l'année pour toute la région. D'autres vignes sont encore exploitées, en particulier dans les hôpitaux psychiatriques comme celui de Cadillac fondé par les frères de l'ordre de Saint-Jean-de-Dieu qui s'occupaient aussi bien des malades que des grappes. Il arrive donc que certains lieux de soin soient situés au milieu des vignes ; on s'y occupe parfois de problèmes d'alcool comme à Létra, en plein Beaujolais. C'est aussi le cas à Auxerre : le Clos de la Chaînette situé dans l'hôpital psychiatrique est connu depuis César ; c'est la seule vigne restante d'Auxerre, protégée de l'urbanisation par les murs de l'asile.

Aqua vitæ, l'eau-de-vie

Le rôle thérapeutique réel et fantasmé des boissons s'accrut avec l'invention des produits distillés, on attribua à ces nouveaux produits des pouvoirs merveilleux, reflétés dans l'appellation « eau-de-vie » donnée à l'alcool. Or une des premières prescriptions d'eau-de-vie porta la mort à Charles le Mauvais, roi de Navarre : il fut brûlé vif par l'incendie d'un drap imbibé d'alcool cousu autour de lui pour soigner un refroidissement.

On voit mal comment le bon sens populaire ne se serait pas accroché à ce signifiant « eau-de-vie » que l'on retrouve dans d'autres langues comme le gaélique *uisge beatha* qui a donné *whisky.* Ce rôle de l'alcool augmenta encore lorsqu'il devint un intermédiaire essentiel dans la préparation de nombreux médicaments. L'utilisation thérapeutique de l'eau-de-vie fut plus rationnelle que celle du vin, lequel ne fut pas abandonné, bien qu'il fût toujours considéré plus comme un plaisir que comme un remède. Certaines boissons bénéficiaient d'une vogue persistante comme ce vin de la rose de Brême ; un bourgeois de cette ville atteint de maladie grave pouvait en acquérir une bouteille sur présentation d'un certificat médical après accord du conseil municipal[92].

L'alcool est né ainsi entre les mains des médecins et des apothicaires, successeurs, dans le réel ou dans l'imaginaire, des alchimistes. Les médecins cautionnèrent ce pouvoir thérapeutique en se disputant parfois sur les mérites respectifs des différents vins et autres alcools. La pauvreté de la pharmacopée justifiait alors certains usages comme la distribution aux marins de vin et fruits séchés contre le scorbut ou l'ajout de brandevin et de rhum pour purifier l'eau embarquée à bord des navires. C'est l'amiral anglais Vernon, surnommé « Old Grog », du nom de son habituel vêtement de laine grossière, *grogram*, qui aurait été l'inventeur de ce mélange appelé à une grande postérité, également à terre, les soirs d'hiver.

Gloire et régression de l'éthylothérapie

Il est curieux de constater que l'éthylothérapie connut son heure de gloire à l'époque où on commença à dénoncer les dangers de l'alcool. C'est au milieu du XIXe siècle, à partir des propositions d'un médecin anglais, Todd, que se multiplièrent les indications et les modes d'application. Il semble qu'un autre médecin, John Brown, écossais et alcoolique, avait déjà développé cette approche au siècle précédent.

– La consommation d'alcool fut utilisée en particulier pour combattre les infections pulmonaires par analogie avec l'action antiseptique externe et, dans le contexte d'une vision thermodynamique, afin d'apporter à l'organisme l'énergie supplémentaire nécessaire pour franchir la période la plus critique de la maladie. L'action tranquillisante avait été également notée. À l'Assistance publique de Paris, pour l'année 1886, la fourniture d'alcool de bouche, rhum et eau-de-vie représenta 40 000 litres d'alcool pur alors que 95 000 litres furent utilisés pour l'usage externe, l'ensemble de la dépense représentait 30 % de l'ensemble des dépenses médicamenteuses. Les médecins utilisèrent rapidement tous les modes possibles d'application, y compris des injections oculaires, des vaporisations et des instillations urétrales.

– À cette époque cependant, certains médecins commencèrent à faire une distinction importante entre les vins et bières, boissons dites hygiéniques, réputées non dangereuses, et les alcools dits industriels. Ils fondèrent sur cette différence l'action des nouvelles ligues antialcooliques. Au cours du XXe siècle, la situation évolua encore avec la confirmation des dangers de l'alcoolisme et l'apparition dans la pharmacopée des premiers traitements efficaces rendant l'action de l'alcool obsolète (aspirine, barbituriques, pansement à l'acide phénique de Lister). Après les excès de l'éthylothérapie, l'académie de médecine commença alors à indiquer des limites de consommation raisonnables. La résistance s'organisa dans des cercles plus restreints. Dans ce domaine, la mauvaise foi et la fausse science se conjuguent souvent admirablement. Pendant la Prohibition américaine, les exceptions à l'interdiction de vente étaient motivées par les indications thérapeutiques restantes ; elles furent bien pratiques pour contourner la loi. Dans les années 1960, un médecin membre de l'Association des médecins amis du vin de France déclara dans un grand quotidien national[93] : « Vingt centimètres cubes de vin loyal tuent autant de staphylocoques que 5 unités-oxford de pénicilline. » C'était abuser facilement les naïfs qui ignorent que la dose efficace minimale de la pénicilline est de 500 000 unités-oxford par jour, ce qui correspondrait donc à 2 000 litres de vin ! Un rectificatif a été publié seulement dans un journal médical[94], pour un public plus limité. Un ouvrage datant de plus de trente ans est constamment réédité pour montrer, par des tableaux forts simplistes, les indications de chaque vin en fonction des maladies décelées. Aujourd'hui encore, on publie de semblables délires thérapeutiques. La mythologie de la bière est moins riche. Cependant, dans certaines régions, l'usage thérapeutique de la bière et du cidre existe bien. Ces deux boissons ne bénéficient pas de traditions anciennes écrites.

Pasteur, antialcoolique imprudent

Pasteur participa malgré lui à cette valorisation du vin lorsqu'il lui attribua, dans une phrase un peu maladroite, un intérêt particulier dans la lutte anti-infectieuse : « Le vin est la plus saine et la plus hygiénique des boissons. » Cette citation est répétée à satiété par les propagandistes du vin.

Pasteur a effectivement écrit : « Le vin peut être à bon droit considéré comme la plus saine, la plus hygiénique des boissons… » La citation est exacte, mais tronquée ; la suite, toujours omise, rétablit sa pensée dans son intégralité car, quelques pages plus loin, Pasteur précisa : « Malheureusement, les propriétés hygiéniques du vin, on ne saurait se le dissimuler, sont altérées par une augmentation un peu forte de son élément alcoolique. Plus un vin est riche en alcool, plus il s'éloigne des qualités requises que l'on recherche dans les vins de table, et plus en est restreinte la consommation[95]. »

Pasteur était donc averti des risques de l'abus des boissons alcooliques, en particulier du vin. Il avait établi le rapport entre quantité et degré, à une époque où les vins locaux étaient souvent faiblement dosés. Pourquoi alors a-t-il écrit les quelques mots qui prêtent aujourd'hui à controverse ?

L'explication est à trouver dans les circonstances sanitaires de l'époque et dans la propre vie du savant. Du temps de Pasteur, les eaux, courantes ou non, les rivières, les ruisseaux, les puits, etc. étaient fréquemment pollués, non par les produits rejetés par l'industrie, mais par les foyers d'habitation qui répandaient des germes microbiens, en particulier le bacille d'Eberth, responsable de la fièvre typhoïde. Ce bacille tuait plus de soldats que les armées ennemies pendant les guerres du XIXe siècle. Pasteur, lui-même, était très attentif à ce danger : une de ses filles était morte de la typhoïde à l'âge de dix ans. À cette époque, il était souvent préférable de boire du vin plutôt qu'une eau polluée de germes microbiens, telle qu'il s'en trouvait à la campagne particulièrement. Cela explique la phrase de Pasteur, qui fut d'ailleurs, en 1872, un des fondateurs de la première ligue antialcoolique.

Notons enfin que Pasteur a toujours parlé d'abord en chimiste. C'est avec cette vision de chimiste et de bactériologiste qu'il peut affirmer que le vin est la boisson la plus hygiénique, contenant moins d'impuretés et de germes que certaines eaux. Ajoutons que Louis Pasteur aurait également dit : « Mon vin, je le bois en grappe », mais aucun producteur de raisin ne le rappelle.

Un médicament toujours populaire

Longtemps l'alcool fut le seul produit antiseptique connu ; il l'est resté dans les pratiques populaires pour les hommes et les animaux : « Je le pansai, Dieu le guérit », dit Ambroise Paré... « Je la trayai, le marc la guérit », c'est ainsi que quelquefois un député défend le privilège des bouilleurs de cru à l'Assemblée nationale. Les parlementaires des régions concernées expliquent sans rire que l'eau-de-vie distillée en franchise de taxe sert surtout à désinfecter les mamelles des animaux après la traite ! À l'époque des antiseptiques et des antibiotiques, des antalgiques et des anesthésiques, des tranquillisants et des hypnotiques, dans la richesse et l'enfer de notre pharmacopée moderne, l'alcool a perdu tout intérêt thérapeutique. Le grog ou le vin chaud ne sont même pas utiles pour combattre la grippe, sinon pour se donner une excuse pour s'enfouir sous les couvertures et y rester. « Prendre un bon grog corsé tout en se faisant plaindre est un moment précieux[96] », dit Philippe Delerm. Pourquoi pas, s'il n'existe aucune contre-indication à la consommation. Il n'est pas nécessaire de suivre la recommandation traditionnelle en Angoumois de placer un manche à balai au pied du lit et de faire boire au malade du vin chaud « jusqu'à ce qu'il voie deux manches[97] ».

Il reste à l'alcool une seule indication thérapeutique, le traitement des intoxications aiguës par d'autres alcools chimiquement proches et dont la dégradation par l'organisme produit des dérivés très dangereux : ceux du méthanol, alcool de bois, sont toxiques en particulier pour le nerf optique, ceux de l'éthylène-glycol, contenu dans certains produits industriels, sont toxiques pour le rein. L'alcool éthylique interfère sur les réactions de dégradation de ces autres alcools : si on en administre à l'intoxiqué, c'est la dégradation de l'alcool éthylique qui aura lieu prioritairement, ce qui permettra d'obtenir une élimination lente des autres alcools, diminuant ainsi la production de dérivés toxiques et donnant le temps de réaliser une exsanguino-transfusion. C'est pour cette raison d'interaction biochimique que les vins italiens frelatés au méthanol et à l'éthylène-glycol n'étaient pas dangereux, l'alcool éthylique annulant la toxicité de la falsification !

Aujourd'hui, l'alcool et le vin ont quitté la trousse des médecins pour revenir dans le sac des remèdes populaires. Le mythe thérapeutique de l'alcool est présent très tôt dans l'imaginaire des enfants qui reconnaissent ces propriétés mythiques dans les bandes dessinées et dans les dessins animés. Il circule encore sous forme de gags et gadgets commerciaux. Aujourd'hui, on ne nettoie plus les plaies à l'alcool, mais le vin ou l'alcool sont vantés pour prévenir les maladies les plus redoutées de notre époque, l'infarctus du myocarde et la maladie d'Alzheimer ; nous reverrons ce problème plus loin.

La dimension mystique de l'alcool

L'alcool plaît à l'homme, animal déraisonnable, sensuel et jouisseur, mais aussi coureur de risques mortels et amateur d'irrationnel. C'est pourquoi l'alcool exerce également une fonction religieuse et mystique : il facilite l'affrontement avec l'inconnu, le vide de l'univers et le néant, et sert d'intermédiaire entre l'homme et le divin. Il n'est pas étonnant que les hommes aient vu la main des dieux dans les effets de l'alcool et même simplement dans le mystère de la fermentation ; celle-ci fait partie de ces phénomènes longtemps inexpliqués, comme la foudre, la fièvre ou la trajectoire des planètes. Il n'est pas étonnant que le « vin de la comète » ait gardé une force particulière dans l'imaginaire des buveurs et des rêveurs d'infini. La transformation rapide et intense du buveur après la consommation d'alcool a donc été interprétée comme le signe d'une puissance surnaturelle contenue dans la boisson. Les modifications du comportement étaient alors vécues comme une prise de possession du buveur par le dieu de la boisson ; les chamans – qui parfois se réservaient le privilège de la consommation – avaient intérêt à le faire croire. Cette interprétation de la consommation d'alcool comme une prise de possession par un dieu en a souvent exclu les femmes dont les hommes voulaient « protéger » la fonction maternelle. Souvent, comme l'a relevé Émile Durkheim[98], cette puissance totémique était vécue plus intensément lors de la consommation des vins nouveaux, traditionnelle en pays viticole et aujourd'hui exploitée commercialement. La persistance de cette dimension mystique exprime le regret et le « reflet de temps archaïques où les dieux entraient chez nous pour s'asseoir à notre table », comme dit Ernst Jünger[99]. Toutes les boissons sacrées – vin des sociétés méditerranéennes, thé des bouddhistes ou chocolat des Aztèques – manifestent ainsi leur prestige par rapport aux boissons banales, tout juste bonnes pour la soif.

Après que Sigmund Freud eut comparé « l'action des consolations religieuses (...) à celle d'un narcotique[100] », Philippe de Félice, en 1936, développa l'idée selon laquelle les ivresses sont des « formes inférieures de la mystique [101] ». L'expansion de la consommation de nombreuses substances toxiques enivrantes lui était apparue compréhensible seulement si elle répondait à un besoin mystique d'évasion et de dépassement de soi. Il s'était appuyé sur l'étude du rôle des toxiques chez les peuples primitifs qui entraient ainsi en communication avec leurs « esprits ». La découverte des mêmes usages dans les grandes religions de l'Occident l'amena à déduire que les traditions avaient maintenu dans la conscience collective le souvenir du caractère mystique de certaines formes d'ivresse. Félice analysa en fin clinicien ceux qui boivent « avec une telle gravité qu'on pourrait presque croire qu'ils accomplissent un rite ». Il décrivit le buveur « évadé au-delà des frontières étroites de sa propre personnalité pour se perdre dans je ne sais quelle extase, qui le fait communier avec un inconnaissable immense et mystérieux ».

Félice trouva une confirmation de son hypothèse dans le fait que les mystiques eux-mêmes, qu'ils soient juifs, chrétiens ou musulmans, font de l'ébriété un de leurs thèmes favoris, bien que les trois religions monothéistes aient adopté des attitudes fort différentes vis-à-vis de l'alcool, comme nous le verrons. Sainte Thérèse raconta, par exemple, comment elle était entrée dans « ce cellier tout remply d'un vin céleste (...) jusqu'à tomber dans une heureuse et sainte yvresse ». Les troubles physiologiques et psychologiques qui accompagnent les extases mystiques évoquent bien ceux des abus de boissons enivrantes. Dans le registre de la caricature, Rabelais joua sur les mots du « service du vin » et du « service divin », il parla de « l'eau bénite de cave [102] ». À Dublin, lorsque les buveurs s'arrêtent dans les quatorze pubs de la rue principale, ils disent faire les stations du chemin de croix (« *to do the stations of the cross* ») ; en Bretagne, les buveurs passent « de chapelle en chapelle ». Il ne peut s'agir simplement d'images littéraires, de métaphores ou d'allégories, car Félice retrouva les mêmes thèmes parmi les fidèles d'humbles sectes mystiques qui n'avaient aucun souci de la forme littéraire. Il cita le philosophe William James qui l'avait inspiré : « L'ivresse tient lieu aux pauvres, aux illettrés, de musique et de littérature [103]. »

Spécialistes du sacré en quête d'extase et poètes en recherche d'inspiration se rejoignent ainsi, mais le désir d'immortalité tourmente la plupart des hommes qui essaient depuis l'origine de trouver une boisson pour s'approcher des dieux. À défaut de la boisson qui donne l'immortalité, des plantes devenues sacrées apportèrent énergie, hallucination et oubli. Antoine Boustany [104] soutient que les hommes se contentèrent des ersatz trouvés jusqu'au jour où un prophète ou un Sauveur annonça : « Ne perdez plus votre temps à chercher l'immortalité, suivez ma voie et vous aurez accès à la vie éternelle. » Boustany continue ainsi : « Dorénavant point n'est besoin de s'adonner aveuglément aux substances enivrantes sous toutes leurs formes pour oublier ses malheurs, fuir son quotidien, combattre la souffrance ou avoir un avant-goût de l'immortalité. Jésus est venu prouver aux fils d'Adam que l'immortalité existe mais qu'elle ne passe pas par le chemin du vin et autres drogues. L'usage du vin ne persiste alors que pour rappeler à la mémoire du chrétien le sacrifice qui est la source du salut et de la joie éternelle. »

« Pour chasser la tristesse éternelle du monde, attardons-nous à boire, par centaines de pots [105] », dit un poète chinois alcoolique... « Ceux qui boivent dès le matin ne se mettent en souci ni de mosquée ni de synagogue [106] », répond un persan pragmatique, et Brel demande cyniquement : « Quelle vie ont eue nos grands-parents, entre l'absinthe et les grand-messes [107]. » Pour Drieu La Rochelle, « les drogués sont des mystiques d'une époque matérialiste [108] ». On pourrait dire que les alcooliques cherchent l'extase avant la vie éternelle : pas plus que les mystiques, ils ne peuvent attendre. Selon la vision exposée plus haut, ils sont restés des religieux d'avant la Révélation du Christ, ils ne peuvent s'adresser directement à la divinité, ils ont toujours besoin d'un intermédiaire pour nouer une telle relation. Marguerite Duras a confirmé cette interprétation : « C'est Dieu, l'alcool. Le monde est vide et voilà, tout à coup, il y a Dieu et le monde est bon et resplendissant (...) l'absence de Dieu, c'est la cause [109]. » Évoquons encore cette autre femme de l'édition parisienne, qui « communique-communie (...) jusque dans la nuit parfois », avec l'alcool, grâce à l'alcool absorbé, écrit-elle, « pour s'abrutir et s'endormir et pour se lever le lendemain à cinq heures du matin, talonnée par cette quête de Dieu [110] ». Un modeste fonctionnaire qui avait renoncé à la prêtrise m'avait confié de la même façon : « On n'est pas assez fort pour la spiritualité, alors »... « formes inférieures de la mystique », dit Félice.

Nous n'avons pas décrit les fonctions de l'alcool en suivant un ordre hiérarchique ou historique. De nombreux auteurs privilégient à l'origine le contexte religieux et mystique de l'alcool. Cette drogue fut désacralisée par les médecins grecs, disent certains, puis resacralisée par le christianisme, en particulier après que le concile de Latran, en 1215, eut affirmé le dogme de la transsubstantiation. L'alcool s'est également sécularisé en favorisant l'intégration sociale par les rites profanes de la convivialité. Parallèlement, le rôle alimentaire des boissons alcooliques a été variable selon les régions.

Des effets positifs de la consommation de l'alcool restent seulement ses qualités de tranquillisant. Elles sont majorées par l'effet placebo que nous étudierons à la fin de ce chapitre : le buveur occidental attend de l'alcool un effet intense... Il l'obtient donc en partie par autosuggestion.

Si on demandait à des pharmacologues d'étudier aujourd'hui l'éthanol en leur cachant sa vraie nature, ils diraient que son action tranquillisante est bien inférieure à celle des spécialités de la pharmacopée actuelle. Cependant, ils ne délivreraient pas d'autorisation de mise sur le marché (AMM), car les doses toxiques sont trop proches des doses actives. Les effets secondaires négatifs de la consommation sont effectivement nombreux, on peut encore les décrire comme des effets attendus et même recherchés par certains buveurs au cours de l'intoxication aiguë ou chronique puisqu'ils permettent de se couper des autres, temporairement ou définitivement, et d'échapper aux difficultés de la vie. Nous allons fermer ce panorama des facettes de l'alcool avec l'étude de ces effets négatifs.

LES CONSÉQUENCES TOXIQUES DE L'ALCOOL

Transporté par le sang, l'alcool atteint toutes les cellules. La lenteur de son élimination implique que ce produit touche de nombreux organes. Au niveau cérébral, l'alcool opère des modifications immédiates, nous les étudierons dans le chapitre sur l'ivresse. Au cours de l'ivresse, toutes les fonctions cérébrales sont atteintes ; les fonctions les plus élaborées – qui concernent le traitement de l'information et la prise de décision – sont les plus perturbées. Lorsque les alcoolisations se répètent, les atteintes cellulaires sont à l'origine de dégâts somatiques et psychiques. « L'intempérance, mon cher, est la reine de toutes les morts [111] ! » Balzac a bien relevé la diversité des troubles par cette phrase. Les conséquences de la consommation d'alcool dépendent des vulnérabilités biologique et psychique des sujets, mais aussi des modes d'alcoolisation. Les atteintes sont très variées, peu de toxiques peuvent en provoquer autant et de si différentes. Le délai d'apparition des troubles est également variable.

Les dégâts sont longtemps invisibles parce que l'évolution est lente. Lorsque le buveur connaît les dangers de la consommation d'alcool, il se rassure en sachant que les effets sont différés, il se compare avantageusement avec les voisins apparemment plus atteints. On l'entend au-dessus des verres : « L'alcool tue lentement... On s'en moque, on n'est pas pressé. » L'entourage et les soignants sont souvent étonnés de l'indifférence de ces buveurs qui longtemps portent la joie sur leur visage et la plénitude dans leurs corps, comme Falstaff portait dans son ventre « toute la cargaison d'un marchand de bordeaux [112] ». Et Falstaff avait trouvé pire que lui devant le visage illuminé d'un compagnon de beuverie : « Tu es notre vaisseau amiral, tu portes la lanterne de poupe mais c'est dans ton nez : tu es le Chevalier de la Lampe ardente [113]. »

– La fréquence de nombreuses maladies est donc augmentée par l'abus d'alcool. L'alcool touche des organes dont les fonctions sont hautement spécialisées comme le foie et le cerveau. Il exerce des effets directement toxiques en désorganisant le fonctionnement de leurs cellules. Les atteintes portent également sur le métabolisme et le système cardio-vasculaire. L'alcool est aussi un agent cancérigène et il aggrave certaines infections. L'abus d'alcool entraîne parallèlement des troubles psychiques et des maladies mentales caractérisées. En outre, l'alcoolisation participe à l'aggravation et à l'accélération d'autres pathologies du fait de la prise de risques inconsidérés et de l'inobservance des traitements.

– La vie familiale du buveur est perturbée par les ivresses ou par l'effet de consommations excessives qui ne provoquent pas de trouble grave du comportement mais au cours desquelles l'*attention* du buveur diminue et ses *attentions* pour les autres disparaissent... Alors, celui qui risque de faire scandale n'est plus invité. Cette vie familiale et sociale est également perturbée par les conséquences des oublis, des erreurs, des accidents et des violences provoqués par les excès d'alcool. Nous pouvons résumer ces conséquences sociales par les propos d'un personnage d'une comédie grecque : « Le vin, à quoi ça mène ? à démolir les portes, à se bagarrer à coups de poing, à coups de pierres ! et après, quand la gueule de bois est passée, il faut payer [114]. »

LE POUVOIR ADDICTIF DE L'ALCOOL

L'alcool, enfin, peut provoquer une dépendance chez les consommateurs qui possèdent une sensibilité psychique et biologique particulière. Chez ces sujets, l'alcool apporte un soulagement intense, tout en étant relativement bien supporté. Ils sont tolérants : ils « tiennent bien » l'alcool. Ces buveurs ne sont pas avertis du degré de leur intoxication par des signes comportementaux ou bien ils ne *reconnaissent* pas ces troubles. Le soulagement intense de la tension psychique et la bonne tolérance créent une sorte d'inscription mentale et organique qui favorise le renouvellement de l'expérience.

Le plaisir au goulot

Pour ces buveurs particuliers, la consommation n'est plus du tout une question de goût : le goût des différentes boissons est même souvent détesté ou, comme dit un personnage de Jean-François Josselin, c'est « bon après le troisième verre. En somme il n'y a que les deux premiers qui coûtent[115] ». Notons que c'est exactement l'inverse du slogan de prévention « un verre ça va, trois verres bonjour les dégâts » qui s'applique à la population générale. On peut dire effectivement que, pour un alcoolique, ce sont les deux premiers verres qui apportent les dégâts, car ils l'entraînent irrésistiblement à continuer. Le goût de l'alcool et le dégoût – de l'alcool pour ceux qui ne l'aiment pas et de leurs propres comportements pour tous ceux qui en abusent – sont anesthésiés par les premiers verres qui permettent au buveur de continuer. C'est un plaisir psychique qui est en jeu. Le plus souvent, ce plaisir psychique est simplement l'annulation d'un déplaisir, le soulagement rapide des tensions : « Ce que j'aime, moi, dans l'alcool, c'est l'accélération. Mon premier scotch, je le sirote pendant dix minutes, le second ne dure que cinq et puis après, ça file à toute vitesse. » Pour illustrer la différence entre le plaisir gustatif et le soulagement des tensions psychiques, citons cette observation faite par Bernard Pivot[116] sur l'écrivain Bukowski : « il entreprit avec succès de siffler au goulot les trois bouteilles de vin blanc qu'il avait demandées – c'était un sancerre d'une bonne année. La tête renversée, on ne pouvait pas dire qu'il buvait, encore moins qu'il dégustait. Il vidait le contenu des bouteilles dans son corps béant. Le liquide ne marquait pas d'arrêt à hauteur de sa bouche ; aspiré par la pesanteur il tombait dans ses ténèbres intérieures. C'était fascinant. » Cela l'était d'autant plus pour un amateur de vins qui ne pouvait comprendre que l'on pût faire subir ce traitement à « un sancerre d'une bonne année ».

Les « rencontres » avec l'alcool

Lorsque l'alcool a été avalé, les difficultés de la vie sont oubliées, les tensions sont soulagées et remplacées par une exaltation psychique où la toute-puissance du désir est exaucée : en quelques minutes, la vie est devenue simple. C'est le triomphe du « principe de plaisir » : dans l'espace-temps régi par ce principe, le désir infantile triomphe et obtient ce qu'il veut, ici et maintenant. La projection dans le futur est annulée, les conséquences lointaines sont oubliées.

Habituellement, un effet euphorisant s'observe au cours de la phase d'absorption de l'alcool, ensuite la phase d'élimination s'accompagne de fatigue et de somnolence. Chez ces buveurs particuliers, les effets sont amplifiés :

– Le passage de la tension au soulagement est plus rapide, il réalise de véritables expériences initiatiques. On les décrit parfois comme des « coups de foudre ». Bien sûr, après cette euphorie, revient le trop-plein des difficultés ou bien le vide et l'angoisse des troubles psychiques.

– Après cette expérience plaisante ou planante, les effets sur l'humeur deviennent rapidement négatifs. L'intensité du plaisir fait alors place à la déception. « Quand l'exaltation est retombée (...), il est souvent trop tard pour revenir en arrière et l'on boit ensuite pour retrouver le paradis artificiel où l'on perd le sentiment de l'absurdité du monde [117]. » L'alcool devient un « consolateur-menteur », un piège entre les attentes et les effets réels.

Ces ivresses particulières sont quelquefois qualifiées de « rencontres ». Elles ressemblent à celles que procurent les drogues illicites dites « dures ». Dans le cas de ces drogues, la grande majorité de ceux qui les expérimentent s'y accroche ; dans le cas de l'alcool, c'est une minorité de buveurs qui devient dépendante. « Dès que j'ai commencé à boire, je suis devenue une alcoolique. J'ai bu tout de suite comme une alcoolique. J'ai laissé tout le monde derrière moi [118]. » C'est Marguerite Duras qui parlait ainsi. De nombreux malades nous ont rapporté cette impression d'être devenus alcooliques lors de leurs toutes premières consommations... lorsque cette initiation prit les apparences du coup de foudre inaugural d'une passion... non satisfaite par la consommation.

Ces rencontres ont souvent lieu dans un contexte convivial : « Jadis, c'était bon, un petit gorgeon. La détente méritée, partagée. Le plaisir partagé entre vrais ou faux amis. Ils avaient fondé le bar de l'escadrille », dit le héros de Dufreigne. Il n'est pas dupe : « Avec qui importe peu... Le trinqueur est une ombre portée. Un mannequin de la convivialité. Ils ne trinquent pas, ne partagent rien, boivent [119]. » Les buveurs sont alors pétrifiés en « piliers de comptoir ». Alors la communication devient très limitée : « Franck s'aligna à la suite des sept buveurs, bien droit sur son tabouret, seulement attentif à la coulée de l'alcool et à son degré de tiédeur. Les autres échangeaient un mot tous les quarts d'heure. Quelquefois, un des colosses scandinaves y allait de son grognement. Ça rendait le silence plus parfait [120]. »

– Dans un pays ou dans une collectivité qui valorise l'alcool, le buveur trouve de nombreuses occasions sociales pour boire sans culpabilité : « On pardonne tous les péchés de l'alcoolisme, quand il se réchauffe à la fraternité des zincs (...) la tournée générale des grands ducs ou des loquedus [121] », dit Alphonse Boudard. « Allez, viens... encore un coup... » Pour se cacher à soi-même l'entrée dans la dépendance, l'essentiel est de ne pas se sentir seul. Il faut pour cela *utiliser* la consommation des autres en s'arrangeant pour se trouver là où l'alcool sera proposé, lors d'un « pot » d'entreprise ou par un ami rencontré « par hasard ». En compagnie d'autres qui boivent autant, le buveur aura juste à tendre la main : « J'étais toujours là au bon moment », découvrit un malade après son rétablissement. À défaut, il lancera à la cantonade le cri de ralliement « ça s'arrose ! » pour décider l'interpellé à payer. De nombreuses occasions sont fournies quotidiennement, l'alcool étant banal et associé à de nombreux événements : rencontres, réunions. En l'absence d'événement à fêter, celui qui a besoin de boire invente une occasion, comme Roger qui affirmait avoir gagné au tiercé afin d'offrir une tournée... ensuite il continuait seul.

– D'autres alcoolisations peuvent d'emblée être solitaires chez des personnes vivant seules ou bien à des moments où elles peuvent s'isoler. Dans ce cas, la recherche des occasions, alibis et prétextes est plus intime : l'inconscient est riche de ressources. Cette femme avait pris l'habitude de se servir une flûte de vin de Champagne dans son bain, en une sorte de mise en scène d'Hollywood où il est facile d'imaginer le bain moussant... Elle en était arrivée à prendre cinq bains par jour. Lorsque le buveur utilise dans la solitude ce produit tant vanté pour le partage et le lien social, son attitude, jugée égoïste, est fortement réprouvée : « *Boire en Suisse* vous classe dans la catégorie des suspects [122]. »

Le cercle de la dépendance

Un sujet ayant expérimenté ces effets de l'alcool risque de poursuivre son intoxication s'il est en proie à des troubles psychiques ou s'il rencontre des difficultés dans sa vie. L'intoxication aggrave alors les troubles et les problèmes. La consommation d'alcool est renouvelée quand même pour tenter d'oublier les conséquences négatives de la consommation. Le malade paraît pris dans la répétition d'événements où il lui est impossible de discerner entre la cause et l'effet, alors il accuse des événements qui sont déjà des conséquences de l'alcoolisation (divorce, chômage...) ou bien il affirme que, « s'il n'y avait pas l'alcool, tout irait bien ». Ce n'est pas par volonté de tromperie, ce n'est pas seulement pour avoir oublié qu'avant l'alcool existait déjà le mal-être ou la difficulté, c'est parce que l'alcoolisation a renforcé le malaise ou le problème et que le malade confond le début de l'alcoolisation et son aggravation, au moment où elle devient insupportable pour lui, lorsque les inconvénients pèsent plus lourd que les avantages.

La dépendance s'installe parfois rapidement. L'accrochage est variable en fonction de la tolérance nerveuse et métabolique à l'intoxication, et de la qualité du soulagement apporté : intensité et durée. Le buveur augmente alors sa consommation pour obtenir les mêmes effets. On appelle cela l'accoutumance. C'est un terme imprécis, il vaut mieux parler de tolérance – initiale ou acquise – puis de dépendance lorsque s'est établi un auto-entraînement, un véritable cercle vicieux. Alors le buveur augmente soit les quantités, soit la concentration (degré de la boisson), soit la fréquence des prises. Il existe une forme d'alcoolisation incompréhensible au buveur et à son entourage : « Chez moi, c'est cyclique, mais quand je commence, je ne peux plus m'arrêter », disent ces malades. Entre chaque « crise », la vie se déroule calmement, avant que la dépendance ne s'installe.

Définitions

L'existence de ces formes multiples explique que de nombreuses définitions de l'alcoolisme aient été proposées. On peut considérer soit les quantités d'alcool bues, soit les modes de consommation, soit les conséquences médicales ou sociales. À partir de chaque chapitre de ce livre, on peut envisager une définition. L'alcoolique est celui qui brise la convivialité, celui qui détourne le lien social créé par les gestes du boire, celui qui échappe au contrôle social, celui qui présente des ivresses à répétition.

Nous pouvons proposer quelques définitions curieuses qui ne sont pas seulement des gags. L'alcoolique est celui qui boit dans le bistrot d'en face ou celui qui boit plus que moi. Ces définitions insistent sur le tabou et la stigmatisation : l'alcoolique, c'est l'autre.

À côté du concept de dépendance, on utilise aujourd'hui celui d'addiction qui insiste sur le phénomène de « *craving* », c'est-à-dire l'envie irrésistible de boire en dépit de la connaissance des conséquences néfastes de cet acte sur la santé ou sur la vie en société. Notons que la culpabilité qui en ressort renforce le phénomène puisque l'alcool est le meilleur « traitement » de cette culpabilité.

Le concept d'addiction insiste sur la dimension active du phénomène, alors que celui de dépendance souligne l'aspect passif.

Épidémiologie

« Il y a des personnages qu'on ne rencontre dans la vie qu'au bout du zinc », écrit un observateur[123] des cafés parisiens en évoquant un « baryton jovial qui entonne le verre à la main (...). Il sait qu'il est indispensable au folklore ». Cependant, « un jour il ne reviendra plus. On se souciera peu de sa disparition. Son successeur est prêt : il entrera par la grande porte, jovial et brindezingue... ». Cette observation de terrain illustre la difficulté de l'épidémiologie. Il est impossible – pour de nombreuses raisons – d'indiquer le nombre de personnes malades de l'alcool dans un pays ou dans une collectivité.

– Sully Ledermann[124] avait pointé dès la fin des années 1950 que la surmortalité des hommes français était due à la consommation d'alcool. Aujourd'hui, on estime la mortalité provoquée par l'alcoolisation à 30 000 sur 550 000 décès par an ; c'est la troisième cause de mortalité après les maladies cardio-vasculaires (200 000) et les cancers (130 000). Pour obtenir ce chiffre, on ajoute la mortalité par maladies digestives à celle de certains cancers, de certaines maladies cardio-vasculaires et à une proportion des décès par accidents, suicides et homicides.

– La fréquence des maladies liées à l'alcool est difficile à connaître dans la population générale ; dans les clientèles adultes des médecins généralistes, elle a été estimée autour de 20 %. Pour les établissements de soins[125], elle a été évaluée entre 10 et 30 % dans les hôpitaux généraux, entre 20 et 35 % dans les hôpitaux psychiatriques.

– Il est estimé que 5 millions de personnes sont touchés par les conséquences de l'abus d'alcool. Une vieille formule américaine permet une estimation du nombre de malades alcoolo-dépendants à partir de la mortalité par cirrhose alcoolique. En faisant ce calcul pour la France de l'an 2000, on arrive au chiffre de 1 400 000 malades. L'estimation du retentissement humain ne s'arrête pas là. Il ne faut pas s'en tenir au chiffrage des seuls malades, car l'alcoolisation retentit fortement sur leurs proches. Certains auteurs considèrent qu'entre 20 et 40 personnes sont touchées par l'alcoolo-dépendance d'un seul malade dans son entourage familial, professionnel et social.

– Il est difficile d'établir une relation entre les doses consommées et les conséquences médicales de l'abus. En ce qui concerne la dépendance, aucune étude n'a pu cerner le risque relatif de devenir dépendant en fonction de la consommation chronique. Ce phénomène est multifactoriel, il ne dépend pas seulement des quantités bues, il est variable avec les circonstances.

Il n'est pas possible de se contenter des chiffres bruts de la mortalité, qui sont les reflets de la rudesse de ce constat : l'alcool tue. Il faut multiplier les évaluations de la morbidité due à l'alcool au cours des maladies, longues et coûteuses pour la collectivité, qui touchent les consommateurs excessifs *encore vivants*. Un rapport [126], dont les conclusions ont été révélées en octobre 1999, a apporté des éléments quantitatifs sur le coût de l'alcoolisation pour la société française. Il a été estimé que le coût social représente plus de la moitié du coût de l'ensemble des drogues, soit 1,25 % du produit intérieur brut, c'est-à-dire près de 2 000 francs par habitant et par an. Ce coût prend en compte l'ensemble des pertes monétaires privées et publiques : pertes de revenus et de productivité, dépenses de santé, pertes de prélèvements obligatoires, dépenses supportées par les assurances et dépenses des administrations publiques. *L'addition* est encore plus lourde, car il faudrait aussi tenir compte des difficultés familiales et sociales, et de la souffrance psychique des « buveurs » et de leur entourage, même si cette approche qualitative est difficile.

L'ALCOOL ACOLYTE

L'alcoolisation entraîne des dommages encore plus importants lorsqu'elle est associée à la consommation de tabac, de médicaments psychoactifs et de drogues illicites. On a beaucoup évoqué le risque d'escalade depuis les drogues dites « douces » vers les drogues « dures ». En fait, c'est souvent l'alcool qui provoque ce passage. L'alcool est un passeur qui initie aux paradis artificiels. C'est le cas aujourd'hui pour les jeunes qui le rencontrent avant les autres produits psychoactifs parce qu'il est d'accès facile. Ensuite, l'alcool peut compléter ou potentialiser l'action de nombreuses autres drogues : tabac [127], benzodiazépines [128] et autres psychotropes [129], cannabis, opiacés. Une polytoxicomanie s'installe fréquemment. De plus, l'alcool est un *bouche-trou*, il compense l'arrêt de ces autres produits, assurant une fausse guérison. C'est le cas pour de nombreux toxicomanes des années 1970 et 1980 qui avaient *choisi* de consommer des drogues illicites, en particulier parce que l'alcool évoquait trop la vie et les valeurs de leurs parents. Après un sevrage, en milieu médical ou non, ils ont été nombreux à tomber dans l'alcoolo-dépendance. C'est même le cas pour certains des toxicomanes suivant un traitement de substitution. Ils prennent l'alcool comme un complément, comme le vrai substitut.

Les boissons alcooliques sont des acolytes : « acolyte » vient d'un mot grec qui signifie serviteur. Serviteur zélé au départ, l'alcool donne un plaisir de bouche, un aliment, un médicament ; il accompagne l'homme dans ses recherches d'oubli ou d'extase, de sommeil ou de rêve, d'abandon ou de violence. L'alcool le soulage dans la solitude ou dans la vie sociale où il joue le rôle du compère qui aide le buveur à fasciner son auditoire. Mais le serviteur devient trop souvent le maître. Il est vrai que c'est un grand séducteur : il prend de nombreuses apparences, c'est un mythomane qui sait aussi se donner un pouvoir qu'il n'a pas. Nous allons voir cette dernière ruse en étudiant l'effet placebo de l'alcool.

Le plaisir, le placebo et l'acte créateur

Dans toutes les facettes du produit – gastronomique, sociale, médicale et mystique –, la réputation de l'alcool est amplifiée par un effet placebo.

UN PLAISIR CONDAMNÉ

La rencontre entre le buveur et sa boisson est heureuse le plus souvent. Cette découverte se prolonge dans l'improvisation du quotidien ou dans la ritualisation de la vie sociale et, parfois, dans la recherche d'effets particuliers réels ou fantasmés.

La plus grande confusion règne dans les discussions sur le plaisir de la consommation d'alcool. En effet, la consommation de boisson mêle le plaisir de la communication – dès avant que le verre commandé ne soit versé –, le plaisir gustatif individuel et le plaisir de l'effet psychoactif – qui commence avec l'idée même d'une consommation imminente.

Sirotage ou paroxysmes

Roland Barthes parle ainsi du plaisir gustatif[130] : « [il] échappe à toute réduction et par conséquent à toute science (à preuve la nature hétéroclite des goûts et des dégoûts à travers l'histoire et la terre) ». La sagesse populaire dit qu'on ne discute pas des goûts et des couleurs. Pourtant, une grande partie des conversations y est consacrée… avec bien des imprécisions. Le plaisir du mangeur et du buveur excessif ne peut être mesuré. Barthes l'évoque encore ainsi : « Le plaisir de la table ne comporte ni ravissement, ni transports, ni extases, ni agressions, la jouissance, s'il en est, n'y est pas paroxystique ; point de montée du plaisir, point de culmination, point de crise ; rien qu'une durée[131]. » Avec les aliments et les boissons, le plaisir se dilue dans le temps du grignotage et du sirotage.

Les paroxysmes, le sommet, puis, après la crise, la détente sont, au contraire, des caractères du plaisir sexuel qui peut se décrire, sinon en termes quantitatifs, du moins binairement, par une tension suivie d'une détente après l'orgasme. Dès à présent, notons que cette physique de la tension du plaisir sexuel est retrouvée dans certaines formes d'alcoolisation survenant, lors de périodes d'angoisse, sous forme de pulsions irrésistibles.

Un plaisir sexuel ?

Dans beaucoup de propos sont mêlées les références à trois plaisirs : le plaisir gustatif – dont nous avons vu le difficile apprentissage –, le plaisir de l'effet psychoactif et le plaisir, oserons-nous dire le plus connu, le plus commun, le plaisir sexuel. Depuis que les hommes inventèrent le dieu Priape, fils de Dionysos et d'Aphrodite, de nombreuses représentations, populaires ou artistiquement élaborées, mêlent les images d'alcool et d'érotisme. Les images littéraires les plus connues se trouvent dans le Cantique des cantiques où les évocations du corps de la femme se mêlent à celles de la vigne et du vin : « Votre nombril est comme une coupe faite au tour où il ne manque jamais de liqueur à boire[132]. »

– Relevons simplement les coutumes[133] des vendanges qui consistaient à barbouiller de raisin noir le visage des jeunes filles. C'était à l'origine une punition infligée aux vendangeuses qui avaient oublié ou gâché une grappe. Cela se transforma en farce et amusement rituels, ou en simple témoignage d'amitié ou d'amour. Les gestes étaient variés selon les régions. Ramuz décrivit ce rite encore en 1940 dans le vignoble du Valais : « Les méchantes langues disent qu'il y en a, parmi les filles, qui font exprès d'oublier un grappillon, et que ça dépend du garçon[134]. » En Bourbonnais et dans la Côte bourguignonne, le jeune homme était tenu d'en effacer la trace avec un baiser. En Languedoc, les hommes écrasaient la grappe sur les fesses, parfois même, en Champagne par exemple, on faisait gicler le jus des grappes sous les jupes ! Pour accomplir au mieux ces rites, il était planté dans chaque vigne un cep de raisin à jus foncé, dit teinturier.

– Une des plus belles évocations des équivalences entre l'acte sexuel et la vinification se trouve dans le texte d'un auteur roumain dans lequel un seigneur prend possession d'une Tzigane sur un monceau de grappes attendant d'être foulé... Après l'acte, « dans le cellier silencieux comme une crypte mystérieuse comme une alcôve, on n'entendait maintenant que le suintement monotone du vin nouveau coulant goutte à goutte du pressoir ». Les amants se quittèrent rapidement, mais la belle fut assassinée dans la nuit par son fiancé jaloux. Le seigneur réussit à garder le souvenir de cet instant d'amour par ce raisin, foulé d'une façon unique, dont il fit un vin particulier. « Le lendemain, tandis que les autres se rendaient au cimetière, j'allai dans le cellier revoir au moins l'endroit où je l'avais possédée. Je trouvai des raisins à moitié écrasés et une barrique aux trois quarts pleine. C'est tout ce qui me restait d'elle ! J'ai fait presser jusqu'à la dernière goutte tout le moût du pressoir. Il en est sorti trois barriques de vin... C'est mon vin de longue vie... Il sent le benjoin et l'encens comme le corps de Rada. Il a macéré dans mes larmes... Dans mon amour... Dans son sang [135]. »

– Cléopâtre ne prenait pas de bains de lait, mais de bière, disent les défenseurs de cette boisson. Des témoins ont rapporté que, pendant la Révolution, dans le célèbre restaurant Méot, les nouveaux privilégiés se faisaient masser dans un bain de vin de Champagne « par des dames fort habiles [136] ». Martin du Gard utilisa cette image d'érotisme moussant dans son roman *Les Thibault*, et récemment, c'est aux femmes qu'un sondage [137] attribua le fantasme de prendre un bain de champagne, pour 10 % d'entre elles.

Le cas du champagne est bien connu : la bouteille, le bouchon et la mousse facilitent les évocations érotiques. On les retrouve dans la publicité, dans la commercialisation – avec des cuvées aux noms grotesques, « Bonheur des jeunes mariés » – et dans les rituels de certaines fêtes : arrosage des invités par le marié avant qu'il ne s'enfuie avec la jeune épousée. On me l'a raconté à propos d'une cérémonie dans un milieu des plus bourgeois. Un inventeur a récemment proposé le bouchon de champagne qui ne saute pas ; nous doutons du succès de son invention. Les meilleures illustrations de ce symbolisme phallique ont été données dans les vers écrits au XVIIIe siècle par certains libertins :

Ce champagne est prêt à partir/Dans sa prison, il fume,
Impatient de te couvrir/De sa brillante écume.
Sais-tu pourquoi ce vin charmant/Lorsque ta main l'agite,

Comme un éclair étincellant/Vole et se précipite ?
Bacchus en vain dans son flacon/Retient l'amour rebelle ;
L'Amour sort toujours de prison
Sous la main d'une belle[138].

François Joachim de Pierre de Bernis avait l'expérience d'un libertin, d'un homme politique et d'un cardinal du XVIIIᵉ siècle. On dit qu'il composa ces vers pour Mme de Pompadour.

Pour certains, l'ivresse référence est sexuelle, le plaisir référence aussi. Il est alors facile de comprendre pourquoi on condamne celui qui recherchera le plaisir obtenu par la fonction psychoactive de l'alcool. Pourtant, ce « plaisir » n'est qu'une annulation d'un déplaisir basal, d'un mal-être, d'un état anxieux ou dépressif ; cette annulation des tensions est plus ou moins forte et plus ou moins rapide. Il s'agit donc d'un plaisir au sens psychologique, comme dit un maître de l'humour noir américain « la forme la moins détestable de la tristesse[139] ». Nous sommes loin du plaisir du sirotage du bon vivant qui pourra cependant tomber lui aussi dans le piège de l'alcool par un entraînement biologique.

ATTENTE ET ANTICIPATION : L'EFFET PLACEBO

Nous avons dit que l'alcool éthylique peut être classé comme un tranquillisant mineur par rapport aux spécialités de la pharmacologie moderne. Cependant, lorsqu'on ne connaissait pas d'autres tranquillisants et anesthésiques que ce produit naturel, celui-ci était précieux. Que ses propriétés aient été découvertes dès l'époque préhistorique et qu'il ait été utilisé fort longtemps ne peut surprendre. Sa force psychoactive est toujours reconnue par tous, comme si elle était inscrite dans l'inconscient collectif. Quelles sont ses véritables propriétés ?

Recherche expérimentale

Plusieurs recherches[140] ont été faites pour étudier ce phénomène, aux États-Unis d'Amérique en particulier : il semble qu'on n'y manque ni d'expérimentateurs ni de volontaires. Les protocoles consistent à donner une boisson contenant de l'alcool ou un produit neutre ayant même apparence et même goût (placebo) en même temps qu'on provoque une excitation sexuelle par la projection d'images.

– Il a été démontré que l'excitation sexuelle – aussi bien celle qui est rapportée par le sujet que celle qui est mesurée objectivement – est favorisée par l'attente des effets de l'alcool, alors qu'elle est freinée par la consommation de la molécule.

– Le résultat le plus important concerne la subjectivité de ces effets. Lorsque les sujets croient avoir consommé de l'alcool alors qu'on leur a donné le produit neutre, leur excitation s'en trouve augmentée. Lorsque les sujets croient n'en avoir pas consommé, alors qu'ils en ont pris, l'excitation s'en trouve diminuée. Ces résultats sont valables pour les deux sexes.

Ainsi, c'est le fait de croire avoir consommé ou non de l'alcool – indépendamment de la réalité – qui augmente ou diminue l'excitation. C'est le phénomène d'attente qui est primordial, qui augmente le désir, alors que la réaction sexuelle est diminuée le plus souvent par la consommation. Il y a quatre siècles, quelqu'un l'avait déjà très justement souligné : « *Drink (…) provokes the desire, but it takes away the performance* [141]. » Le buveur passe de l'excitation à la *consommation* impossible.

Nous reverrons souvent cette « duplicité » de l'alcool ou plus exactement les effets opposés que le buveur peut espérer ou craindre. Le poète Béranger l'exprima dans ces vers : « De champagne, enivre Julie [...]. Verse-moi ce joyeux poison. »

L'effet n'est pas semblable chez les deux partenaires : « Mais, hélas ! Tes baisers languissent/Ne bois plus, et garde à mon amour/ Ce nectar où tes feux s'amortissent. »

De la réaction de sa maîtresse, l'amant se consolera avec le vin : « De mes désirs mal apaisés (…)/(…) J'aurai du moins pour les éteindre/Le vin où je les ai puisés [142]. »

Conditionnement

Outre la sexualité, on a étudié la convivialité et l'agressivité : pour ces réactions également, les études ont montré que les comportements sous alcool correspondent plus à l'effet attendu (« *expectancy* ») qu'à l'effet pharmacologique [143]. C'est pourquoi un sujet s'alcoolise souvent en espérant obtenir (consciemment ou non) tel effet de l'alcoolisation et il l'obtient parce qu'il l'attend. L'effet est d'autant plus puissant que le sujet croit avoir consommé une quantité élevée. En ce qui concerne la sexualité, la sociabilité et l'agressivité, les effets sont proportionnels à la dose que le sujet croit avoir prise. La conclusion est claire : l'alcool à faibles doses est un des meilleurs placebos. La dose réelle ne compte pas. Mais il est bien entendu que seul l'effet de doses assez faibles peut être étudié en dégustation « à l'aveugle ».

L'effet individuel attendu dépend aussi du groupe des buveurs. Il est déterminé par ce que le groupe attend du produit et par ce que le buveur attend du groupe dans cette communion païenne. Ce conditionnement vient de la culture. Dans certaines expériences en laboratoire, il a été révélé que chez les femmes l'effet attendu était plutôt une détérioration des relations sociales, et chez les hommes une exacerbation de la convivialité.

– Ces résultats sont valables pour des taux d'alcoolémie situés autour de 0,5 g/l, correspondant donc aux consommations modérées de la vie sociale. Des alcoolisations plus importantes provoquent des effets différents où l'effet placebo, plus faible, est d'ailleurs impossible à étudier pour des raisons techniques et éthiques.

– Ce phénomène existe chez le néophyte et chez l'alcoolique, lequel attend encore plus de changements puisqu'il possède souvent des préjugés très favorables, renforcés par les expériences antérieures où il a connu l'attente et l'effet placebo. Cependant, lorsque la dépendance est installée, les effets positifs attendus surviennent de plus en plus difficilement, seulement avec des doses de plus en plus élevées, c'est l'accoutumance.

Apprentissage

Dans notre culture occidentale contemporaine, l'effet de l'alcoolisation est espéré essentiellement sur la désinhibition dans une visée de sociabilité. L'alcoolisation peut avoir d'autres objectifs, constituant des alibis pour des conduites déviantes, violentes en particulier. « Il bat sa femme parce qu'il boit », dit-on, alors qu'il suit *simplement* une « tradition » machiste. La croyance de l'effet attribué à l'alcool sert d'explication simpliste à ces conduites déviantes. L'effet attendu peut commencer avec la simple levée d'inhibition de la parole : le buveur intoxiqué s'autorisera à dire ce qu'il aurait réprimé s'il n'avait pas bu. Lorsque l'alcoolisation est plus importante, l'effet placebo favorisera la montée de l'agressivité, et des bagarreurs pourront s'affronter avec l'alibi d'avoir bu... comme si leur violence venait seulement de l'alcool. C'est ainsi que le buveur consomme parce qu'il espère certains effets, il en est conscient ou non et, souvent, il ressent ces effets parce qu'il les attendait : de cela, il n'est que rarement conscient, il attribue l'effet à la molécule et non à lui-même. Les traditions culturelle, sociale et familiale déterminent les premières attentes ; l'apprentissage personnel les renforce : les premières impressions, qu'elles soient dues au placebo ou non, enchaînent ainsi le buveur dans le cercle d'une consommation de plus en plus importante.

LA CRÉATIVITÉ

« Ça vient, ça commence à venir, ça devient bon. Écoutez-moi, je vais devenir intelligente. C'est le moment où les idées vont surgir, monter à la surface. Des bulles ? Je ne sais pas ce que je vais vous raconter mais ce sera épatant [144]. » C'est une héroïne de roman qui se vante ainsi. Encore une fois le champagne a été particulièrement vanté pour stimuler la créativité, comme si ses bulles formaient une image de la pétillance de l'esprit ; Voltaire l'avait exprimé ainsi :

> *De ce vin frais, l'écume pétillante,*
> *De nos Français est l'image vivante* [145].

Plusieurs connaisseurs, comme l'écrivain polonais Witkiewicz, ont démonté ce leurre : « L'alcool donne l'illusion de créer quelque chose. Il facilite les associations, il peut aider par exemple la construction *ad hoc* d'un jeu de mots spirituel, mais il n'est d'aucune utilité quand on met à contribution les centres des activités supérieures [146]. » Witkiewicz poursuit ainsi l'analyse de l'effet de l'alcool : « Il ne permet pas de voir les aspects négatifs de chaque phénomène, il ôte tout esprit critique, il commande de s'enthousiasmer pour les sottises les plus dangereuses, il fait voir des constructions cachées là où il n'y a qu'un ordre ordurier, que désorganisation et pourriture. Quand l'exaltation est retombée (...) on voit toujours le peu de valeur des états vécus et des paroles prononcées [147]. » Marguerite Duras fit le même constat : « L'alcool est stérile. Les paroles de l'homme qui sont dites dans la nuit de l'ivresse s'évanouissent avec elle une fois le jour venu. L'ivresse ne crée rien, elle ne va pas dans les paroles. Elle obscurcit l'intelligence, elle la repose (...) L'illusion est totale [148]. » Au cours de sa psychothérapie, Christine m'a confié les mêmes impressions de ses lendemains d'écriture alcoolisée. Elle était effrayée de ces traces alors que le reste de l'ivresse avait disparu dans la fugacité de l'instant. « C'est pire qu'une photo, un verre à la main... On avait cru saisir des fulgurances ; on retrouve des jeux de mots alambiqués, sentimentalo-vaseux, une écriture liquide. »

La vie d'artiste

Certes, la liste des artistes et écrivains considérés comme alcooliques est impressionnante, mais il existe peu d'études objectives, qu'elles soient historiques, épidémiologiques ou psychologiques. Le plus souvent, on se contente d'anecdotes non vérifiées ou de spéculations. Dans ce domaine s'entremêlent deux mythologies, celle de la création – avec ses muses et ses génies maladifs – et celle de l'alcool – avec ses ivresses inspirantes et les déchéances de l'artiste maudit.

Il n'est pas possible d'aborder en détail le problème de la créativité. Relevons d'abord quelques biais qui empêchent une juste appréciation de cette relation :

– Certains facteurs sont communs à la créativité et à la consommation d'alcool et de drogues. C'est ce qui peut expliquer que les deux comportements sont associés, sans qu'il existe de relation de cause à effet. La consommation de produits psychoactifs et la vie créatrice peuvent être liées à une origine psychologique commune : prise excessive de risque et recherche de sensations fortes. L'alcoolisation fait partie de « la vie d'artiste ». Les clichés, forgés par les « bourgeois », sont acceptés par ces artistes, vrais ou faux. L'ivresse correspond parfois à une manifestation simpliste du refus de la société et de la vie ordinaire : trop boire est alors inclus dans la vie professionnelle de l'artiste, tout au moins dans l'activité de fabrication d'une image pour la presse et le public. Pourtant, il ne suffit pas de s'incruster dans certains établissements cultes, cafés littéraires ou artistiques par exemple, pour devenir un créateur.

– La réelle motivation à boire est plus souvent l'attente des effets de l'alcool que l'effet réellement constaté. Les produits intoxiquants accompagnent la vie de bohème depuis le XIXe siècle ; c'est pourquoi certains novices pensent qu'ils sont nécessaires à la création. Dans le domaine de la musique pop et rock, on peut trouver de nombreux exemples de musiciens et chanteurs brûlés par le succès, intoxiqués par les drogues nouvelles et les vieux alcools dans lesquels ils cherchaient l'inspiration alors qu'ils y trouvaient seulement un soulagement aux tensions de leur vie de stars du show-biz.

Chez les musiciens de jazz, l'usage d'alcool et de drogues ne fait pas de doute. Laissons la parole à un des derniers géants, Sonny Rollins. À la « question bateau » d'un journaliste qui opposait les musiciens actuels « proprets » aux grands intoxiqués des années passées, il répondit récemment : « Je ne crois (...) pas qu'il faille être alcoolique ou addict à l'héroïne (...) pour devenir un grand artiste. Adolescent, je m'imaginais que la drogue et le whisky feraient de moi un meilleur musicien. Mais en gagnant en maturité, j'ai réalisé que ce n'était pas le cas. En fait, les artistes souffrent surtout de l'incompréhension qu'ils rencontrent trop souvent. Et il leur faut être costauds pour ne pas tomber dans ces excès à cause de ça. À mon époque, tout le monde se défonçait et on se sentait obligé de faire pareil. Mais je ne crois pas que ce soit la bonne solution [149]. » Sonny Rollins avait peut-être été influencé par l'exemple de Charlie Parker qui avait été lui-même désolé d'apprendre que, « pour l'imiter, de jeunes musiciens commençaient à s'adonner à la drogue [150] ».

Cette idée de la création alcoolisée est parfois soutenue très loin. Le publicitaire qui fut l'auteur du message de prévention récent le plus célèbre, « un verre ça va, trois verres bonjour les dégâts », aurait raconté « avoir eu l'idée de ce message un soir, alors qu'il rentrait chez lui en état d'ébriété »... Ce soir-là, il aurait été poursuivi jusqu'au fond de son parking par un motard de la police. C'est un journaliste de *La Journée vinicole* qui rapporte la belle anecdote [151]. Dans ce journal, on lit souvent que le vin soigne l'alcoolisme. De la même façon, seul le vin pouvait donner l'inspiration d'un message de prévention !

La muse et le travailleur

C'est ainsi que l'alcool participe au mythe de l'inspiration par une muse, comme si l'artiste n'avait aucun effort à fournir et pouvait parler simplement comme un prophète ivre ou drogué. Les poètes chinois ont souvent parlé de cette inspiration : « Sous l'influence d'une seule mesure de vin, Li-taï-pé produit aussitôt cent pièces de vers [152] », dit l'un... « d'une jarre, cent poèmes [153] », dans une traduction plus lapidaire. Le philosophe Gaston Bachelard exprima une opinion semblable, très favorable à l'alcool : « On se trompe quand on imagine que l'alcool vient simplement exciter des possibilités spirituelles. Il crée vraiment ces possibilités. Il s'incorpore pour ainsi dire à ce qui fait effort pour s'exprimer. De toute évidence, l'alcool est un facteur de langage. Il enrichit le vocabulaire et libère la syntaxe (...). Bacchus est un dieu bon ; en faisant divaguer la raison, il empêche l'ankylose de la logique et prépare l'invention rationnelle [154]. » Francis Ponge a imaginé un *génie* de l'alcool qui allume la lampe intérieure de l'imagination : « Le bras verse au fond de l'estomac une flaque froide, d'où s'élève aussitôt quelque chose comme un serviteur dont le rôle consisterait à fermer toutes les fenêtres, à faire la nuit dans la maison ; puis à allumer la lampe. À enclore le maître avec son imagination[155]. » Certains artistes sont complètement pris dans ce mythe. Geneviève Dormann[156] a étudié ce thème dans le milieu de la bohème du début du siècle ; elle évoqua Apollinaire et ses compagnons qui « s'enivrent presque par obligation ou dandysme pour s'associer à des aînés (...) dont ils espèrent en partageant les excès partager le génie ». Elle a reconnu la persistance de cette attitude aujourd'hui : « Il y a un âge pour la saoulerie et cela se répète de générations en générations. Nous connaissons aujourd'hui de jeunes aspirants écrivains qui se cuitent moins par goût ou besoin que pour suivre Antoine Blondin et ses fantaisies. » Pourtant, Blondin confiait : « Quand je bois, je suis incapable d'écrire. Quand j'ai fini d'écrire, je bois, mais comme en fin de compte, je préfère boire, je n'écris plus[157]. » Et Bernard Pivot d'abandonner à son propos sa bienveillance habituelle pour écrire comme un militant antialcoolique : « Je n'hésiterai cependant pas à maudire l'alcool qui empêchait Blondin depuis plus de quinze ans d'écrire autre chose que de brèves préfaces. » Pivot avait bien repéré le rôle de l'alcool : « Sa mémoire fonctionnait encore avec rapidité ; il avait encore des reparties drôles et brillantes ; mais il n'avait plus ni le courage ni l'autorité sur lui-même et sur les mots pour se lancer dans un travail de longue haleine[158]. » Certains observateurs ont rapporté que l'écrivain Jack London ou le peintre Francis Bacon se forçaient à travailler le matin, lorsqu'ils étaient à jeun. Il a été également remarqué que Verlaine avait produit ses meilleurs vers lors de ses périodes sobres, en particulier en prison. Cette alternance a été repérée chez d'autres, comme le dramaturge américain O'Neill ou comme Malcolm Lowry. Les amis et biographes de celui-ci ont fait remarquer qu'il cessait de boire pendant les périodes d'écriture. L'alcool ne l'aidait pas, l'ivresse lui fit perdre plusieurs manuscrits dans l'incendie de sa maison ou lorsqu'il égarait ses bagages. Lowry fut un écrivain génial malgré l'alcool et non à cause de son intoxication. De lui, un commentateur dit : « Si l'alcool imbibe les livres de Lowry, il ne les a jamais inspirés autrement que comme ce fardeau que l'on peut décrire dès lors qu'on s'en est déchargé le temps d'une pause. » Comme chez Blondin, c'est l'alcool qui gagna la dernière étape, faisant cesser l'activité créatrice. Peut-être faut-il inverser notre regard sur l'alcool et la création littéraire comme Blondin le fit en déclarant : « Je ne suis pas un écrivain qui boit mais un ivrogne qui écrit[159]. »

La création est un phénomène trop complexe pour être réduite à une circonstance, à une aide extérieure, à une maladie, même à l'influence d'un produit modifiant l'humeur et le fonctionnement psychique. L'ivresse, comme l'écriture automatique des surréalistes, peut aboutir à une création intéressante seulement chez un créateur qui a quelque chose à dire et qui possède des techniques encore utilisables lorsque l'état de conscience est diminué. Comme le résume un critique littéraire, « l'apport artistique de l'ivresse suppose déjà une âme artiste qu'elle puisse éveiller et stimuler ; un barbare ivre sera toujours un barbare [160] ». Le procédé n'est donc pas recommandable aux artistes amateurs ou aux créateurs « en panne ». Baudelaire lui-même évoqua les dangers de cette aide artificielle : « Celui qui aura recours à un poison *pour* penser ne pourra bientôt plus penser *sans* poison [161]. » Baudelaire évoqua aussi les limites de ce « poison » qui « accorde d'un côté ce qu'il retire de l'autre, c'est-à-dire l'imagination sans la capacité d'en profiter [162] ». Certains critiques attentifs, comme Claude Pichois [163], ont bien noté cette illusion de l'aide à la création par les excitants : « On crée à jeun par l'exercice quotidien du travail. » Il rappela encore à propos de Baudelaire que « la complaisance dans la vision provoquée par la drogue détruit l'Équilibre Inspiration-Travail ». Pichois nous donna aussi l'exemple de Mac Orlan impuissant après une « fantasia » d'alcool et conclut : « Les excitants, à supposer qu'ils puissent augmenter le génie, l'imagination créatrice, détériorent la volonté et rendent impossible cet effort de composition sans lequel les plus riches compositions sont vaines. » Il évoqua enfin Michel Butor pour qui les drogues sont contraires à la drogue absolue, la Poésie. Relevons encore comment un autre poète, Max Jacob, essaya de détourner l'acteur Pierre Brasseur de l'alcool avec des arguments proches en lui servant du tilleul : « Vous buvez, m'a-t-on dit... avec la tisane on se dit des choses qui s'inscrivent, avec l'alcool, on se dit des choses qui s'effacent [164]. »

Nous terminerons cette ébauche d'analyse de la créativité par une pirouette en comparant le rôle de l'alcool à celui de... la sieste, à partir de l'idée d'un auteur [165] qui a dressé la liste des intéressantes inventions « dues » à des siestes créatives (de la gravitation universelle de Newton jusqu'au stylo à bille de Reynolds...). On pourrait dire qu'un chercheur peut devenir un inventeur génial à l'occasion d'une sieste ou malgré une sieste qui l'éloigne du travail et non à cause d'elle ; de la même façon, un artiste peut être créateur malgré un problème d'alcool.

La créativité en laboratoire

On peut légitimement se demander comment un dépresseur du système nerveux peut favoriser la création. L'explication tient au fait que l'alcool est dépresseur – en premier et même pour des doses faibles – des processus inhibiteurs car ils sont les plus sensibles : une consommation modérée et occasionnelle peut donc soulager temporairement, par exemple de l'angoisse de la page blanche chez un écrivain ou de l'entrée en scène chez un artiste. L'alcool peut ainsi aider certains au démarrage, mais il freine l'accomplissement du processus, comme dans l'acte sexuel.

L'étude [166] expérimentale de la créativité a été tentée grâce à des protocoles fabriqués pour mesurer l'originalité, la facilité et la souplesse des réponses à des stimulations artistiques ou littéraires.

– On a d'abord mis en évidence, une fois de plus, l'importance de l'effet placebo : ceux qui pensaient avoir bu de l'alcool donnaient des réponses plus brillantes que les autres. Ce résultat a été atteint indépendamment de la boisson réellement consommée. Il est observable lors de la consommation de quantités suffisamment faibles pour ne pas révéler la présence de cette molécule et pour ne pas perturber la compréhension ou la réalisation des gestes de l'expérience.

– Il a été parfois repéré que, chez les personnes habituellement abstinentes et les buveurs modérés, les troubles de l'ivresse touchent d'abord les fonctions sensorielles avant de gêner les fonctions motrices et intellectuelles. Cela pourrait expliquer l'aide à la créativité. Par contre, pour les buveurs excessifs, toutes les fonctions sont déréglées en même temps, et quelquefois les fonctions motrices seraient touchées avant. C'est ainsi que l'expression de la créativité serait perturbée.

De réelles études alcoologiques sur les vies des écrivains et artistes restent à faire, seul Lowry a été étudié de ce point de vue. La réputation de certains est parfois bâtie sur leur faible tolérance à l'alcool, comme Poe. D'autres semblent, au contraire, très résistants aux excès, comme Jacques Laurent. Nous avons vu que la même tolérance existe dans le domaine physique chez certains sportifs ; elle donne à l'alcool l'apparence d'être leur moteur énergétique.

Chapitre III

MOI AVEC LES AUTRES :
LA CONVIVIALITÉ ET LE LIEN

La consommation se déroule souvent à des moments et en certains lieux privilégiés de la convivialité. Ces temps et ces lieux sont soumis à des règles sociales précises et parfois liés dans des événements qui deviennent de véritables rites.

Moments et lieux de boisson

« ÇA S'ARROSE ! »

Qu'est-ce qui ne s'arrose pas en France ? Grands malheurs et petits bonheurs, enterrements et promotions, événements religieux et laïcs, mariages et succès au baccalauréat... parfois les moindres ressauts du quotidien. Nous avons l'expérience d'une grande administration où les fonctionnaires arrosent les communions, les mariages et tous les départs et retours de vacances de mai à septembre, où l'hiver est encore bien fêté depuis le beaujolais nouveau jusqu'à la fin du mois de janvier pour les galettes des retardataires. Le temps est ainsi rythmé de vins d'honneur en pots de l'amitié dans la vie publique et grâce à des verres privés remplis avec des bouteilles sorties d'armoires secrètes.

Nous n'insisterons pas sur cette banalité : tous les événements sont occasion de boire. De même, boire est un verbe commun qui se passe aisément de complément d'objet. Les images sont connues, fêtes populaires et cocktails mondains ont été mis en mouvement par les cinéastes ; ces scènes filmées expriment facilement la sociabilité avec les convives entassés autour du buffet ou le geste auguste du shaker. L'alcool est alors un « petit coup de pouce donné à la rencontre », dit Yves Pélicier[1], mais quand, pour briser la glace, on fait tournoyer les glaçons, on risque de devenir... celui qui ne suce pas que de la glace.

LES FÊTES

Les événements célébrés autour d'une boisson sont innombrables. Depuis l'origine des temps, la consommation d'alcool a souligné les grandes fêtes religieuses, puis laïques. Les images les plus citées, sinon les mieux connues, concernent les dionysies de la Grèce antique. Toutes ces fêtes accompagnées d'excès rythmaient le temps de la vie rurale, comme celles qui concluaient les vendanges dans les villages viticoles ou qui célébraient le vin nouveau à la fin de l'hiver. Dans ces temps anciens, la rareté de ces produits agricoles et leurs prix élevés limitaient les excès et les valorisaient. Les évolutions économiques, agricoles et industrielles du XIXe siècle ont banalisé cette consommation, alors qu'elle perdait en même temps son caractère sacré. La ville peut même en donner des exemples nostalgiques aujourd'hui, lorsque les citadins cherchent leurs racines dans les derniers arpents de vigne restants ou parfois replantés entre les murs en béton. À Paris, les dionysies n'existent plus que dans le carnaval publicitaire du « Marathon des leveurs de coude » très fréquenté par la presse avec le chroniqueur santé d'un grand quotidien du soir : « Aujourd'hui on pisse mais pas de la copie[2]. » À chaque arrêt, dans quarante-deux bistrots à travers les rues de Saint Germain-des-Prés, les concurrents doivent absorber un taste-vin avant les libations de la soirée.

La fête de la bière à Munich est un autre événement urbain. Associant manège forain, folklore, bière et gastronomie, elle accueille aujourd'hui entre 5 et 7 millions de visiteurs. Elle se solde en moyenne par 5 000 interventions de la Croix-Rouge et 600 hospitalisations en chirurgie. La pathologie[3] de la chope de bière n'est pas seulement une image, elle existe réellement pour les buveurs blessés en trinquant trop fort ou après avoir reçu une chope lancée à travers la salle. On raconte qu'après guerre les citoyens américains aimaient beaucoup cette fête et rapportaient en souvenir la chope qui avait blessé un Allemand. Nombreux sont les danseurs tombés des tables. Lors d'autres événements, la consommation d'alcool est accessoire mais représente un attrait supplémentaire pour de nombreux participants. C'est le cas des modestes fêtes autour de la pétanque ou de la corrida dans le midi de la France, ou des grandes ferias. Celle de Nîmes attire aujourd'hui plus de 400 000 personnes pendant le week-end de la Pentecôte : vins espagnols pour les aficionados, pastis pour les locaux, sangria pour les touristes et champagne pour le show-biz parisien. Dans beaucoup d'autres fêtes, de Bayonne à Pampelune, le défouloir collectif se transforme facilement en dégueuloir.

Ces ruptures du quotidien gardent parfois une dimension rituelle proche des mythes : en Suède[4], la « Midsommar » est, au début de l'été, une grande beuverie à l'occasion de la nuit la plus courte. S'y mêlent les jeunes fêtards et les bourgeois raisonnables qui retrouveront le lendemain leurs habitudes sobres et leur verre de lait. Certains lieux du pays sont particulièrement fréquentés, et, en dépit des contrôles, on peut relever de nombreux accidents et délits. La Finlande connaît les mêmes excès à la même période. On retrouve l'origine de ces excès dans l'histoire ancienne de ces pays. Ils ont laissé des traces dans la langue : dans le vieux scandinave[5], le mot représentant l'action de boire signifiait « célébrer la fête ». On disait « boire... les fiançailles, la noce, la naissance d'un enfant, les funérailles » pour exprimer les célébrations de ces événements. On parlait encore de la « bière... des fiançailles, du mariage, de l'enfant, des funérailles » : dans le langage courant, organiser une fête, c'était « préparer la bière », y convier les gens se disait « les inviter à une bière », se rendre à cette invitation « aller à une bière ». Les bancs sur lesquels on s'asseyait étaient les « bancs de la bière ». Pendant la cérémonie, les participants étaient tenus d'observer entre eux la paix de la libation, qui était appelée « la paix de la bière ». On disait aussi « boire Noël ». On disait même « boire le banquet » dans une métonymie généralisante, commenta un critique[6] en expliquant comment « les codes de lois scandinaves ne parlaient pas des grandes dates de la vie autrement qu'en termes de beuverie ». Dans la langue suédoise classique, l'enterrement se disait *erfiöl* – « bière pour l'héritage » –, puis *saluöl* – « bière pour l'âme » –, et le repas de la cérémonie était appelé encore récemment *gravöl* – « bière pour la tombe ». Par des jeux linguistiques semblables, à Sumer, on désignait le banquet par l'expression « bière versée (*kash dé a.*)[7] ».

Les fêtes sont des moments de transgression des interdits pour des sociétés ou des groupes habituellement bridés. Alors l'alcool aide ; « Boire est une activité qui, comme la cloche dans les écoles, donne le signal de la récréation. On fait relâche et les contraintes sociales peuvent être mises de côté[8] », dit Louise Nadeau. Dans les fêtes dionysiaques, une violence extrême s'exprimait. Aujourd'hui, l'agressivité est canalisée dans des arrosages où la bienséance persiste, même si quelques débordements peuvent survenir.

LES LIEUX DE CONSOMMATION

Ils s'appellent en français cafés, bars, bistrots, bois et charbons, dénominations où n'apparaît pas l'alcool comme dans l'expression « travailler dans la limonade ». Zola les dénomma, de manière plus réaliste, « marchands de vin ». Cependant, le débit de boissons, pour le désigner par son appellation officielle, n'est plus ce lieu du XIXe siècle, où l'alcool était débité à une population fragilisée par l'exode rural et qui trouvait parfois en cet endroit un bureau de placement et une banque où l'argent se dépensait vite.

Dans l'Angleterre du XIXe siècle, Flora Tristan a décrit les « *gin palaces* » et les « *finishes* » de Londres où, toutes classes mêlées, les Londoniens allaient « finir » la nuit de la révolution industrielle dans un mélange d'alcool, de tabac et de débauches : « Dans les *finishes*, il y a toutes sortes d'amusements. Un des plus goûtés est de soûler une fille jusqu'à ce qu'elle tombe morte ivre : alors, on lui fait avaler du vinaigre dans lequel de la moutarde et du poivre ont été délayés ; ce breuvage lui donne presque toujours d'horribles convulsions, et les soubresauts, les contorsions de cette malheureuse provoquent les rires et amusements de l'honorable société. Un divertissement fort apprécié aussi dans ces fashionables réunions, c'est de jeter sur les filles qui gisent mortes ivres sur le plancher un verre de n'importe quoi. J'ai vu des robes de satin qui n'avaient plus aucune couleur ; c'était un mélange confus de souillures ; le vin, l'eau-de-vie, la bière, le thé, le café, la crème, etc. y dessinaient mille formes fantasques – écriture diaprée de l'orgie ! la créature humaine ne saurait descendre plus bas[9] ! »

Les débits de boissons furent également le siège d'amicales ou de société de prévoyance : souvenons-nous que la compagnie d'assurance Lloyd's est née dans un café londonien ! Ils jouèrent aussi un rôle dans l'histoire de la science au XVIIIe siècle : les cafés furent des lieux de discussions entre les encyclopédistes français pour l'élite parisienne, on connaît moins comment les pubs de Londres servirent de salle de réunions et de conférences publiques aux savants qui firent connaître les découvertes de la physique. Toujours en Angleterre [10], mais pour un public plus populaire, des sociétés de botanique s'établirent à partir de la fin du siècle dans les pubs de la campagne du Lancashire. C'est ainsi qu'on dénomma ces lieux « *pennies universities* ». On entend encore affirmer que la véritable culture populaire se trouve là, comme Fargue le disait lorsqu'il y rencontrait « des Larousse en chair et en os, et comme une table des matières de l'histoire d'une ville et d'une époque [11] ».

De nos jours, les débits de boissons sont plus souvent décrits comme des écoles de la vie. Il est vrai qu'il faut y saisir avec vivacité les « brèves de comptoir » authentiques ou reprises des livres à succès qui les publient. Le débit de boissons a été de tout temps un lieu aux multiples fonctions, parler et jouer en société par exemple, boire semble alors accessoire. Sansot le dit en sociologue-poète : « Boire n'est pas l'essentiel. Le café, le matin après le sommeil, permet de revenir à la veille, à l'existence et à ses difficultés, en commençant à parler (...) s'éveiller au monde, distiller le temps d'une certaine manière, car c'est un de ces lieux qui a une durée propre avec ses brèves de comptoir qui fusent (...) ça réveille, on n'y trouve pas de grands discours métaphysiques mais une parole brève, incisive avant la confidence (pâteuse) du soir (...) la nuit on prolonge, on cherche une oreille, faute de confesseur, on a le garçon du bar de nuit, on croit être extraordinaire [12]. » Le client a toujours raison.

Le débit de boissons est un lieu mythique partout dans le monde avec les terrasses des pays ensoleillés et, dans les pays froids, les salles enfumées du pub anglais ou du Keller allemand. On connaît le café campagnard, comme celui qu'un écrivain [13] a évoqué en Suisse « semblable à un coquillage où, en lieu et place de mer, on entend murmurer la vie même du village », le café du port dont plaisanciers et marins s'échangent l'adresse, comme le *Ty-Beudeff* [14] défendu par toute la population de l'île de Groix lorsqu'il est menacé de fermeture administrative, ou bien encore, dans la France urbaine, le café du pauvre décrit par René Fallet comme le dernier vestige d'un tissu social en voie de disparition : « Le monde entier restait à la porte. Les guerres mondiales seules y soulevaient un faible écho vite assourdi par le bruit des cartes des beloteurs [15]. »

Nous allons voir comment le débit de boissons est un lieu de transition où se jouent des rites de passage. Nous verrons également comment parfois il entretient l'illusion d'un lien social et comment il sert quelquefois d'alibi pour l'alcoolisation excessive comme dans le nom de ce café sur une route de Normandie :

L'Excuse. Le zinc joue le rôle de « miroir aux alouettes », dit encore Fargue, mais nous lui emprunterons aussi une appréciation plus optimiste : « Le café me semblait une entreprise réussie et avisée contre la mort, les volcans, les inondations, les enfers, la vie ratée. Je m'y sentais au plus perspicace de la vie, sur l'extrême planche du promontoire d'où l'on commande aux dieux [16]. »

Le quartier général du poète

Le débit de boissons, pour reprendre le mot administratif qui rassemble toutes les variétés de la taverne au café, fut un lieu important de la vie politique et littéraire, c'est bien connu. Nous évoquerons seulement ces images, *clichés* ou tableaux, qui montrent le poète assis à la table de café, véritable outil de travail. L'idée commune que la créativité serait favorisée par l'alcool est renforcée par ces représentations. Citons simplement ce constat d'un poète portugais, assis à sa table d'un café parisien :

> *Comme je la chéris... La coquette*
> *Toute en marbre poli,*
> *Qu'elle est jolie et qu'elle est fraîche !...*
> *C'est sur elle que je peux écrire*
> *Mes vers argentés...*
> *Dans les Cafés, j'attends la vie*
> *Qui jamais ne vient à moi...*
> *Cafés de ma paresse,*
> *Vous êtes aujourd'hui – quel honneur ! –*
> *Tout mon terrain d'action*
> *Et toute mon ambition [17].*

Le cercle des hommes

« Boulot-métro-dodo », disait-on à une époque de plein emploi. On peut y ajouter le bistrot, temps et lieu de détente hors des stress professionnels et familiaux : le matin, les hommes s'y préparent au travail ; le soir, heureux d'être encore ensemble, ils se vengent de leurs supérieurs, échangent les informations entre hommes – foot, voiture, filles – et se préparent à affronter lors du retour à la maison les difficultés de la vie conjugale et familiale... avec une dernière blague sexiste. Il semble s'agir d'une répétition du retour dans le monde des femmes sous le regard féminin moins dangereux de la patronne et de la serveuse devant qui les plaisanteries sont possibles. Cela fonctionne parfois comme un exorcisme avec une patronne ou une servante revêche. Il s'agit donc de lieux transitionnels où les supérieurs sont ridiculisés et où les femmes sont plus tolérantes. En ce lieu, à ce moment, les hommes sont libres entre les « juridictions » professionnelle et familiale. « Le café a alors la fonction d'un sas, d'une guérite entre l'espace du travail et la cellule familiale [18] », remarqua un observateur attentif, Pierre Mayol. Il opposa ce lieu, masculin, au commerce, lieu supposé féminin.

– Ce rôle du bistrot a été étudié, par exemple, dans le milieu de la pêche [19] sur l'île de Groix : les cafés forment cette transition spatiale nécessaire pour permettre aux pêcheurs de se débarrasser de leur peau de travailleur et réintégrer la maison et le monde des femmes. J'ai observé ce même phénomène auprès de plusieurs consultants travaillant dans un milieu d'hommes – les affaires, l'automobile – qui ne pouvaient revenir à la maison qu'en état d'ébriété. C'étaient des hommes à qui il semblait manquer des enfants de sexe masculin – comme ceux qu'ils avaient laissés au comptoir – pour oser affronter à la maison la femme et la fille, les soucis de la vie domestique après les affaires considérées comme importantes de leur vie professionnelle « virile ». Louise Nadeau avait parlé de ces hommes comme des « analphabètes de la communication verbale (...) à trop discourir tout seuls, avec leur verre ou entre hommes seulement [20] ».

Pourquoi s'étonner que les hommes boivent trop alors ? Lorsqu'ils essayent de « tenir » l'alcool, ils mesurent leur virilité au nombre de « coups » tirés du fût, au nombre de « blondes » consommées... « Si on attrape une ronflée avec le peu qu'on a sifflé, c'est qu'on n'en a pas. Et on en a, pas vrai... ? [21] », écrivit un de nos écrivains du boire populaire. Plus intellectuellement, Flaubert définit les vins comme un « sujet de conversation entre hommes [22] ». Nous avons vu l'effet désinhibiteur de l'alcool sur les buveurs des deux sexes. C'est pourquoi nous passerons rapidement sur ces discours bien connus et quelque peu périmés à propos de la virilité. Nous laisserons aux lecteurs le soin de terminer l'interprétation de ces comportements. Nous relèverons simplement que l'alcool bu ne favorise pas les relations sociales, familiales et sexuelles lorsque le buveur est sorti de son cercle.

Le lieu du métissage

Un héros de Blondin défend le bistrot en plaignant « ceux qui n'ont pas besoin de s'informer de leur prochain et de se serrer les coudes ». Il défend le partage des émotions « qui nous distingue de l'animal (...). Et il faut bien reconnaître que la constitution de ce patrimoine affectif ne s'opère jamais mieux que devant un verre [23] ». Un sondage [24] de 1998 confirma cette opinion : 58 % des Français vont au café pour communiquer avec les autres.

Nous connaissons le grand café de parade et le club des habitués, où l'étranger entré par hasard est perçu comme un intrus : « Le petit café, juridiquement, est un commerce mais, sociologiquement, c'est un cercle [25] », dit un historien. Les habitués transforment parfois ce café « en club du troisième âge. En vieillissant ils aiment se rapprocher, resserrer les rangs pour combler les vides [26] ». Existe encore l'« annexe », lieu du rituel pour le café après le déjeuner pris au restaurant d'entreprise et pour le dernier verre entre copains « pour la route ». Les débits de boissons ont été décrits comme des lieux hors des conflits sociaux où les clients se frottent les uns aux autres en s'offrant des tournées... Cette vision n'est-elle point trop idéalisante ? Ces lieux annulent-ils à ce point les différences sociales ? Il est vrai que la hiérarchie y apparaît moins obligatoire qu'au cours des repas où, dans le plan de table, se reflètent presque toujours les hiérarchies sociales ou familiales. Les buveurs s'installent dans un cercle parfait... à l'origine pour faire tourner les boissons. Aujourd'hui encore, le cercle oscille librement, se rompt et se reforme au gré des tournées. Certes, quelquefois ce coude à coude métissé réalise un mélange social intéressant, en quelques endroits les clients forment encore un résumé de la société... du « grand duc » qui y fait sa tournée jusqu'à ces « gens étranges s'agrippant au zinc comme au radeau de la *Méduse* [27] ». Ces gens étranges ont souvent besoin de parler ; dans les « rades », chacun s'épanche facilement. C'est ainsi que Fargue confirma l'intérêt des cafés pour les indicateurs de police à l'affût de l'opinion : « Un disque enregistré nuit et jour dans quelque café bien fourni en types nous apprendrait enfin à quoi pensent le monde et la vie [28]. » Je connais plusieurs de ces fonctionnaires qui ont dû venir consulter parce que leur foie ne supportait pas ce « milieu de travail ».

Michel Déon a décrit plus spécialement les « têtes habituelles » rencontrées dans les bars de nuit : « Ce gros garçon de vingt ans qui se saoulait à la bière, cet ex-avocat hémiplégique auquel sa famille ouvre tous les soirs un crédit de cinq mille francs pour s'achever dans les trois bars du quartier (...) des Noirs en tweed trop clair (...) des filles dont l'alcool alourdissait le menton (...) quelques Américains qui se lavaient la bouche au Pernod, une espèce de vieux don juan au crâne lisse (...) l'inévitable Anglaise mûre qui devient de plus en plus écarlate au fur et à mesure que l'heure avance... Tous ceux-là ne m'intéressaient pas. Ils étaient sans mystère, sans invention. » De toute façon, son héros avait déclaré que « ce qui vaut la peine (...) se discute mal dans un bar étroit comme un couloir de wagon de chemin de fer [29] ».

L'utopie conviviale

Lorsque manquaient confort et loisir dans la ville industrielle, on trouvait chez le marchand de vin la lumière, la chaleur et les amis du terroir comme les appellations le rappellent encore *L'Aubrac, À la ville de Nantes*. C'était encore l'image du paradis perdu de la *Cabane d'Auvergne*, voire d'un pays de Cocagne : *À verse toujours*. On y trouvait une famille de remplacement et des nouvelles du pays. Le pays n'existe plus pour personne, mais au bistrot les solitaires trouvent encore aujourd'hui une écoute. Avec un verre d'alcool on refait le match de la veille, ensuite on reconstruit le monde lorsqu'on n'a plus personne en face de soi. Un sociologue [30] a analysé comment les promoteurs des pubs anglais ont construit un mythe avec l'histoire de ces établissements, ils ont utilisé la nostalgie de la vie rurale d'avant l'industrialisation où le pub du village et l'église de la paroisse auraient participé à l'équilibre social. En fait, ces pubs villageois avaient été condamnés pour les mêmes raisons morales que les pubs de la ville industrielle.

Lieu de convivialité, lié aux hasards des rencontres et du jeu, le café s'appelle souvent à juste titre *L'Imprévu* : « Tout peut arriver », disent certains, la porte ouvre sur l'inattendu. Dans les cafés d'habitués, au contraire, tout sera attendu, même les mots d'esprit. C'est la conclusion de Fargue : « Là, tout est ordre et beauté, luxe, calme et routines ! Depuis des siècles, le café s'en tient à des formules qui l'apparentent aux moraines, aurores boréales et marées [31]. » Parfois, le temps y est arrêté comme dans le café décrit par Joseph Roth : « L'horloge arrêtée ou détraquée du Tari-Bari représentait donc tout autre chose qu'un accessoire de fortune. C'était un symbole. Ici les lois de la durée semblaient suspendues [32]. » Le bistrot marque par ces signes qu'il appartient aux lieux de l'utopie.

La salle d'attente du paradis

En fait, le café urbain est un espace hiérarchisé. Le zinc, la salle et la terrasse sont trois zones différentes avec leurs habitués. Elles permettent de se mettre en scène ou de se cacher, comme l'alcool qui provoque la désinhibition ou le repli, selon la dose bue et la personnalité du buveur.

– Le comptoir – où le zinc traditionnel en étain est remplacé aujourd'hui par d'autres matériaux – est le centre de ce lieu public et privé où l'on peut écouter celui qui cherche un auditoire, intervenir, inventer une « brève ». Sur ce meuble, lever le coude est un geste contagieux. Le comptoir est le miroir d'une vie collective réelle ou fantasmée.

« Ils vidèrent quelques flacons supplémentaires, leurs huit coudes étalés sur la table, leurs quatre têtes proches à se toucher[33]. » Chaque table offre également dans les différentes salles ou recoins « comme une loge privée permettant d'assister à l'aise au spectacle qui s'improvise au comptoir[34] ». La salle est destinée aux amoureux lorsque l'espace et la lumière permettent de s'y cacher et aux solitaires installés dans cette salle d'attente d'un train ou de la vie.

– La terrasse, enfin, « remplace tous les théâtres en plein air que nous pourrions concevoir pour amuser l'homme. Elle est la terrasse même de la vie. Elle est la première marche de ce grand escalier où nous avons tous le droit de nous croire libres, célèbres, riches, aimés ou du moins en état de sympathie avec le reste du monde[35] ». C'est le poète Fargue qui parle en spécialiste ; de son côté, Alphonse Allais[36] imaginait le paradis comme une terrasse s'étendant à l'infini. Un autre amateur aurait dit : « Et s'il y a un paradis, je vous attends au bar. » C'est ainsi que sa mémoire a été évoquée dans une annonce anniversaire[37] de sa mort.

Modes et manières de boire

Les modes et manières de boire rassemblent dans des sociabilités restreintes des groupes selon leur âge, leur niveau socioculturel, leur profession et leurs origines géographiques. Cette convivialité participe de l'identification et de la différenciation entre communautés. Elle entraîne souvent une stigmatisation des autres, ceux dont les manières sont différentes :

– Les catégories professionnelles entretiennent tout un folklore dont témoignent les nombreux mots de l'ivresse qui viennent des argots professionnels.

– Dans notre vieux pays de terroirs, les appartenances régionales sont souvent avancées pour justifier l'usage ou l'abus : « Je suis du Nord, alors que voulez-vous ?... Quand on a des amis tourangeaux ! »

– Les modes peuvent être littéraires. Loin des traditions, des boissons s'imposent comme le mezcal et la tequila avec le roman *Sous le volcan*. Les jeunes branchés aiment le cactus et le ver dans la bouteille. Ces alcools y ont gagné la réputation de soûler rapidement, alors que c'est la façon de les boire qui est en jeu.

Il existe de vraies particularités :

– En Bretagne, on parle de la « bordée » ou de la « piste[38] », regroupement spontané ou prévu, mais au déroulement très ritualisé. C'est une rencontre où souvent sont oubliés les statuts sociaux. C'est une expérience partagée – mêlant confidences et violences révélées par l'ivresse – où il faut savoir résister à l'alcool et à la fatigue, en évitant les dérapages pour soi-même et pour les copains.

– L'alcoolisation traditionnelle des Antilles rythmait le temps : « Chaque moment de la journée est marqué de multiples petits punchs ou petits feux », commente un médecin[39]... depuis le « décollage » du matin jusqu'au « va-t-en coucher », en passant par le « CRS » (Citron-Rhum-Sucre) et éventuellement le « folibar » (prendre un coup).

– Partout, de nombreux rites sociaux sont organisés avec gestes et phrases rituelles : « *Pass the Port* », dit-on à la fin des dîners anglais pour faire circuler la bouteille dans le sens des aiguilles d'une montre. Dans le sud de l'Europe, c'est le repas dans son ensemble qui est le rite.

LE REPAS À LA FRANÇAISE

C'était auparavant un événement biquotidien. Ce qu'il en reste, même dans les déjeuners de travail, étonne encore et ravit les étrangers. Pour être un bon convive, il faut alors savoir parler des mets et des boissons et comparer avec ceux des repas précédents : on mange et on boit des symboles et des souvenirs.

Les propos sur la concordance et l'harmonie des mets et des vins ont déjà rempli des centaines de volume. Cela est compréhensible puisque c'est affaire de mode :

– L'habitude de boire les blancs secs avant les rouges semble naturelle, alors qu'auparavant l'ordre inverse était recommandé : « Blanc sur rouge, Rien ne bouge, Rouge sur blanc, Tout fout le camp[40] », disait-on au XIXe siècle. À la même époque, les vins de Sauternes accompagnaient les poissons. C'est affaire d'ambiance aussi. Maupassant a dépeint deux femmes commandant « du champagne doux[41] » pour boire avec des huîtres dans un cabinet particulier, et Colette[42] décrivit la jeune Claudine, ivre d'asti moscato spumante accompagnant des écrevisses, lors du premier repas avec son futur amant. Les historiens de l'alimentation ont cependant remarqué comment les vins de France, depuis toujours plus acides que les vins italiens et espagnols, ont façonné le goût des Français pour les plats acides, pour le vinaigre et le verjus qui était un ingrédient caractéristique de la cuisine du Moyen Âge : ce condiment fait avec des raisins verts revient à la mode.

– La bonne bouteille était auparavant sortie « de derrière les fagots » pour les amis ; elle peut aujourd'hui venir facilement de l'hémisphère Sud. Récemment, on recommandait de servir le même vin ; la tendance actuelle, plus favorable au commerce, est d'offrir tout au long des repas des dégustations de vins exotiques... vins de l'Est, de Californie ou des antipodes, sans parler du gag d'offrir un vin anglais, difficile à apprécier pour ceux qui n'aiment pas les vins blancs secs de l'Europe du Nord.

CHANGEMENTS

Les manières de boire qui nous paraissent figées sont donc très variables. C'est encore le cas, par exemple, des boissons qui commencent le repas ou la soirée.

L'apéritif à la mode

À l'apéritif, les différentes boissons permutent selon les époques : « Ainsi, les drinks se trouvèrent repoussés (...). Au café même, on réclamait du vin sans le moindre artifice (...). Il y avait eu dans le genre cocktail une sorte de surenchère qui avait fait trembler les buveurs les mieux entraînés. La boisson américaine compliquée comme un perroquet avait ceci de perfide et de lassant qu'il fallait avoir en réserve, une fois vidé le cocktail étrange, une recette plus étrange encore. C'était boire une sorte de poésie moderne échouée dans les bars [43]. » C'était l'entre-deux-guerres, décrit par Fargue. Il y eut ensuite le succès du whisky, bu avant le repas avec des glaçons, deux pratiques qui étonnaient les vrais amateurs d'outre-Manche.

Les vins de Porto ou de Champagne ont été également détournés de leurs usages pour être servis en apéritif. Voilà encore cinq ans, on commençait souvent, dans les milieux branchés, par le premier vin du repas « pour ne pas faire de mélange ». Aujourd'hui, on assiste au retour des produits du terroir français : muscats et vins cuits.

Les nouveaux lieux de consommation

Depuis toujours, les propriétaires de débits de boissons ont attiré les buveurs par d'autres moyens que l'alcool : au XIXe siècle, ce fut la chaleur, la lumière électrique et les journaux, au XXe siècle le téléphone et les jeux électroniques. Aujourd'hui, en partenariat avec des entreprises, les propriétaires installent des cafés à thème (musique, sports...) ou sièges d'une activité (Internet...). Plus simplement, ils lancent les « *happy hours* » en pratiquant des réductions au moment des heures creuses. Ils doivent lutter contre la concurrence d'un vaste réseau de distribution – petites épiceries, grandes surfaces et stations-service – vendant l'alcool dans des conditions et des circonstances souvent dangereuses... Le débit de boissons n'est plus le lieu redouté par les hygiénistes et les moralistes. Nous ne sommes plus au temps où une femme de la bourgeoisie pouvait donner ce jugement sévère sur le bistrot populaire : « Car dans l'ordre de la création, sitôt la femme tirée d'une côte de l'homme, des larmes de cette femme et d'un cartilage du gosier de l'homme naquit le bistro [44]. » Le bistrot n'est plus le seul responsable des « durillons de comptoir » (ventres gonflés), des « laryngites de comptoir » (voix cassées) ou des « palus de comptoir » (ivresses avec tremblements).

D'une génération à l'autre

La consommation d'alcool s'est déplacée, elle a quitté le temps et le lieu du travail, ce qui a amélioré la sécurité. Les buveurs délaissent donc les débits de boissons pour leur domicile et parfois « font café » à la maison autour de la télévision pour regarder le match de football avec des bières achetées moins cher. De nouveaux produits apparaissent, consommés de nouvelles manières, en particulier par les jeunes, manières étonnantes, donc inquiétantes pour les adultes :

– Les jeunes boivent des boissons différentes de celles de leurs parents. Après les sodas des années 1970, ils sont passés à la bière, boisson des concerts de musique rock et des matchs de football. Ces bières sont de degré élevé, souvent double du degré traditionnel ; vendues en boîtes de 50 cl., elles contiennent donc quatre fois plus d'alcool que les canettes traditionnelles de 25 cl. Certaines nouveautés ont été largement commentées. Il s'agit des « prémix », des « alcopops » et plus généralement des « designer drinks ».

• Les « prémix[45] » sont des mélanges d'alcool et de sodas en général sucrés, préparés par les industriels et présentés « prêts à boire » dans des canettes. Ils sont très variés, difficiles à définir. Certains reprennent des recettes traditionnelles – whisky soda ou Suze-tonic –, d'autres innovent. Le titre en alcool est situé aux alentours de 5 %, le goût sucré masque cet alcool, et l'étiquetage ne permet pas toujours de voir clairement la composition alcoolique du produit. Cela fut à l'origine des protestations des associations de prévention redoutant que ces boissons ne favorisent l'apprentissage à l'alcool par les jeunes consommateurs : ces « prémix » deviendraient ainsi les prémices d'autres consommations. Un autre danger peut être trouvé dans la perte de convivialité de ces boissons. Les « prémix » diminuent la convivialité de la consommation qui peut être un facteur protecteur de l'excès, en particulier si elle est rythmée par des rites : par exemple, la préparation des cocktails disparaît avec les « prémix » qui sont donc l'occasion d'une accélération du processus de consommation... après le fast-food, le fast-drink !

• Les « alcopops » et « designer drinks » sont des boissons nouvelles, originales par leur présentation : l'emballage, le logo, le nom du produit font référence à la culture internationale « jeune ». Ils évoquent souvent la violence – emballage évoquant une bombe – ou les drogues illégales – un produit est dénommé « White diamond® », c'est-à-dire cocaïne en argot. Les présentations nouvelles, en boîte métallique en particulier, sont connotées de manière différente des contenants traditionnels : elles « passent » plus facilement en évoquant les sodas, elles sont loin de l'image d'Épinal de « l'alcoolo » avec son litron.

Ces nouvelles boissons ont été lancées avec une grande force de frappe commerciale en Grande-Bretagne, où leurs dangers ont été dénoncés par des articles[46] dans la presse scientifique. L'inquiétude a été reprise au sein des responsables politiques et administratifs de l'Union européenne : une proposition de directive[47] européenne a été rédigée.

– Chez les jeunes, la consommation d'alcool n'accompagne plus les repas, souvent elle n'est plus quotidienne. Les nouvelles modalités, lors des sorties par exemple, sont souvent plus dangereuses. Dans les « after-bac parties » on boit bière et Malibu®, « cocktail un peu néfaste », constata un journaliste devant la porte des toilettes de la salle de la Mutualité à Paris où se déroulait une de ces fêtes, événements désormais institutionnalisés et qui sont devenus un véritable marché. « On a eu le dîner en famille avec champagne et tout. Mais là, c'est notre fête perso[48] », disait une jeune fille... au milieu des sponsors très intéressés par ces jeunes consommateurs. Cette consommation discontinue s'exprime parfois sous la forme d'une défonce qui évoque la toxicomanie : cet effet est favorisé par la consommation de bières fortes. Il n'est pas étonnant que l'alcool soit parfois mélangé avec d'autres produits psychoactifs et que l'alcoolisation excessive précède ou prenne la suite d'une toxicomanie.

Il semble que les changements s'accélèrent, chaque génération ayant besoin de s'affirmer par de nouveaux produits totems. Certains s'inquiètent de ces nouveaux buveurs, mais n'est-ce pas la visibilité du phénomène qui a changé ? Les changements les plus inquiétants sont ceux qui accompagnent la crise économique.

RÈGLES ET RITES

Les moments et les lieux de la consommation ont été décrits dans de nombreuses œuvres écrites, filmées ou peintes comme « l'heure verte », moment de l'absinthe, en fin d'après-midi, saisie par les artistes fin de siècle. Le photographe Robert Doisneau a su fixer l'importance des gestes dans les lieux populaires de la consommation.

Il est difficile d'en parler à une époque de changements. Pourtant, nous pourrons voir facilement la permanence et la résurgence d'archétypes. Par ailleurs, lorsqu'elles dépassent les modes, les manières de boire se sont souvent cristallisées en rites. Les rites s'expriment parfois par les mélanges : café et alcool constituent un mélange psychoactif classique associant le café, qui stimule, et l'alcool agissant comme un tranquillisant. L'imaginaire utilise parfois ces effets opposés en essayant de combattre l'ivresse par le café. C'est pour évoquer cet équilibre des contraires que les Italiens appellent « *correto* » – café corrigé – ce café arrosé. Dans un autre terroir, la bistouille est un authentique rituel du Nord : après la première gorgée de café (eun'léquette), avalée pour faire un « trou » (de la place dans la tasse), le patron verse un premier verre d'eau-de-vie, puis un second verre de rhum pour remplacer les gorgées avalées, parfois un troisième avec du genièvre, ce qui forme une « tricolore », le but du jeu étant qu'il ne reste plus de café dans la tasse [49].

Passages

Les rites s'expriment avec toute leur force à certains moments clés, moments de transition ou de passage : baptême, mariage et mort. Il n'est donc pas étonnant que la consommation d'alcool y soit si importante. Cela est plus surprenant lors de quelques événements plus intimes : dans certaines familles, on fête avec les voisins et au champagne la puberté des filles ! Une coutume suisse illustre comment la convivialité traverse la vie, d'un rite de passage à l'autre : dans le val d'Anniviers les familles gardaient le fromage et le vin depuis leur mariage pour l'offrir aux convives... des funérailles : « Ce sont là mes fromages d'enterrement, me dit-il, grave mais sans tristesse (...). Là c'est le tonneau d'enterrement, rempli de vin de Glacier, ou vin vieux comme on l'appelle aussi[50]. » C'était offert de la part du mort, et il fallait qu'il y en ait assez.

Nous avons vu que l'alcool sert plusieurs fois dans l'année, plus banalement, à fêter les départs en vacances et à se consoler au retour. Alors, comme dans le banquet d'Astérix après chaque aventure, la communauté se ressoude, et l'ordinaire de la vie est réintroduit. Nous avons déjà vu que même les transitions répétées du quotidien entre la vie professionnelle et la vie familiale sont souvent marquées chez les hommes par cette alcoolisation. Un exemple[51] très significatif a été étudié par Isabelle Bouard chez les ouvriers de l'usine de poudre de Pont-de-Buis en Bretagne.

■ Le sas de l'usine

Les comportements rituels du quotidien de cette communauté ouvrière d'un terroir rural se démarquent d'abord par le fait de boire du vin rouge, boisson achetée, alors que les paysans consommaient du cidre produit à la ferme. La journée de travail des poudriers se prolonge dans les cafés. Ces établissements sont l'archétype de ces cafés proches des usines, formant, par un espace transitionnel, une articulation entre les temps de travail et ceux de loisir. À l'intérieur du café, les gestes se définissent encore par rapport au travail : les verres, remplis au coup de sirène de l'usine, attendent les travailleurs qui les videront rapidement d'un geste mécanique appartenant encore au monde de l'usine. Entrer et sortir de l'usine implique de passer au café : « Il s'agit ici de se débarrasser de la peau de travailleur le soir après le boulot et de marquer sa sortie. Parallèlement, se retrouver au café le matin avant de passer la barrière de la poudrerie, c'est une façon d'endosser la tenue du poudrier, changeant l'identité individuelle pour l'identité de groupe. Dans le prolongement des gestes répétés à l'usine, d'autres gestes tout aussi mécaniques permettent d'opérer le passage du lieu de travail au foyer. La journée n'est pas délimitée par les barrières de la poudrerie levées ou baissées : elle commence au bistrot. C'est à l'intérieur de ce temps que se forge l'identité poudrière, on n'est réellement poudrier que lorsqu'on va boire un coup au café. » Cette recherche a explicité le détail des codes pour remettre la tournée. Car, comme ailleurs, « les tournées ont un sens et une fonction, elles rendent égaux et semblables ceux qui les partagent ». Il existe des ajustements et des compromis, selon l'âge par exemple. Les règles sont alors difficiles à suivre : c'est pourquoi il vaut mieux boire en compagnie de ceux dont on sait qu'ils consommeront la même chose que vous. Ainsi, à l'extérieur de l'usine, ce sont les manières de boire et de payer à boire qui définissent le statut du poudrier, tandis qu'à l'intérieur les rapports sociaux sont régis par le secret et la transgression partagée des interdits. Il existe à l'intérieur un trafic avec l'alcool nécessaire à la fabrication de la poudre, le *chaning* : cet alcool est la liqueur qui lie les hommes à l'intérieur dans les bars clandestins installés dans l'usine. L'auteur de l'étude a dévoilé aussi les particularités de ce lien : « Faire goûter le chaning au jeune poudrier, afin qu'il partage le secret de l'équipe, scelle donc son appartenance professionnelle. Le poudrier peut décliner l'invitation à boire s'il est en mesure de revendiquer une ascendance poudrière qui légitime son refus. Avoir des ancêtres poudriers équivaut à une appartenance de fait au groupe et constitue un passe-droit. »

■ Sur les quais

Le sociologue Jean-Pierre Castelain[52] a étudié les mêmes phénomènes chez les dockers du Havre : « À chacun des moments de repos correspond un café spécifique, une "rade" ou une chapelle, jalonnant un immuable circuit quotidien. » Il a décrit ces lieux, régentés par la patronne qui traite souvent les clients en grands enfants, observe-t-il. Il a repéré les règles, depuis l'entrée du « nouveau » dans la vie professionnelle « par une première cuite l'intronisant dans son nouveau statut de membre d'une communauté masculine, ayant ses codes et ses rituels propres que cimente l'alcool ». Sa conclusion pourrait s'appliquer à de nombreuses collectivités : « La capacité à consommer de l'alcool conformément aux normes collectives était un des signes d'identité du groupe auquel aucun docker digne de ce nom ne se dérobait. »

Rites virils

La vie militaire est également riche en rites initiatiques alcoolisés :

– Dans les écoles militaires allemandes, il était d'usage de badigeonner avec de la bière les blessures faciales provoquées par les nombreux duels au sabre, les *Schmisse*. Ce geste ralentissait la cicatrisation et laissait une balafre épaisse qui témoignait du courage du guerrier. Les duels se pratiquaient dans toutes les corporations d'étudiants allemands, selon des codes d'honneur précis. Ils témoignaient de l'appartenance à un corps élitaire. Le sociologue Max Weber respecta les rites à l'université d'Heidelberg : à sa sortie, il portait ces cicatrices et un embonpoint de buveur de bière qui effrayèrent sa mère et lui valurent une gifle lorsqu'elle le revit pour la première fois [53].

– Lorsque les soldats d'un régiment d'artillerie français terminaient leurs premiers tirs, ils sacrifiaient à la coutume de boire du vin qui avait été versé dans le fût des armes. Un jour de septembre 1994, un de ces nouveaux initiés fut victime de convulsions et tomba dans le coma après avoir bu ce « canon » particulier. Les autres ne ressentirent aucun trouble, mais ils avaient tous vomi le vin absorbé. Il a été démontré que ce trouble, qui s'est compliqué d'une insuffisance rénale aiguë, était dû à une intoxication au tungstène. Cette intoxication, qui n'avait jamais été décrite, a été expliquée [54] par l'ajout récent de ce métal dans la composition du fût du fusil ; ce nouveau composant chauffé par les tirs se solubilisait dans le vin. Le rite aurait été supprimé.

– Commun à tous les appelés était le rite de la quille qui marquait la fin du service militaire. Par les consommations de ce jour-là, en montrant qu'ils tenaient bien l'alcool, les jeunes hommes manifestaient ainsi entre eux leur virilité avant de retrouver le monde hétérosexuel où il faudrait prouver cette virilité pour de vrai.

Dans la vie civile aussi on peut retrouver certains gestes où se mesure la force des buveurs ; c'est le cas du concours du bras de fer : « Nous avons failli nous battre. Au dernier moment, la bagarre s'est changée en une épreuve de force au "bras de fer", qu'on appelle également "bras d'honneur". On peut souhaiter d'autres coude à coude avec son prochain [55] », conclut Blondin. Effectivement, le bras de fer se joue au mieux sur le zinc avant le coude à coude où, en levant son verre, chacun mesurera sa force d'une autre façon. C'est ainsi qu'autour d'un verre s'exprime souvent un mélange de convivialité et de rivalité.

L'esprit de corps alcoolisé

La vie estudiantine allemande est riche de rites alcoolisés qui étaient sortis des écoles militaires pour s'implanter, souvent après une atténuation de la violence, dans les universités et écoles civiles ;

Ernst Jünger et Heinrich Mann en ont donné plusieurs exemples [56]. À l'origine du phénomène [57], au XIXe siècle, cette intégration était une soumission à l'ordre bourgeois avec des relents nationalistes et antisémites.

On peut trouver des pratiques équivalentes dans les traditions de certaines grandes écoles françaises. Le phénomène [58] a été étudié pour les élèves de l'École des arts et métiers, les « gadzarts », où il persiste en dépit des tentatives de contrôle [59], comme la loi de 1998 sur le bizutage. Leurs comportements rituels, avec concours de beuverie et bizutage, l'« usinage », ne sont pas seulement un défoulement collectif après l'épreuve du concours d'entrée. Il s'agit d'un mode d'intégration et de reconnaissance réciproque qui favorise la formation de l'esprit de corps, voire de caste, face aux élèves des écoles concurrentes sur le marché de l'emploi des cadres. Cette pseudo-fraternité masque une rivalité persistante au sein de l'École pour le classement de sortie. Il s'agit aussi de l'apprentissage d'un savoir-vivre, avec le savoir boire qui en fait partie, pour des élèves souvent issus d'un milieu modeste. En conclusion, l'auteur de cette étude parle de ces traditions comme d'une « soumission » à l'ordre établi alors qu'elles étaient issues, lors de la fondation de l'École, d'une « sorte de mutinerie périodique » contre l'ordre capitaliste par des élèves venant de la classe ouvrière. Cette interprétation annonce notre lecture de la consommation excessive d'alcool comme un comportement qui conforte l'ordre établi, en dépit des brèves révoltes qu'elle peut susciter.

Boire ensemble

Roland Barthes l'a fort bien dit : « La collectivité gastronomique est essentiellement mondaine, et la figure rituelle est la conversation [60]. » Mondain veut dire « avec de la conversation », c'est pourquoi l'alcoolisme mondain existe dans tous les milieux, dans un salon ou autour d'un comptoir « crade ».

Boire un verre ensemble est un événement social. C'est un échange matériel, comme l'indiquent les pots-de-vin ou les pourboires, c'est un échange symbolique surtout. Qui peut refuser une bouteille ou une invitation ? Dès l'arrivée des invités, à peine est-il pris le temps de s'asseoir que l'hôte, pour montrer la qualité de son accueil et comme s'il fallait désarmer une agressivité, propose : « Que voulez-vous boire ? » L'invité a souvent prévu... le coup puisqu'il vient fréquemment avec une bouteille ; cadeau classique avec le bouquet de fleurs, comme en témoignait cette boutique parisienne intitulée *La cave fleurie*, où on pouvait acheter ensemble les deux présents. Il faudrait faire ici, en ethnologue, l'inventaire des modalités d'accueil. N'existe-t-il pas d'autres gestes que d'offrir une boisson ou un autre produit psychoactif comme le tabac chez les Indiens d'Amérique... et les Occidentaux avant la lutte contre le tabagisme ? Le prétexte est parfois de se réchauffer ou de se rafraîchir, cela sert surtout à délier la conversation et c'est lancé « comme une déclaration d'amitié » : le pote partage le pot, comme le copain le pain. Notons que si le mot copain vient étymologiquement de pain, le pote, trouvé dans la langue populaire dès la fin du XIXe siècle, dérive de poteau, au sens d'ami fidèle depuis 1400, par métaphore de la pièce de bois sur laquelle on peut s'appuyer... jusqu'à un certain nombre de verres !

UN GESTE HUMAIN

Boire signe l'appartenance au groupe, à la nation parfois. Celui qui sait boire, c'est-à-dire apprécier et/ou tenir le coup, prouve son inscription dans la collectivité. Savoir boire et ensuite savoir en parler semble faire partie du programme de certaines grandes écoles préparant à la vie politique. Cela peut servir de passeport, comme dans cette histoire d'agent double qui trompa ses informateurs sur sa nationalité réelle par ses connaissances œnologiques.

« Au restaurant, chacun vit sa vie alimentaire, c'est le régime de la séparation. Au fond, un repas est réussi lorsque tout le monde mange la même chose [61]. » L'auteur de cette réflexion estime qu'on partage vraiment un repas seulement si chaque convive mange les mêmes plats aux mêmes moments, selon le rythme du service de table actuel, dit « à la russe », qui remplaça au XIXe siècle le service ancien « à la française » où tous les plats étaient disposés sur la table. L'unité de lieu, de temps, de bouteille ou de gamelle est un élément fondamental pour la création de ce lien social. C'est pourquoi, au restaurant, on attend pour commencer ensemble sauf si « cela va refroidir ». Nous pouvons entrevoir ici l'importance sociale de l'apéritif [62], à côté de son rôle économique pour les commerces de restauration. Le mot apéritif désigna d'abord un médicament « qui ouvre les pores [63] », qui « ouvre les voies aux liquides [64] », puis désigna la boisson et enfin un temps particulier de la journée ou du repas. Alors l'apéritif reste ce moment de simultanéité où chacun, en attendant sa commande, peut boire en même temps une boisson commune à quelques membres du groupe. Effectivement, la simultanéité est plus facile avec les boissons.

Au début de l'ère chrétienne, un voyageur romain s'était étonné de la manière de boire gauloise en ces termes : « Dans un festin, ils s'asseyent en cercle (...) les serviteurs versent à boire (...) dans des vases de terre ou d'argent (...) ils boivent au même vaisseau, peu à la fois mais ils y reviennent souvent[65]. » C'était la manière ancienne de partager, comme dans certaines sociétés traditionnelles le partage à la gargoulette qui permettait de boire à la régalade de manière décalée mais à partir du même récipient. Il en reste aujourd'hui la gourde des randonneurs. Habituellement, on ne boit plus dans le même récipient depuis longtemps, par précaution d'hygiène aujourd'hui. Notons toutefois que, jusqu'au XVIIe siècle, il y eut un seul verre sur la table... quand il n'était pas sur le buffet.

À partir du XVIIIe siècle, chaque convive bénéficia d'un verre placé devant lui, mais le mélange de vin et d'eau, qui était habituel à l'époque pour les vins courants, était fait par les domestiques. Après la Révolution, le gastronome Grimod de La Reynière s'en plaignit, accusant les domestiques de remplir les verres « dans des proportions réglées selon leur caprice ». Il défendit la nouvelle manière, « la méthode actuelle qui plaçant les bouteilles et les verres sur la table permet à chaque convive de boire quand il a soif et de se servir à son goût[66] ». Cette manière annonce peut-être l'individualisme bourgeois du XIXe siècle, elle va peut-être dans le sens d'un égoïsme regrettable. Cependant, elle pourrait être remise à l'honneur dans certaines circonstances pour échapper à la pression de l'hôte et des voisins de table. Nous reverrons les difficultés des alcoolo-dépendants rétablis à préserver leur liberté de ne pas boire d'alcool dans une société « alcoolisante ». Pour préserver leur droit à la différence, il faut encourager cette indépendance. « Touche pas à mon pot », pourraient-ils dire : cela ne devrait pas les exclure du plaisir de la table et de la conversation.

UN GESTE « POLITIQUE »

« C'est un pauvre Grand Chef après une victoire, celui qui ne peut boire avec son ennemi[67]. » L'alcool facilite la communication avec les autres, avec les amis de longue ou fraîche date, avec les inconnus et aussi avec les ennemis potentiels qu'il faut tester, séduire ou réduire.

La commensalité révolutionnaire

L'étude de la période révolutionnaire apporte de nombreux exemples de l'importance du boire ensemble pour souder les communautés.

En rêvant à une fête célébrant l'unité nationale, un aristocrate réformateur s'exprima ainsi quatre jours après la prise de la Bastille : « Je voudrais que tous les Bourgeois de la bonne Ville de Paris fissent dresser leur table en Public et prissent leur repas devant leur maison. Le riche et le pauvre seraient unis et tous les rangs confondus (...). La Capitale, d'un bout à l'autre, ne formerait qu'une immense famille ; on verrait un million de personnes assises à la même table ; les toasts seraient portés au son de toutes les cloches, au bruit de cent coups de canon, des salves de la mousqueterie, au même instant, dans tous les quartiers de Paris ; et ce jour, la Nation tiendrait son grand couvert [68]. » Il avait lancé l'idée de la fête de la Fédération qui eut lieu à Paris le 14 juillet 1790 et qui s'étendit sur tout le territoire ; les fédérations s'organisèrent autour de banquets qui devaient être les lieux du partage et de la convivialité citoyenne. Ce sont les « fêtes de l'unanimité rêvée », dit Michel Vovelle [69]. Une des caractéristiques formelles de ces banquets fut l'appropriation d'un espace ouvert, comme nous l'explique l'historienne Mona Ozouf [70] : « Si le mauvais temps oblige à claquemurer le repas civique qu'on aurait voulu prendre en plein air et à le distribuer dans plusieurs pièces différentes, on a bien soin, lorsqu'on porte une "santé" à la table principale, de l'annoncer en même temps à toutes les autres tables et dans toutes les autres pièces avec tant de célérité que chacun buvait en même temps et au même objet. » Dans les banquets des fédérations, il était ainsi recommandé d'annoncer les santés à toutes les tables pour boire au même rythme et au même objet. On invitait à la même simultanéité la jeunesse et les vieillards. Mona Ozouf a parlé de « passion de la simultanéité » à défaut de l'unanimité si difficile à atteindre, seulement « rêvée », selon l'expression de Michel Vovelle. Peu avant la chute de Robespierre, lorsque la Terreur eut enterré ce rêve d'unanimité, le général Hanriot exprima encore à sa manière ce rêve : « Mes frères d'armes, lorsque vous êtes à vos petits repas fraternels, vous ne devez boire à aucune santé particulière ; dans une république, le souhait de la santé doit s'étendre à tous les hommes (...), rien n'est plus beau que de porter une santé à tous les défenseurs de la patrie [71]. » Ce général était alcoolique et utilisait peut-être ce rêve de fraternité pour dissimuler son appétence en multipliant les occasions de boire ; nous voyons fréquemment des exemples de telles manœuvres habiles dans la vie des alcoolo-dépendants.

Boire ensemble, trinquer, toaster est annulation de la violence, symbolisation de l'union. De nombreux exemples peuvent être trouvés pendant cette période où la mise en ordre fut une nécessité permanente, renouvelée pour chacun des partis qui venait d'accéder au pouvoir par la journée révolutionnaire précédente.

Au cours de la journée d'émeute du 20 juin 1792, lorsque le palais des Tuileries fut envahi par une foule menaçante, il ne fut pas possible au roi Louis XVI de refuser de boire avec le peuple malgré ses craintes d'un empoisonnement ; il fut d'ailleurs assez habile pour porter une « Santé nationale », ce qui lui assura un sursis de vingt jours jusqu'à la journée du 10 août.

Fausses convivialités : les ivresses diplomatiques

Le partage est encore plus utile avec les étrangers qu'il faut amadouer et avec les ennemis. La convivialité est alors assez inauthentique.

Les boissons et la bonne chère peuvent aider d'abord comme une arme secondaire pour mettre des rivaux hors de combat :

– Tacite l'avait raconté à propos des Germains : « Si on encourage leur ivresse en leur donnant à boire autant qu'ils le désirent, on ne les vaincra pas moins aisément par les vices que par les armes [72]. » Il ne s'agit pas d'une accusation gratuite contre l'alcoolisation des autres, comme nous en verrons de nombreux exemples, mais de pratiques confirmées par les Germains eux-mêmes.

– Nous avons évoqué la colonisation des Indiens d'Amérique par l'alcoolisation. Au XXe siècle, les partisans du Viêt-cong ont utilisé d'autres drogues pour intoxiquer les soldats américains au Viêt-nam.

L'alcoolisation directe de l'ennemi n'est pas facile, mais, après le combat, il est encore utile d'amadouer l'ennemi pour diminuer sa vigilance par une ébriété agréable. On peut trouver de nombreux exemples de négociations sous ivresse :

– Les vins de Bourgogne ont toujours été des auxiliaires diplomatiques des ducs de Bourgogne. On a dit que la politique et la diplomatie de Talleyrand se firent autant à la table que dans le bureau du ministre qui aurait affirmé : « J'ai plus besoin de casseroles que d'instructions écrites. » Avec le cuisinier Carême, il savait négocier les traités, les bouteilles ouvertes scellaient les paroles... comme pour illustrer l'expression « ça débouche sur un accord ». L'« eau de feu » fut également utile aux pionniers de l'Ouest américain pour négocier avec les Indiens.

– De nombreux exemples peuvent encore être trouvés dans les conflits récents en Yougoslavie : dans l'intermède des combats, les libations continuaient, sinon entre combattants, au moins avec les soldats des forces internationales et les journalistes : « Faire boire l'autre pour à la fois le rapprocher et aussi démolir sa contenance, pour le faire parler comme pour le déstabiliser semble (...) être une véritable tactique délibérée de la part des miliciens tchetnick », rapporta Véronique Nahoum-Grappe après son enquête[73] sur le terrain.

– On raconte, en Scandinavie, que les négociations entre Norvégiens et Danois sur le partage des champs pétrolifères de la mer du Nord tournèrent à l'avantage des Norvégiens du fait de l'intempérance du négociateur danois. Cette rumeur fut peut-être alimentée par des exemples pris dans certaines sagas. Dans l'une d'elle[74], un roi danois vint à bout des Vikings en les invitant à un banquet où il leur fit faire « des serments inconsidérés qui, bien entendu, les mèneront à leur perte », dit l'historien qui rapporta cet exemple.

– Plusieurs auteurs rapportèrent la même histoire à propos d'une négociation, au XIVe siècle à Reims, entre Charles VI et le roi de Bohême Venceslas : « Il s'enivrait chaque jour avec le vin de ce pays, et préféra consentir à tout, plutôt que de ne pas se livrer à cet excès », dit Lamarck[75].

Les producteurs de vin et d'alcool peuvent ainsi assurer leur domination en temps de paix ou de guerre. On pouvait lire dans un ouvrage de propagande au début de la Seconde Guerre mondiale : « Le vin de France continuera à remplir la double mission qu'il assume dans les circonstances présentes : réconforter les défenseurs du pays, être son ambassadeur au-delà des frontières[76]. » En temps de paix aussi, l'alcoolisation peut être en même temps séductrice et agressive : en Normandie, le « café de la mort[77] » est servi allongé d'une eau-de-vie pour tromper la vigilance des douaniers des rivages du Cotentin. On peut supposer que lesdits douaniers étaient parfois consentants pour fermer les yeux et ouvrir la bouche.

Cette « sociabilité éphémère réunit pour un temps des rivaux ou des adversaires, voire des ennemis », dit une historienne[78] dans une étude où elle analyse « la douceur d'être inclus ». Cependant, cette convivialité est fragile. Cet équilibre précaire s'illustre au mieux par l'origine du mot suédois « *skol* », devenu dans le monde entier une aimable invite à boire : il signifie « crâne », en souvenir des temps où les guerriers scandinaves fêtaient les victoires en buvant la bière dans le crâne de leurs ennemis.

Le pacte social

Lever son verre est signe d'union du groupe, de ralliement. « Tchin-tchin ! », dit-on parfois. Certains disent que le mot vient de *tsing-tsing*, « salut » en pidgin, le dialecte anglo-chinois d'Extrême-Orient ; d'autres pensent qu'il s'agit simplement d'une onomatopée évoquant les verres qui s'entrechoquent. La formule de salut est retrouvée dans d'autres langues. « Tout ce qui s'apparente à la violence, à la lutte, au conflit ou à l'opposition est conjuré par le don à ingérer », dit Michel Onfray[79]. Dans les temps anciens, le visiteur déposait les armes en entrant chez un hôte ; il en est resté longtemps l'habitude de laisser cannes et chapeaux au vestiaire. Pour finir de désarmer l'agressivité, l'offre d'un verre d'alcool a toujours été le moyen le plus efficace. Boire ensemble apparaît ainsi nécessaire à la réussite du pacte social. On peut donner l'exemple des réunions dans les auberges traditionnelles de Bavière, l'hiver à l'intérieur, l'été dans les « jardins à bière[80] », qui deviennent de véritables salles à manger collectives. Les clients peuvent apporter leur nourriture en se contentant de commander la bière : ces sorties familiales et privées deviennent ainsi des moments de partage social. Nous l'avons dit, ce rêve d'unanimité s'étend parfois à l'ensemble du territoire, voire au monde entier, par exemple le jour du beaujolais nouveau, lorsque le produit parvient presque à la même heure dans de nombreux bars de la planète par les moyens de transports rapides de notre époque.

> ## *Le vin de novembre*
>
> « Et le beaujolais nouveau arriva. Et du Nord au Midi, comme tous les 15 novembre, un printemps d'affichettes bleu ciel, rouges, oranges, vertes, fleurit aux vitrines des débits de boissons pour annoncer aux passants mornes que le petit Jésus des vins était né... Le beaujolais nouveau est arrivé !!! Ce Te Deum éclatait sur Paris, sur toutes les grandes villes... tintait louis d'or sur tous les zincs où se pressait le peuple pour voir et toucher le divin enfant de l'année... On perçait les tonneaux en une émouvante défloraison. Quel goût aurait-IL ?... Après le dépucelage venait la première communion entre LUI et son copain, l'homme[81]. » La dégustation a lieu à partir du troisième jeudi de novembre, le premier jour où la vente est possible. C'est ce matin-là à 0 heure que la « beaujolais race » est organisée au départ de Calais pour faire l'ouverture dans les pubs de la City. Ce jour-là, cinquante-cinq millions de bouteilles sont mises en vente, le dixième du total annuel. C'est le sixième fleuve de France, a-t-on dit : son flux s'écoule à travers deux cents pays étrangers qui absorbent la moitié de la production.

UN GESTE MAGIQUE

L'écrivain Octavio Paz[82] a noté que les deux images les plus fortes de notre tradition sont le Banquet platonicien et la Cène du Christ : le vin est symbole de la communication avec les autres et avec l'Autre. Nous rencontrerons souvent ces moments de communion-communication depuis leurs origines philosophiques et religieuses jusqu'aux versions laïques, utilitaires ou ridicules : banquets des anciens et confréries vineuses.

Les hommes se lient avec l'alcool, tandis que leur langue se délie. C'est pourquoi boire ensemble est considéré comme une manière de juger de l'honnêteté des convives. Après le célèbre « *in vino veritas* », on a pu trouver cette idée exprimée en de nombreuses langues, en de nombreux pays et sous des formes très variées[83] :

« *La vérité est au fond du verre* » (Pologne).
« *Le saké révèle la vérité du cœur* » (Japon).
« *Quand l'alcool entre, les paroles sortent* » (Vietnam).
« *Le vin fait surnager les secrets* » (Allemagne).
« *Les pensées du cœur sont dévoilées par l'alcool,*
« *Les lièvres cachés dans les herbes sont levés par les chiens* » (Chine).

Alors les hommes se méfient de ceux qui ne boivent pas d'alcool. Montaigne compara le buveur au moût qui fermente... « bouillant dans un vaisseau, pousse à mont tout ce qu'il y a dans le fond, aussi le vin faict desbonder les plus intimes secrets à ceux qui en ont pris outre mesure [84] ». Rousseau condamna pour cette raison le convive sobre qu'il accusa de dissimulation car « un homme franc craint moins ce babil affectueux et ces tendres épanchements qui précèdent l'ivresse [85] ». Baudelaire a formulé encore plus clairement ce soupçon : « Un homme qui ne boit que de l'eau a un secret à cacher à ses semblables [86]. » On rapporte [87] de temps à autre des effets de cette franchise, comme chez ce garçon de café ivre qui en 1998 avoua sa participation à l'assassinat d'un chauffeur de taxi, quinze ans auparavant. Cependant, on connaît aussi des ivresses avec autoaccusations délirantes.

Tous les anciens pensaient que le vin « était le principal ferment de la franchise », comme le formula Plutarque : « En libérant notre âme de la servilité, de la crainte et de la méfiance, il nous accorde de faire preuve de sincérité et de franchise les uns envers les autres [88]. » Plutarque affirma encore qu'il était possible de délibérer en buvant et rappela que les Grecs le faisaient, comme les Perses ou d'autres « barbares ». C'était aussi le cas des anciens Germains qui délibéraient alors qu'ils étaient tout à fait ivres : Tacite a rapporté comment l'ivresse continuait chez eux après les combats, pendant les délibérations, alliances, élections des chefs et traités de paix. Ses écrits sont très clairs : les Germains « délibèrent quand ils ne sauraient feindre », alors que, grâce aux beuveries, « l'esprit s'ouvre à la franchise ou s'échauffe pour la grandeur [89] ». Félice a expliqué que les Germains « ont recours à l'ivresse dans les circonstances graves parce qu'elle fait d'eux des inspirés, des possédés grâce au contact immédiat qu'elle leur vaut avec les esprits et les dieux ».

Cette attitude religieuse s'oppose, par exemple, à celle de l'Ancien Testament où les prêtres devaient rester sobres dans l'exercice de leur fonction : « Vous ne boirez point, vous et vos enfants, de vin, ni rien de ce qui peut enivrer, quand vous entrerez dans le tabernacle du témoignage (...). Afin que vous ayez la science de discerner ce qui est saint ou profane, ce qui est pur ou impur [90]. » Au contraire, dans de nombreuses sociétés antiques ou traditionnelles, les dieux « participent » à la consommation d'alcool ou de drogue et inspirent les prêtres et les fidèles. Aujourd'hui, l'inspiration se limite le plus souvent aux blagues de comptoir, mais une même force lie toujours les buveurs entre eux.

La ratification par le ratafia

Dans certaines civilisations, les buveurs cherchaient donc une garantie de sincérité par la consommation d'alcool ou d'un autre produit psychoactif. Nous avons évoqué par ailleurs le rôle diplomatique joué par la table et les boissons. L'authenticité des anecdotes anciennes est parfois contestable, mais nous en connaissons des équivalents dans de nombreuses pratiques quotidiennes encore vivantes aujourd'hui. « Boire ensemble » permet toujours de sceller des accords entre particuliers (vente ou échange de biens, engagement, convention). C'est l'origine probable du mot « ratafia ». Dans les sociétés traditionnelles, plutôt que de signer *des papiers* dans l'étude d'un notaire, ou bien parallèlement à cette formalité, les contractants s'engageaient non *par écrit* mais de cette manière *orale* en partageant une boisson : « *Res rata fiat* » – la chose est ratifiée –, disaient-ils, avant de verser la liqueur appelée depuis « ratafia ». Le mot créole « tafia », donné quelquefois pour origine de « ratafia », serait en fait dérivé du mot français que les indigènes ne savaient prononcer entièrement : nous avons vu que l'alcool a souvent « aidé » lors de nombreuses négociations avec les premiers habitants des Amériques.

Boire en compagnie, comme manger le même pain, crée donc un lien magique avec le commensal, qu'il s'agisse d'un ami, d'un partenaire commercial, d'un étranger ou même d'un ennemi. Il s'établit « entre convives, une identité d'être, une sorte de consanguinité », dit Jean-Pierre Vernant[91] à propos des repas chez les Grecs anciens. Grâce aux nourritures et aux boissons communes, les humeurs du corps se rapprochent… en particulier s'il s'agit du vin qui évoque le sang. Boire ensemble la même chose efface les différences : se désaltérer gomme les altérités. Comme dans les théories médicales anciennes, la boisson absorbée en commun rend les humeurs semblables et les buveurs identiques.

Du rituel au toast banalisé

Ainsi, depuis l'origine des temps, des groupes joyeux et bruyants trinquent – mot qui a signifié d'abord boire, puis boire en choquant les verres. Mais le geste terrestre est souvent complété par un autre mouvement qui porte les verres vers le ciel, indiquant un caractère sacré oublié. Félice[92] a analysé ainsi la force du toast originel chez les anciens Scandinaves : « Rite oral ponctué de gestes, qui rapportait aux dieux ou aux morts la puissance mystérieuse contenue dans le breuvage enivrant, et qui assignait à travers l'être humain, qui s'en faisait réceptacle, une tâche précise, un but déterminé (...). Quant au buveur, il devenait lui-même l'agent de transmission de la force sacrée qui devait être mise en œuvre ici-bas. En fait, il se plaçait volontairement dans un état analogue à celui où se trouve la victime du sacrifice, puisqu'il servait à la fois de point d'appui aux énergies divines et de point de départ pour leur action ultérieure. » Nous comprenons mieux avec cette perspective pourquoi la force de la boisson donne des indications sur la force de celui qui supporte son effet. Celui qui « tient bien » l'alcool est celui qui accomplit bien le sacrifice. Dans ces rites scandinaves, la boisson n'était pas répandue en offrande pour les dieux ou les esprits. « C'étaient les hommes qui, en buvant, s'offraient à eux afin de se transformer en instrument de leur intervention (...). Dans toutes ces pratiques, les sacrifiants sont en même temps les sacrifiés », dit encore Félice. Cette interprétation nous semble intéressante du point de vue des malades alcooliques dont nous avons déjà relevé la recherche de Dieu dans l'alcool au prix du sacrifice de leur santé et parfois de leur vie. Ils sont les sacrifiés d'une société qui continue d'utiliser l'alcool dans de nombreux rites laïques.

À votre santé !

Le toast garde encore dans certains pays d'Europe du Nord une apparence de rite mais, en général, il est devenu, par des atténuations successives, un acte de courtoisie ou une simple formalité. C'est ainsi que « Je bois à la santé de... » a cessé d'être une prière. Vidées de tout contenu religieux, les formules sont restées, en particulier dans les langues latines : « À votre santé, *salute, a su salud, a suà saude* », en grec aussi ou encore en hollandais : « *Op uw gezondheid* ». Il n'est plus fait de détour par l'offrande à un dieu qu'on souhaiterait rendre bienveillant. Les dieux sont aujourd'hui oubliés, le liquide ne sera pas versé sur la terre ou dans les flammes à leur intention. Tout sera bu jusqu'à la dernière goutte, au risque des buveurs qui ont perdu le sens sacré ou, simplement, symboliquement humain de ce qu'ils font.

LA TOURNÉE

Un temps fort de la vie sociale, à domicile ou au café, est donc la « tournée », idéal de la consommation où il faut boire au même rythme que les autres : alors les buveurs manifestent amitié ou estime, essaient parfois de séduire, d'acheter complicité ou complaisance. La tournée générale agrandit le cercle comme celle, tant attendue, du patron. Les reproches accablent celui qui refuse de partager un verre : refuser un verre, c'est agresser, faire preuve de mauvaise éducation, refuser de laisser tomber les armes et de se montrer à découvert, c'est même soupçonner l'autre de vouloir vous empoisonner !

« On ne se connaît pas tant qu'on n'a pas bu ensemble. Qui vide son verre, vide son cœur. Vous allez venir boire avec moi. Ça ne se refuse pas[93]. » Cette phrase illustre bien le passage insidieux du plaisir de la convivialité au conformisme et à la contrainte du rite social. Dans ce phénomène, on peut voir comment la convivialité peut se transformer en un lien contraignant. La tournée est parfois imposée à celui qui doit fêter un événement heureux, et la tournée doit être rendue à celui qui l'a payée ; cette obligation ne souffre pas d'exceptions, sous peine d'exclusion. Parfois, il paraît impossible de remettre au lendemain, cette règle entraînera faci-lement les buveurs vers les excès. Cependant, il faut « remettre cela » au même niveau de dépense, car il ne faut pas suggérer une position sociale supérieure par une dépense disproportionnée. C'est la différence avec le potlatch pratiqué par certains peuples où les hôtes rivalisent dans une escalade de dépenses. Ainsi, les tournées permettent d'affirmer l'égalité entre ceux qui partagent les mêmes boissons. Nous l'avons vu à propos du « boire ensemble » révolutionnaire.

L'idéal entre convives est donc de prendre « la même chose » avec simultanéité. La tournée du patron sort de cet idéal d'égalité. Un certain patron a bien compris la particularité de cette situation en invitant sa clientèle à des adieux posthumes arrosés : selon son testament[94], ses clients ont pu défiler pendant deux jours en mai 1994 devant sa dépouille, exposée sur une table réfrigérante au milieu de son bar de la Drôme, en portant un dernier toast à ses frais !

ARITHMÉTIQUE ALCOOLISÉE : LA MULTIPLICATION DES VERRES

1 = 2

« Prenez un quart, c'est pareil », me répondent en général les serveurs, lorsque je demande un verre de vin. Lorsque je leur fais remarquer que le quart est juste le double du ballon, ils répondent souvent que ce quart me reviendra moins cher que le verre.

1 = 4

Dans les débits de boissons, la tournée est limitée financièrement, les doses se mesurent dans les verres ; à domicile, les doses consommées sont souvent supérieures. Entre amis ou avec son conjoint, un buveur dira innocemment avoir pris « un apéritif », alors que le « double bien tassé » équivaut à quatre « verres » ordinaires.

1 = 30

Si le serveur peut ainsi tenter de vous démontrer que 1 = 2 lorsque vous commandez seul, dans une tournée générale la table de multiplication se complique. Le plus sincèrement du monde, celui que vous interrogez dira : « J'ai pris un apéritif avec les copains », en fait une boisson payée par chacun, donc trois s'ils étaient trois ou... trente, comme me raconta ce légionnaire évoquant les sorties de sa caserne corse avec une bande de camarades. Lorsqu'ils avaient bu chacun le verre offert par les vingt-neuf autres, il fallait alors les reconduire « ivres morts » dans un camion militaire appelé par le propriétaire du débit de boissons.

Le lien social se construit ainsi sur cette escalade au risque de provoquer l'éclatement du groupe. Le lien social se constitue aussi grâce au contrôle exercé par le groupe : « Ils jouèrent au 421 (...) burent de ce beaujolais nouveau qui les maintenait très exactement euphoriques, en un menu bonheur qu'ils savaient calibrer au verre près ne s'autorisant l'"overdose" que par exception ou par distraction. Ils n'étaient pas de ces buveurs tragiques parce que solitaires ou suicidaires à tempérament, ils riaient et si par malencontre l'un d'eux prenait le voile, les trois autres le ramenaient à la surface[95]. » Cette maîtrise est malheureusement souvent une illusion : échapper ainsi aux problèmes n'est pas toujours facile.

Les moments et les lieux de dégustation et de consommation entretiennent des risques d'excès répétés et d'intoxication chronique. Le lien social réunit les buveurs du groupe, tandis que s'excluent ceux qui ne participent pas aux libations. C'est dans la bande de copains ou le groupe professionnel que s'exprime clairement l'intégration par l'initiation. C'est souvent une épreuve comme celle du mousse qui devait boire et fumer, parfois jusqu'à la perte de connaissance, pour être accepté par les matelots. Ce piège de l'entraînement et du lien social se referme souvent car s'exclure du groupe en se singularisant n'est pas chose facile. La difficulté est variable selon le sexe, le milieu social et certaines circonstances personnelles :

– Une femme candidate aux élections législatives françaises de 1997 disait qu'elle avait un avantage sur ses adversaires masculins en n'étant pas obligée de boire de l'alcool ; elle disait aussi qu'elle ne payait pas de tournée, elle ne pouvait ainsi être soupçonnée d'acheter ses voix avec de l'argent provenant de pots-de-vin [96] !

– Faire comme les autres permet d'être avec les autres et parfois d'être un autre. Résister à cette tentation de conformisme peut être difficile dans certains groupes, à certains moments de l'année ou à certaines périodes de la vie, comme l'adolescence.

– Ce besoin de conformité sociale peut aussi provenir d'un trait de personnalité pathologique chez celui qui a besoin d'être *contenu* dans un groupe pour se croire *compris* et aimé, ou encore chez celui pour qui « être identique » tient lieu d'identité. Du phénomène de la tournée, le buveur excessif et l'alcoolo-dépendant profiteront pour faire « comme les autres ». Ils boiront « pour un oui ou pour un non », c'est-à-dire souvent parce qu'ils ne peuvent dire non aux invitations des autres.

Certes, les gestes et les rites de la consommation expriment le plus souvent la générosité du don et la convivialité, mais ils perdent parfois cette chaleur pour devenir des contraintes, lorsque la tournée devient un véritable « droit de regard sur le comportement d'autrui [97] », comme disent, en cliniciens, Jean Morenon et Jean Rainaut. Le rite est alors une étape avant l'installation de la dépendance, comme l'indique le vocabulaire des clochards lorsqu'ils appellent la bouteille le « pieu ». Cette métaphore indique bien comment le lien social peut se transformer en une perte de la liberté. Martine Chatelain-Courtois a donné un bon exemple [98] du passage de la convivialité à la contrainte sociale avec son analyse de l'expression « faire raison à quelqu'un ». Auparavant utilisée à la fois pour les duels et les toasts, elle signifiait répondre à une provocation en duel et boire avec celui qui a porté une santé.

CONCOURS DE BOISSONS ET EXHIBITIONS VIRILES

Véronique Nahoum-Grappe a analysé dans plusieurs textes [99] ces provocations à boire où l'agressivité remplace la convivialité. Elle a donné l'exemple d'une saga islandaise [100] où Egill, le héros, devait boire sans répit, incité par un rival. Il buvait même à la place de ses hommes qui n'en pouvaient plus, lorsqu'il comprit où cette manœuvre l'entraînait. Il se leva alors pour vomir sur son rival qui prit la fuite ; Egill et ses soldats purent ainsi récupérer leurs armes et leurs chevaux pour se sortir de cette « embuscade », selon le mot utilisé parfois aujourd'hui pour parler de la « rencontre » avec des amis autour d'un verre.

Si les concours de buveurs continuent, les mœurs ont tout de même changé. Aujourd'hui, les buveurs s'affrontent seulement au bras de fer ou aux dés et, habituellement, c'est de manière plus discrète qu'ils vont vomir en maudissant ceux qui les ont entraînés aussi loin. Pourtant, les enjeux sont les mêmes, il s'agit de témoigner de sa virilité dans la guerre et en amour dans une équivalence intéressante : le concours doit témoigner de cette « étrange compétence corporelle de pouvoir tenir l'alcool, rester debout le dernier, en état d'érection verticale de tout l'ensemble corporel, face aux autres, affalés », interprète Véronique Nahoum-Grappe. Dans d'autres environnements culturels, les hommes se sont comportés différemment : pour participer aux cortèges dionysiaques, les hommes se déguisaient en femmes. Plutôt que de manifester leur virilité par des attitudes de prestance, ils acceptaient l'expression de la bisexualité révélée par l'ivresse.

Comme dans les sagas nordiques, aujourd'hui encore dans de nombreux pays « le héros le plus puissant politiquement est celui qui tient le mieux l'alcool ». Nous pouvons illustrer la persistance de cet enjeu par des photos de campagne électorale sur lesquelles nous voyons les candidats faire des détours par de nombreux « zincs » et se laisser complaisamment photographier un verre à la main. Toutefois, personne n'est plus accablé aujourd'hui comme Pierre Mendès-France le fut lorsqu'il avait été défini par ses opposants comme l'homme politique « buveur de lait ». Nous verrons plus loin que, dans notre imaginaire occidental, depuis Socrate, le philosophe le plus puissant est aussi celui qui tient le mieux l'alcool en étant capable de garder le pouvoir de la parole tout en continuant à boire... Certains intellectuels s'en souviennent. D'après Jean Cau [101], témoin bien placé, Jean-Paul Sartre aurait possédé une résistance égale à celle du philosophe grec : « Des générations d'ancêtres alsaciens et périgourdins lui ont donné un moteur qui brûle tout. Au contraire de Blondin, plus il boit, plus il écrit. » Jean Cau a raconté un voyage de Sartre en URSS où il dut engager un concours de boissons contre un auteur officiel du régime : « L'enjeu était formidable. Un Français résisterait-il à la formidable capacité d'ivrognerie soviétique ? » C'est ainsi que Sartre rapporta le défi avant de reconnaître que, s'il gagna la première manche, il renonça à la revanche proposée le lendemain en voyant que son adversaire, « frais comme une rose », avait beaucoup mieux récupéré que lui.

L'entraînement social

Aborder les facteurs sociaux de l'alcoolisation est difficile. Affirmons d'emblée que tous les « milieux » de la société sont concernés, même si certains sont montrés du doigt plus facilement. C'était le cas, au XIXᵉ siècle, du prolétariat et des artistes, accusés par les milieux bourgeois. Il est intéressant de voir comment les différents auteurs condamnent ou justifient les alcoolisations respectives des milieux populaires ou des classes favorisées ; selon leurs idéologies, ils considèrent que les conditions sociales aggravent ou excusent l'alcoolisation, qui peut leur apparaître comme une fatalité… soit de la misère et de l'épuisement au travail, soit de l'aisance et de l'oisiveté.

– Dans un texte attribué à un roi juste, Salomon, les excès des puissants sont clairement condamnés et ceux des pauvres excusés : « Ne donnez point de vin aux rois (…) de peur qu'ils ne boivent et qu'ils n'oublient la justice, et qu'ils ne blessent l'équité dans la cause des enfants du pauvre. Donnez à ceux qui sont affligés une liqueur capable de les enivrer (…) Qu'ils boivent et qu'ils oublient leur pauvreté, et qu'ils perdent pour jamais la mémoire de leurs douleurs. [102] »

– Rousseau loua souvent le vin et les vignes chargées de ce « fruit bienfaisant que le ciel offre aux infortunés pour leur faire oublier leur misère [103] ». Hugo défendit son peuple, en mettant en scène cet ouvrier modèle : « "J'ai sept mioches à nourrir. Comme il faut qu'ils mangent il ne faut pas que je boive." Et il ajouta avec la satisfaction d'un être sérieux qui fait une phrase : "Leur faim est ennemie de ma soif [104]." » Zola apporta de son côté, avec *L'Assommoir*, une description des causes sociales de l'alcoolisme. Citons simplement cette phrase : « L'ouvrier n'aurait pas pu vivre sans le vin, le papa Noé devait avoir planté la vigne pour les zingueurs, les tailleurs et les forgerons. Le vin décrassait et reposait du travail [105]. » Le livre provoqua un scandale et lança le naturalisme en littérature. Dostoïevski est un des rares écrivains du XIXᵉ siècle ayant mis en scène l'alcoolisation dans les classes privilégiées à une époque où presque tous insistaient sur les problèmes créés parmi les ouvriers ou les paysans.

Le plus souvent, effectivement, le regard ou le discours des classes dominantes, de ceux qui parlent et jugent, ont stigmatisé l'alcoolisation du peuple et des groupes qui n'ont pas le pouvoir de la parole. Des associations étaient faites entre l'alcool et le crime ou la dégénérescence. Ce discours établissait un grand écart entre l'ivrognerie crapuleuse et l'« éthylisme » d'un bourgeois ou d'un artiste. Ce sont des jugements de classe dont témoignent certaines expressions comme « la cuite du jour de paye », expression péjorative sortie des salons, là où on rencontrait seulement des alcooliques mondains !

« L'ALCOOLISME MONDAIN »

Cependant, un autre discours stigmatise ceux qui ont apparemment « tout pour être heureux » et qui sombrent, parfois en perdant tout. Pour certains censeurs en effet, l'alcoolisme dans les classes favorisées n'a pas d'excuse, les mots d'éthylisme ou d'alcoolisme mondain sont simplement utilisés pour tempérer la brutalité et pour donner une explication.

Le mot a été officialisé dans une thèse de médecine de l'année 1934. Dans ce texte[106], l'auteur reconnaît que les origines de cette intoxication sont les conditions « communes nécessaires à la réalisation de l'alcoolisme en général » ; cependant, il dénonce violemment de nouveaux modes d'intoxication. Il invoque le désœuvrement, la perte depuis la guerre des barrières morales qui auparavant protégeaient en particulier la femme. Il stigmatise le rôle de la mode, la vogue du bar – celui où il faut être vu – et les bars domestiques : « Dans les immeubles nouveaux, pour lesquels on annonce tout le confort moderne et même ultramoderne, le bar est prévu dans l'appartement. » Il dénonce encore le bar portatif dans les automobiles. Dans le choix des alcools, il insiste sur la mode des cocktails, « un breuvage barbare et baroque composé au hasard de la fantaisie d'ivrognes invétérés ou de marchands intéressés ». Il pense que l'étrangeté de certains mélanges « traduit bien le trouble mental de ceux qui les consomment ». Comme souvent apparaît l'ambivalence de l'auteur qui consacre tout un chapitre aux recettes de cocktails qu'il croit « devoir reproduire », ses malades lui ayant « très obligeamment donné toute la documentation utile ». L'auteur stigmatise les buveurs chargés de responsabilités pour lesquels les conséquences de l'alcoolisation risquent d'être plus graves. Il majore la responsabilité du buveur du fait de sa culture. Le jeune thésard évoque la complicité de l'entourage, notables et responsables de la santé ou de l'ordre public appartenant à la même classe et participant à une conspiration du silence.

On parle encore aujourd'hui d'« alcoolisme mondain » sans tenir compte du fait que l'alcoolisation populaire est tout aussi mondaine – c'est-à-dire conviviale, sociale – car, bien qu'il s'agisse d'un autre monde, les règles sociales y sont tout aussi importantes.

– « C'était un alcoolo mondain », me disait un bourgeois, en parlant d'une de ses relations : « Il n'était pas au zinc toute la journée. » Ses préjugés l'empêchaient de voir que le mécanisme est tout à fait le même pour ceux qui ne sont pas invités dans les cocktails et les dîners.

– « Oui, enfin, c'est peut-être de l'alcoolisme mondain », me disait un psychanalyste à propos d'un de ses amis. C'était un propos étrange de la part de cet homme, dont les opinions étaient d'ordinaire déterminées par la dimension psychique des événements, que d'excuser par la fréquentation du « monde » cette conduite, en rejetant toute la responsabilité sur l'entraînement et les données sociales. Il semblait lui aussi perturbé par un jugement de classe. Tentons d'analyser objectivement chacun des facteurs sociaux de l'alcoolisation.

LA FAMILLE

C'est dans la famille, noyau de la société, que se construisent les références culturelles autour de l'alcool. De nombreuses coutumes ont été analysées. Nous connaissons le geste[107] à la fois érotique et rituel du banquet grec entre hommes, lorsque la coupe de vin est offerte à l'aimé. Le même geste pouvait sceller des fiançailles. La coupe n'était pas partagée entre les fiancés, mais entre le jeune homme et son futur beau-père. Le rite persistait avec quelques modifications deux mille cinq cents ans plus tard... en France, dans la région du Morvan[108]. Le garçon devait offrir à boire à ses futurs beaux-parents au cabaret lors de la fête patronale ; l'accord devenait officiel lorsque la fille trempait les lèvres dans le verre du fiancé. Lors des invitations à la noce, les fiancés ou leurs marraines devaient boire dans chaque maison ; un refus eût porté malheur. Si une jeune fille avait choisi un garçon dans un autre village, elle devait à ceux de son village une « taxe » payée en vin. Nous n'insisterons pas sur la place de l'alcool au cours des cérémonies actuelles du mariage ou de toutes les autres occasions de rencontres familiales et amicales. Elle est considérable, elle s'exprime différemment selon le milieu socioculturel. Partout en France, de nos jours, l'initiation des enfants à l'alcool a lieu en famille, comme les premières ivresses lorsque les adultes ont relâché leur attention. L'initiation peut avoir lieu dans un contexte affectif particulier : avec un parent ou un grand-parent. L'influence des facteurs familiaux s'élargit si on considère les données génétiques. Il existe dans certaines familles une interférence entre l'héritage de valeurs et d'attitudes favorables à l'alcool et l'hérédité proprement dite.

LES LOISIRS

Actuellement, la consommation s'est déplacée. En France, elle perd de son importance dans les débits de boissons et sur les lieux de travail, et se déroule davantage à domicile et lors des loisirs. Par ailleurs, les repas ne sont plus les seuls moments privilégiés de consommation. La consommation d'alcool est liée à de nombreux loisirs et aux pratiques sportives. Nous signalerons, en passant, l'entretien de ce lien du fait de la sponsorisation des événements sportifs par les producteurs d'alcool ; elle est aujourd'hui interdite en France mais reste très active dans d'autres pays.

Une consommation d'alcool à problèmes peut survenir lors de la pratique de nombreux sports, collectifs ou individuels, aussi bien chez les amateurs que chez les professionnels. Chacun pourra trouver des souvenirs de ces excès. Nous connaissons la réalité des soirées alcoolisées des vacanciers pendant les séjours de ski, depuis l'heure des « *happy hours* » lorsque la nuit est tombée précocement jusque tard dans la nuit parfois. Nous verrons au chapitre traitant de l'ivresse que les traumatismes de ski liés à l'alcool ne sont pas négligeables. Nous entendons régulièrement des échos de soirées bien arrosées après les compétitions, en particulier dans les nouvelles disciplines de surf et de ski acrobatique. Les spectateurs de ces courses [109] sont également souvent très alcoolisés.

La troisième mi-temps

Le cas le mieux connu est celui du rugby et de sa célèbre troisième mi-temps, destinée selon la formule consacrée à « évacuer la pression (...) on commence souvent par refaire le match. Mais on finit presque toujours en refaisant le monde ». Autrefois, le repas d'après-match, qui ouvrait la fête, était le seul dédommagement d'un sport amateur ; aujourd'hui, c'est seulement une récompense après la rigueur de la préparation, après la « fameuse pression qui pèse sur les sportifs », dit un connaisseur [110]. C'était une affaire d'hommes, comme ce texte l'exprime si clairement : « Je me souviens surtout du second coup d'envoi, sifflé comme une chanson à boire, dans un bar où les hommes s'embrassaient comme des frères (...). Là où les hommes rient et pleurent comme des petits. Là où péniblement ils apprennent à devenir grands. Là où finalement en parlant, ils prennent encore plus de risques que sur le pré[111]. » Aujourd'hui, les joueurs se professionnalisent, leurs femmes les accompagnent, et les diététiciens les surveillent. Dans le rugby de haut niveau, il ne reste plus de la troisième mi-temps que des images folkloriques médiatisées par les chaînes de télévision les soirs des matchs internationaux. La troisième mi-temps (ou le dix-neuvième trou !) se joue aussi lors de la pratique du golf : « La tradition en golf est de se retrouver entre joueurs, le soir au bar. Et là, on évacue le stress... [112] », dit l'ancien numéro un français, B. Pascassio.

LE TRAVAIL

La société industrielle, les conditions de vie et de travail ont souvent été rendues responsables de l'alcoolisation. Les professions accusées de favoriser l'alcoolisation sont nombreuses, certains parlent de professions « exposées », d'autres considèrent ces explications comme des alibis.

Quand le bâtiment boit...

Dans le bâtiment, on connaît tout un folklore, à commencer par la bouteille de vin qu'on appelle le « niveau » (d'eau !), la « tige » ou le « boulon de 33 », d'après la longueur en centimètres du litre traditionnel. Elle était achetée par l'apprenti qui devait prouver qu'il savait boire comme un homme pour être accepté parmi les compagnons. On connaît dans le détail l'histoire d'un maçon creusois du XIXe siècle, Léonard, qui a commencé à quatorze ans en montant le mortier à la hotte. C'est son père qui le premier « récompensa » ses efforts avec l'alcool : « Le soir, lorsque j'arrivais au garni, mon père, qui ne fut jamais pour moi un ingrat, m'amenait boire chopine chez le marchand de vin. » Cette initiation fit place à une habitude régulière avec ses compagnons : « Dès que nous avions pris le matin nos effets de travail, il fallait aller boire la goutte et souvent nous redoublions deux ou trois fois[113]. » L'alcoolisation touchait en particulier ceux qui travaillaient dans les conditions d'équilibre les plus difficiles, certains utilisant l'alcool pour lutter contre le vertige et la peur. Les modifications des conditions de travail ont induit des changements : surveillance des chefs de chantier, mécanisation. Aujourd'hui, l'alcoolisation traditionnelle semble limitée à ceux qui travaillent encore à la tâche ou à certains postes. L'arrivée des travailleurs musulmans a encore modifié les habitudes. Je me souviens de l'arrosage d'une fin de chantier où un manœuvre musulman s'était caché ; le compagnon maçon alla le chercher pour la photo en le protégeant des invitations et moqueries des autres.

Alcoolisme, maladie professionnelle ?

De nombreuses conditions de travail sont rendues responsables :

– Exécution de tâches ingrates, monotones, répétitives, ne demandant pas de qualification, et travaux de force, où l'alcool a la réputation d'en donner. En témoignait dans la langue populaire l'appellation « porto de déménageur » pour le vin rouge. Aujourd'hui, les métiers de déménageur ou de docker sont effectués avec l'aide de machines, ces ouvriers deviennent conducteurs, et l'alcoolisation est incompatible avec la sécurité.

– Travaux dans des conditions physiques difficiles : chaleur ou froid, atmosphère sèche ou empoussiérée, production de fumée et de gaz (fournil, hauts fourneaux, mines...) où la dépense énergétique et hydrique du corps est importante. Là encore l'alcool a la fausse réputation d'aider en réchauffant, en rafraîchissant, en réhydratant ; cette réputation est souvent née dans les usines du XIX\ :sup siècle où les conditions de travail étaient fort mauvaises.

– Organisation du travail de certaines professions ou de certains postes : horaires particuliers, solitude, isolement, travail de nuit, déracinement du représentant ou du diplomate. On peut relever encore l'alternance de périodes de « veille », avec attente d'un événement, et de « sorties », difficiles à vivre parfois. Au retour, l'alcoolisation servira à oublier pendant la nouvelle attente : c'est souvent le cas des professions de la sécurité – agents de la force publique ou vigiles privés. Les conséquences de l'alcoolisation peuvent alors être graves.

– Professions de relations publiques : l'exemple typique de la France rurale est le facteur, invité dans toutes les maisons. J'en ai connu un qui cultivait la tradition sur une île de la banlieue parisienne. Les professions où l'alcool facilite le contact et la communication sont innombrables même si les repas d'affaires, les gros contrats signés autour d'une table sont quelquefois des souvenirs d'une autre époque où les pots-de-vin commençaient par ces arrosages. Aujourd'hui, les restaurateurs se plaignent que les hommes d'affaires ne boivent plus autant, tout au moins au déjeuner.

Le terrassement, les travaux des champs, les métiers de la marine cumulent plusieurs de ces facteurs. Ajoutons les cultures de certaines entreprises ou de certains métiers, où jouent les habitudes, l'entraînement, l'intégration du travailleur dans le groupe professionnel. Notons enfin les professions en rapport avec la production, la distribution et la vente de boissons, en particulier en cas de manipulation de bouteilles dans les cuisines ou les lieux de vente et de consommation. Cette liste très longue rassemble des facteurs seulement favorisants, parfois contradictoires, comme, par exemple, la solitude et les relations publiques ; elle concerne aussi bien le manœuvre que le « cadre sup ». L'évolution des métiers modifie actuellement ces facteurs d'alcoolisation : la mécanisation et l'informatisation obligent tous les travailleurs à une meilleure concentration intellectuelle, d'autant que les exigences de sécurité sont de plus en plus grandes. L'arrivée des femmes change certaines ambiances viriles et alcoolisées : j'ai pu le constater au sein de la préfecture de police de Paris. Enfin, la crise économique interfère avec les habitudes du monde du travail.

Le pourboire et le pot-de-vin

L'habitude du pourboire témoigne de la valeur ancienne du vin pour récompenser un service, comme paiement inclus dans les usages ou comme rétribution supplémentaire. Il récompense la qualité du travail, tout en incitant à boire à la santé du payeur. Cette coutume du pourboire est d'un usage courant dès le XIVe siècle : « En ce temps-là, rien n'eût pu remplacer dans la rémunération d'un travail manuel l'effet moral de l'offrande du vin », dit l'historien Dion. Il suffit d'interroger un certain nombre de langues pour se rendre compte à quel point était répandue l'habitude du pourboire :

– *Lijuomara* – argent de la boisson –, dit-on en finlandais, *drikkepenge* – argent pour boire –, en danois, *drikkepenger* ou *drikkeskilling*, abrégé en *drikks*, en norvégien, et *drickspengar* ou *dricks*, en suédois. Tous ces mots semblent venir de l'ancien germain *drickspengar* comme *Trinkgeld* – argent pour boire –, en allemand d'aujourd'hui.

– En hongrois on peut reconnaître la racine *bor* – vin – dans le mot *borravalo*.

– En castillan et en catalan, pourboire se dit *propina*, du latin *propinare* – boire à la santé, boire en premier.

– En polonais le mot est *na piwek*, c'est-à-dire « pour la boisson ». En russe, le pourboire est *na'tchai*, soit « pour le thé » ; cependant il est parfois arrosé !

En français, le mot « pourboire » existe seulement depuis le XVIIIe siècle. Auparavant, depuis le XVIe, était utilisé le mot « pot-de-vin », qui n'était point péjoratif : il témoignait de la rareté de ce produit et de la façon dont il était apprécié lors d'un paiement ou d'une transaction. On offrait après une cérémonie religieuse « le vin du curé », le futur marié offrait « le vin des noces », le client payait « le vin de clerc » après son procès. En s'installant dans une ville, on rendait visite aux magistrats en offrant « le vin de la bourgeoisie ». Il pouvait s'y ajouter une somme d'argent, c'est pourquoi cette somme, reçue pour la conclusion d'un marché licite ou secret, s'appela alors « pot-de-vin ». La limite entre rite social et cadeau corrupteur était parfois difficile à faire : il s'agit bien d'une tentative de corruption lorsque Chicaneau intéresse le juge Dandin à son affaire en lui parlant d'« un quartaut... de très bon muscat[114] ».

On pouvait retrouver traces de ces transactions récemment en Saxe[115] : le vin rare de ce pays froid, issu des anciennes vignes des évêques et de la cour de Dresde, était utilisé sous le régime communiste comme monnaie parallèle pour obtenir des services impossibles à payer avec les marks est-allemands. C'est à ce statut de *Bückwaren*, en allemand « marchandise qu'on obtient en faisant la courbette », que le vignoble a dû sa survie jusqu'à aujourd'hui.

LE NIVEAU ÉCONOMIQUE ET LE CADRE DE VIE

« Au riche et au pauvre, il fait part égale en dispensant la joie du vin, remède à toute peine[116]. » Déjà Euripide avait signalé cette « générosité » du vin. Répétons encore une fois que l'alcoolisation excessive existe dans toutes les catégories sociales. Nous verrons au chapitre suivant que seul le regard change. Au niveau macroéconomique, la « société de consommation » est, bien sûr, un facteur d'alcoolisation. Cependant, aujourd'hui, on a redécouvert l'alcoolisation de misère à côté de l'alcoolisation de luxe. Il se développe ainsi un discours misérabiliste peu propice aux études objectives[117]. Selon les cas, et souvent en fonction de l'idéologie des auteurs, la crise a été considérée comme cause d'alcoolisation et d'alcoolisme ou comme facteur de réduction de la consommation. On a pu observer les deux phénomènes selon les populations étudiées.

Le chômage conduit-il à l'alcoolisation ?

C'est un point de vue communément adopté. Cependant, les études [118] donnent des résultats divers. Il a été constaté en fait que le chômage jouait un rôle différent selon les régions :

– La consommation d'alcool est plus faible dans certaines régions où le chômage est le plus important, dans les régions du Sud par exemple, mais où le sous-emploi est compensé par une activité saisonnière régulière.

– En revanche, la consommation d'alcool semble avoir augmenté dans les grandes régions industrielles du Nord et de l'Est depuis qu'elles sont frappées par la crise. Dans ces zones qui connaissaient le plein emploi depuis la révolution industrielle, le travail possède une valeur éthique élevée, et le chômage provoque auto-dépréciation et dépression. Il semble alors que la consommation excessive d'alcool soit un moyen utilisé pour supporter cette situation.

La peur de se retrouver au chômage peut être également un facteur d'alcoolisation. Nous l'avons souvent constaté au niveau individuel : la consommation excessive d'alcool survient avant la perte d'emploi. Cet événement est alors souvent vécu comme la seule raison de cette alcoolisation. Un cercle vicieux peut s'établir : la crise et la misère entraînent une alcoolisation qui accroît les difficultés. Par ailleurs, le chômage favorise des modes de consommation à risques, accélère l'évolution de l'alcoolo-dépendance et réduit les chances de réinsertion.

La ville est-elle responsable de l'alcoolisme ?

La plupart des discours actuels sur la ville expriment la nostalgie de paradis perdus, celui de la maison rurale d'avant l'urbanisation ou celui de la ville à dimension humaine avec ses maisons isolées sur leurs parcelles.

– L'Europe occidentale a connu cette évolution urbaine au XIXe siècle. La maison individuelle traditionnelle avait souvent une cave et un grenier : le logement horizontal n'en a pas. Ce logement n'est plus l'espace de rêverie décrit par Bachelard. Comme me le disait un patient : « On ne peut construire que sur une cave. » Il voulait parler des fondations !

– La même évolution se répète actuellement ailleurs, comme aux Antilles, depuis la disparition du jardin créole. Un clinicien [119] de Martinique a évoqué la force des traditions par le rappel de ce dicton local : « Yo pas qua dômi a dans en kaille sans rhum », on ne dort pas dans une maison sans rhum.

Dans la France de l'après-guerre, il a fallu construire des tours et des barres d'immeubles pour sortir les populations défavorisées des bidonvilles. Par cette évolution urbaine, certaines maladies somatiques, comme la tuberculose, favorisées par les logements insalubres ont été remplacées par des troubles psychologiques et sociaux. Jean-Pierre Castelain [120] a décrit avec précision le sort des dockers du Havre lorsqu'ils ont été expulsés de leurs baraquements : « Brutalement ces villageois se retrouvent isolés dans leur espace vertical, coupés de leurs jardins, de leurs relations de voisinage. Pour oublier, pour combler le vide, certains vont boire davantage, d'autres autant, mais tous autrement : plus souvent ils vont boire dans des circonstances qui leur étaient jusqu'alors étrangères. Les modalités d'échange vont s'adapter mais le buveur solitaire déviant ne va plus être l'exception et cette forme nouvelle de vie va rétrécir le seuil de tolérance, l'excès va être moins supporté, plus difficilement intégrable dans le cadre de l'habitat collectif. » Les HLM ont « cassé » les dockers, disaient-ils eux-mêmes : « Les gens ne se connaissent plus et (...) chacun est renvoyé à l'isolement de son chez-soi », commente Carmen Bernand [121]. Aujourd'hui se pose la question : « Faut-il des bouteilles pour s'évader des tours ? » Actuellement, certains bâtiments hors d'échelle sont détruits, mais il ne suffit pas de casser les tours et les bouteilles pour régler ces problèmes sociaux complexes.

– La ville alcoolise-t-elle ? Cette question est une variante de la question : la ville rend-elle fou ? La ville est-elle responsable des fléaux sociaux – alcoolisme, toxicomanie, crime, prostitution – selon le procès permanent qui lui est fait ? C'est un vieux débat depuis Platon, qui se méfie de la ville, trace une ville idéale, alors qu'Aristote, les deux pieds sur terre, définit la ville dans son rôle d'humanisation.

– La ville est-elle responsable de plus de problèmes ? Répondre à cette question nécessite d'éliminer dans les études certains biais. En ville, le retentissement des troubles est souvent plus grand, par ailleurs les citadins sont davantage observés, étudiés, surveillés parfois, leurs troubles du comportement peuvent donc apparaître plus graves et plus fréquents. Toutefois, la ville permet également de se cacher dans la foule. Comme dit Ernst Jünger, « la ville dissimule le drogué mieux que la campagne (...) l'ivrogne à la campagne, le morphinomane du bourg sont bientôt repérés et connus de tous [122] ».

Certaines études[123] anglo-saxonnes répondent par l'affirmative : les villes seraient effectivement à l'origine d'une augmentation des problèmes liés à l'alcool, à l'exception de certaines métropoles comme Paris et Londres qui auraient plutôt un effet protecteur. Est-ce par l'ouverture sur l'extérieur et par la libération de l'emprise du voisinage ? L'isolement du monde rural est aussi source de problème. Une étude[124] récente dans le département de l'Essonne a montré que les zones rurales étaient plus touchées par les problèmes d'alcool et de toxicomanies que les zones urbaines du département.

Bien évidemment, les comparaisons sont difficiles entre les villes européennes, où l'espace public est si important, et les villes nord-américaines et japonaises où la vie se passe d'abord à l'intérieur des bâtiments. Par ailleurs, l'opposition ville-campagne est beaucoup trop simpliste, il faudrait chaque fois décliner les rôles respectifs du centre-ville, des quartiers périphériques et des villes nouvelles.

HLM ou résidence ?

« Chambre de bonne veut dire bistrot », me disait un patient. Il retrouvait là un modèle de l'alcoolisation dans la ville ouvrière du XIXe siècle, où le prolétaire allait chercher chez le marchand de vin un peu de confort, de chaleur et quelques nouvelles du pays. Il semble bien que, dans l'ensemble du monde occidental, l'alcoolisation ait augmenté avec l'urbanisation et la disparition des solidarités traditionnelles. Les dimensions et le confort du logement peuvent être des facteurs d'alcoolisation, comme sa situation. La donnée la plus importante est probablement l'exode vers les villes d'une population rurale non préparée, perdant ses repères et vivant dans des conditions précaires.

RÉGIONS ET NATIONS

« Nous essayons d'obtenir un verre de lait au restaurant, mais en vain, ce qui arrive souvent dans les régions viticoles. Pas de pâturages : pas de vaches. Les autochtones boivent du vin du matin au soir[125]. » Telle est la réflexion étonnée d'un Suédois, Arthur Strindberg, lors de son voyage en France, à la fin du XIXe siècle.

Partout dans le monde, les modes régionaux d'alcoolisation font lien. Dans les rencontres autour d'un buffet, il est souvent facile de commencer à faire connaissance en parlant de sa région d'origine, grâce à l'évocation de ses fromages et de ses vins... avant celle de ses paysages ou de ses œuvres d'art. Cependant, c'est surtout au niveau national que s'affirme l'identité par un aliment ou une boisson permettant parfois de stigmatiser celui qui est étranger aux traditions : les Anglais deviennent « rosbif » et les Italiens « macaronis ». Les symboles nationaux sont nombreux parmi les aliments, l'anchois de la mer Noire, le bretzel allemand, le camembert parmi les quatre cents variétés françaises de fromage. C'est encore plus clair pour les boissons ; le groupe ethnique ou national se regroupe fréquemment autour d'une boisson ou d'une façon de la consommer.

– En Turquie, le raki, surnommé « le lait du lion[126] », est la boisson nationale et... virile. Les femmes n'ont jamais eu le droit de le consommer en public, même au temps de la Turquie libérale où il était alors accepté que les Turques puissent commander des alcools étrangers sans être accompagnées de leurs maris.

– Pour beaucoup d'observateurs, l'Écosse se résume par son monstre du Loch Ness, ses fantômes et son whisky ; la consommation de cette boisson pourrait d'ailleurs expliquer les *apparitions* chères au folklore local.

– Des villes, des départements, des régions se résument par des boissons et sont localisés dans le monde entier grâce à elles. C'est le cas de Bordeaux, de Porto, du Calvados, de la Bourgogne et de la Champagne.

« Nous sommes convaincus intimement, magiquement, que nous sommes ce que nous mangeons, qu'un rapport d'identité, d'analogie nous relie à ce que nous absorbons », expliqua Claude Fischler[127]. Ce rapport magique explique pourquoi les Anglais s'indignent lorsque les étrangers se méfient de leur bœuf et il éclaire le fait que les Français ne supportent pas que l'image de leurs vins soit tachée par des falsifications. Nous sommes aussi ce que nous buvons : le mondain s'assimile au champagne, le bon vivant au bourgogne et l'intellectuel au bordeaux.

Les modes d'alcoolisation et, plus généralement, la consommation alimentaire sont caractéristiques de chaque culture qui ne peut être étudiée intégralement sans un détour par la table. Rabelais a exprimé cet intérêt conjoint lorsqu'il décrivit l'arrivée de son héros à Paris : « Gargantua refit ses forces pendant deux ou trois jours, faisant bonne chère avec ses gens, s'enquérant des gens de science qui se trouvaient alors dans la ville et du vin qu'on y buvait[128]. »

La Marseillaise des buveurs

Allons, enfants de la Courtille,
Le jour de boire est arrivé !
À table citoyens !
Videz tous ces flacons !
Buvez, mangez !
Qu'un vin bien pur
Humecte nos poumons.

On écrivit environ deux cents parodies [129] de *La Marseillaise* pendant la période révolutionnaire. Le premier de ces exercices de style fut ce détournement bachique publié sept mois seulement après la création du chant patriotique. Le refrain disait : « *À table, citoyens, videz tous ces flacons. Buvez, mangez ! Qu'un vin bien pur humecte vos poumons.* » La dose recommandée n'était guère modérée : « *Décoiffons chacun sept bouteilles Et ne laissons rien sur les plats.* » Cette dose permettrait des victoires militaires et érotiques.

Une autre version est plus martiale, elle a été baptisée *Hymne des riboteurs de l'armée française aux approches du Rhin,* comme pour se rapprocher du titre initial du chant patriotique : *Chant de guerre pour l'armée du Rhin.*

Allons, amis de la bouteille,
Le jour de boire est arrivé ! `
Sur ces bords, du dieu de la treille,
L'étendard joyeux est levé.   bis
Sentez-vous l'odeur attirante
Du nectar que le Rhin produit ?...
... Amour brûlant de la Bouteille, `
Fais-nous conquérir ses douceurs !
Bacchus, dieu chéri de la treille,
Viens punir d'indignes buveurs :   bis
Que l'onde soit tout leur partage !
Dans le Rhin noyons ce troupeau ;
Et tandis qu'il boira de l'eau
Nous boirons le vin du rivage.

Il s'agissait de boire ce vin du Rhin dont il fallait chasser les aristocrates réfugiés sur les bords, « *indignes buveurs* » qu'on allait noyer dans l'eau. À partir de cette année 1792, rimailleurs et poètes de France et d'Allemagne – Musset est du nombre – échangèrent souvent des propos guerriers sur le Rhin et le vin des deux rives dans une surenchère « nationalcooliste ».

Nous avons déjà vu comment, au cours de la Première Guerre mondiale, Apollinaire avait célébré, et le « pinard », et le champagne à la fois comme symboles et comme armes faisant toute la *différence* entre le Français et le « Boche ». Il avait également comparé les soldats à « des bouteilles champenoises où le sang fermente ». Plus tard, Colette exprima aussi cette fierté nationale : « J'eus des Château-Larose, des Château-Laffitte, des Chambertin et des Corton qui avaient échappé, en 1870, aux "Prussiens". Certains vins défaillaient, pâlis et parfumés encore comme la rose morte ; ils reposaient sur une lie de tannin qui teignait la bouteille, mais la plupart gardaient leur ardeur distinguée, leur vertu roborative. Le bon temps ! J'ai tari le plus fin de la cave paternelle, godet à godet, délicatement (...). Ma mère rebouchait la bouteille entamée, et contemplait sur mes joues la gloire des crus français[130]. » En France, le vin est totem, révéla Barthes, comme le lait en Scandinavie. On comprend que le verre de lait bu par Pierre Mendès-France ait choqué, il est regrettable qu'il ait déclenché des attaques racistes : « Si vous aviez une seule goutte de sang français... », aurait dit un député[131]. Pendant la même période, le président René Coty déclencha une polémique[132], relevée par Barthes, pour s'être laissé photographier lors d'un dîner en famille au palais de l'Élysée à une table sur laquelle était posée une bouteille de bière.

Ces affaires peuvent apparaître révélatrices de préjugés anciens, pourtant, en mars 1999, un incident diplomatique[133] a encore eu lieu à Paris à propos de bouteilles de vin. Une visite officielle du président iranien Khatami a été annulée parce que les deux parties n'ont pu s'accorder « sur le programme de la visite », dit le communiqué officiel... en fait sur la nature des boissons servies à la table de l'Élysée. « Une visite d'État obéit à un protocole incluant un dîner à l'Élysée au cours duquel du vin est servi et des toasts sont portés par le président de la République et son hôte », expliqua un journaliste. « Les critères islamiques », selon la terminologie officielle, se sont révélés incompatibles avec ce symbole du prestige national. Les services officiels français avaient accepté de ne pas servir de viande mais non de se dispenser de boissons alcooliques. « Sur le plan protocolaire, le dîner à l'Élysée est considéré comme une vitrine de la France et en exclure la consommation de vin revient à frapper d'apartheid tout un pan de la culture », résuma un autre observateur. Le président iranien avait été reçu en Italie avec de l'eau et pensait pouvoir infléchir l'attitude d'un autre pays pour ses premiers déplacements en Occident qui étaient des actions politiquement importantes pour les deux pays et surveillés attentivement par les intégristes religieux iraniens. « Nous allons travailler à trouver une formule », indiqua un fonctionnaire du ministère français des Affaires étrangères. La visite eut lieu au mois d'octobre 1999 sans repas officiel, après des négociations détaillées sur tous les détails protocolaires.

LES RELIGIONS

Parmi les facteurs socioculturels, le contexte religieux joue un rôle important. Nous allons tenter de l'évoquer dans les trois grandes religions monothéistes ayant influencé l'histoire du Bassin méditerranéen et du monde occidental. Rappelons tout d'abord deux épisodes de la Bible :

– Noé planta une vigne en sortant de l'arche : « Ayant bu du vin, il s'enivra, et parut nu dans sa tente. » Son fils Cham le découvrit, « voyant que ce que la pudeur obligeait de cacher en son père était découvert (...) il le vint dire à ses frères ». Ceux-ci réagirent avec plus de discrétion ou de gêne ; ils couvrirent le corps de leur père : « Ils ne virent rien de ce que la pudeur défendrait de voir, parce qu'ils tinrent toujours leur visage tourné d'un autre côté[134]. » Lorsque Noé se réveilla, il maudit Canaan, le fils de Cham, et sa descendance, qu'il condamna à être esclave des fils des frères qui avaient été plus discrets.

– L'histoire de Loth met en scène symétriquement un père et ses filles. Loth, homme juste, échappé de la destruction de Sodome, s'était réfugié dans la montagne avec ses deux filles. Elles avaient été promises à des hommes qui n'avaient pas voulu les suivre, et les filles se lamentaient de ne pouvoir avoir d'enfants en l'absence d'hommes. C'est l'aînée qui eut l'idée : « Donnons donc du vin à notre père, et enivrons-le, et dormons avec lui, afin que nous puissions conserver de la race de notre père. » L'aînée dormit avec lui « sans qu'il sentît ni quand elle se coucha, ni quand elle se leva[135] ». La cadette remplaça sa sœur le lendemain. Ainsi furent créées les Moabites et les Ammonites.

Dans tout le texte biblique, la méfiance vis-à-vis de l'ivresse est mêlée d'une attitude favorable et d'une sanctification : les métaphores et les paraboles utilisant vigne, vin et ivresse sont très nombreuses. Les plus connues viennent du Cantique des cantiques. Nous avons déjà parlé de l'utilisation de l'alcool et des autres produits enivrants dans les religions primitives. Antoine Boustany, psychiatre libanais, a étudié la place des drogues depuis ces religions jusqu'aux monothéismes, dans une large perspective[136] que nous allons suivre, en utilisant sa connaissance des trois religions du Livre.

La chrétienté

Nous pouvons presque parler d'une complicité de Jésus, dont le premier signe divin fut la conversion de l'eau en vin. « Compréhensif, généreux et tolérant, Jésus n'hésita pas à user de moyens divins », dit Boustany... en incitant à l'ivresse, avec « du bon » ajouterai-je. « Toi, tu as gardé le bon vin jusqu'à maintenant... » fut le commentaire flatteur du maître des lieux à l'époux de Cana. La religion catholique mit ainsi « des moyens divins au service d'une substance génératrice d'intempérance et de violence », conclut Boustany.

Après ce miracle consacré au vin, Jésus fit souvent allusion à cette boisson dans ses paraboles. Lui-même participa à des festins et, surtout, il accorda au vin le rôle de « symboliser » son sang. Boustany écrit : « Jésus, sachant que l'usage du vin et des substances enivrantes était la voie sans issue suivie par le genre humain qui faisait du surplace depuis des millénaires, l'a allégoriquement utilisé au moment crucial du rachat et de la rédemption. » Jésus utilisa ces anciens symboles païens ou juifs : le peuple d'Israël a souvent été assimilé à la vigne [137] car, même foulé au pied, il en sort quelque chose. Plus tard, l'Église s'appropria ces symboles. Jésus devint la vigne sous un pressoir mystique d'où le sang coule comme du vin. L'image fut reprise dans l'iconographie, on la voit sur un vitrail de l'église Saint-Étienne-du-Mont, à Paris. Philippe de Félice nous a rapporté comment certains mystiques d'Allemagne ont filé la métaphore en disant que Jésus est la « grappe rouge par son humanité et la grappe blanche par sa divinité [138] ».

Devant les dommages causés par l'alcool dans les sociétés chrétiennes, nous oserons dire que cette symbolisation ne fut pas très efficace. Est-ce parce que dans la religion catholique la communion reste trop proche de l'incorporation du dieu des religions primitives ? Un humoriste [139] a exprimé cet échec en définissant Bacchus comme « une divinité commode inventée par les anciens pour avoir un prétexte à s'enivrer » et la fête comme une « solennité religieuse généralement caractérisée par la gloutonnerie et l'ivresse, presque toujours en l'honneur d'un saint personnage d'une frugalité insigne ».

Dans l'évolution de leur religion, la plupart des chrétiens n'ont pas choisi entre les deux voies décrites par Boustany : ils ont conservé l'acquis hédoniste, sans vouloir pour autant perdre l'espoir d'une vie éternelle. Un magnifique texte portugais du XVIe siècle l'exprime très crûment :

> *Or dites-moi, buveurs mes frères,*
> *À quoi nous sert d'être chrétiens*
> *Si le bon Dieu nous prend le vin ?*
> *Méchante année, année radine,*
> *Veux-tu donc nous rendre païens* [140] *?*

C'est la plainte de Maria la Noiraude, femme alcoolique qui erre à travers les rues de Lisbonne où le vin est trop cher.

Le symbolisme du vin dans le christianisme peut expliquer une certaine ambivalence dans la mouvance catholique. Les Églises protestantes ont, en général, une attitude plus claire, par leur insistance sur la liberté fondamentale de l'être humain et sa responsabilité personnelle.

L'islam

L'islam préconise une voie différente, imposant l'interdiction de l'alcool à l'ensemble de ses fidèles. Dans la religion islamique, après l'interdiction de Mahomet, « le vin ne sera plus le chemin du Paradis, mais récompensera dans l'au-delà ceux qui auront suivi le chemin de la foi », explique Boustany. Cette interdiction n'implique pas de dévalorisation du vin. Il s'agit d'un sacrifice provisoire, la consommation étant différée au Paradis : « Il s'y trouvera des ruisseaux d'une eau non croupissante, des ruisseaux de lait au goût inaltérable, des ruisseaux de vin, volupté des buveurs [141]. » Le Paradis des musulmans, c'est l'alcool sans les ennuis : « Ils se passeront les uns aux autres des coupes dont le contenu ne provoque ni paroles vaines, ni péchés [142]. » Il est bien compréhensible alors que le mysticisme islamique soit défini d'abord comme un état d'ivresse.

L'islam a rapidement adopté l'interdiction de l'alcool du vivant du prophète. Ce fut la première interdiction présentée comme d'inspiration divine. Certains commentateurs disent qu'elle fut motivée par des considérations de police dans les villes de La Mecque et Médine, d'autant que l'interdiction du jeu s'y ajouta. Certains disent qu'une querelle entre des disciples de Mahomet en état d'ivresse fut le prétexte de cette interdiction. En fait, l'interdiction a été progressive selon les changements d'attitude du prophète. Après avoir valorisé le vin dans les plus anciennes sourates du Coran – « des fruits du palmier et de la vigne, vous obtiendrez une boisson enivrante et aussi un bon aliment[143] » –, Mahomet le condamna : « Ils veulent savoir de toi que penser du vin et du jeu ? Réponds-leur qu'un grand péché est dans les deux et en même temps quelque chose d'utile à l'homme, mais le péché l'emporte sur les avantages[144]. » Mahomet institua ensuite une interdiction temporaire : « Ô fidèles croyants, ne venez pas à la prière quand vous êtes ivres, avant de comprendre ce que vous dites[145]. » Lorsque furent instituées six prières par jour, cet autocontrôle fut remplacé par une interdiction totale associée à celle des jeux et des flèches divinatoires : « Le vin, le jeu et les pierres dressées et les flèches divinatoires sont des abominations et l'œuvre de Satan[146]. »

Était-ce un interdit mineur de l'islam ? La présentation de cette interdiction est ambiguë, moins nette que celle de la consommation de porc par exemple, et la résistance fut grande. Les buveurs cherchèrent à détourner l'interdit : concernait-il l'ivresse ou bien touchait-il la simple consommation ? Le vin de dattes était-il autorisé ? La consommation du haschich fut également une « solution de rechange » pratique. Les historiens ont souvent remarqué l'écart entre la tolérance des autorités vis-à-vis des élites et des poètes et l'interdiction stricte, bonne pour le peuple. En témoignent les textes et les images, en particulier dans les œuvres persanes et turques. Dans ces pays, des attitudes moins strictes étaient adoptées vis-à-vis des interdits du vin et de la peinture

– Les poètes résistèrent et fondèrent des écoles bachiques. La liste est longue et prestigieuse : Abû-Nuwâs, les Persans Omar Khayam, Saidi, Hafiz.

– Les médecins ne pouvaient se priver de ce remède traditionnel. La liste des opposants est longue aussi, elle comprend les plus grands savants de la médecine arabo-andalouse : Avicenne, ou Maimonide qui aurait dit : « La connaissance de ces bienfaits est cachée aux masses, car ce qu'ils désirent est se saouler et l'ivresse peut causer du mal[147]. »

– Les princes ont souvent fait exception, depuis les premiers califes jusqu'aux puissants d'aujourd'hui, dans le secret des palais parfois approvisionnés par les ambassades des pays occidentaux.

Le judaïsme

Si le christianisme fit souvent preuve de tolérance vis-à-vis des excès d'alcool, si l'islam adopta une attitude rigide d'interdiction avec certaines ambiguïtés, le judaïsme semble avoir mieux réglé les difficultés posées par l'ambivalence des textes sacrés. Les préceptes ou conseils pratiques du Talmud se sont démarqués de l'ambiguïté des textes bibliques. « Les Hébreux comprirent les premiers que le vin n'est qu'un support offert par Yahvé à ses enfants. Ils en profitèrent chacun à sa manière, s'en délectèrent, mais ne tombèrent jamais dans le piège de la divinisation », dit Boustany. La religion juive semble avoir favorisé un apprentissage de la modération par un équilibre entre le contrôle et l'éducation.

Les fils d'Aaron, entrés dans le Saint des saints en état d'ébriété, sont tombés foudroyés. Ce fut l'origine de l'ordonnance divine de s'abstenir lorsqu'on va à la prière [148]. Cependant, certains textes montrent plus d'exigence, interprétant, par exemple, la destruction [149] du temple de Salomon par le fait que le roi recommença à boire du vin après sa construction.

« Chez nous, il n'y a pas d'alcoolique », disait une mère juive à son fils. Nous verrons que l'alcoolique, c'est toujours *l'autre* ; toutefois cette mère avait raison ; dans cette famille, en revanche, on parlait fréquemment d'un oncle joueur, victime d'une autre dépendance. Cette remarque maternelle a été vérifiée par de nombreux observateurs : les communautés juives de la diaspora ont été longtemps préservées des problèmes liés à l'alcool, comme le montrent les statistiques [150], certaines remontant à 1901. Ce phénomène [151] avait déjà été repéré par Kant, le fait avait été reconnu par des antisémites, comme les frères Goncourt, mais aussi utilisé contre les juifs (comme charge politique contre Léon Blum ou Mendès-France par exemple).

Les problèmes d'alcool étaient rarement retrouvés dans les communautés juives en dépit d'une consommation régulière de vin. De nombreuses raisons [152] ont été avancées pour expliquer ce paradoxe, tout au moins pour les habitants du pourtour de la Méditerranée :

– Les boissons sont toujours accompagnées d'aliments. C'est une prescription [153] du Talmud. Cependant, ce n'est pas un facteur protecteur suffisant puisqu'on le trouve dans tous les pays méditerranéens.

– Le vin était coupé avec de l'eau, le plus souvent pour des raisons climatiques. Le Talmud donne le conseil de boire le vin coupé d'eau aux deux tiers ; c'était fort utile pour boire sans danger le vin de Palestine très alcoolisé. Le Talmud édicte surtout qu'on peut faire la bénédiction sur le vin seulement s'il est coupé d'eau.

Effectivement, à côté des modalités de consommation s'imposent les caractéristiques venant de l'usage rituel et religieux du vin. Il existe dans la religion juive de nombreuses occasions où une bénédiction sur le vin à la louange de Dieu est récitée pour sanctifier la journée. Ce vin est présent dans toutes les fêtes, selon des rites précis. Celui qui exécute le rite boit souvent la moitié d'une coupe dont le reste est partagé entre tous ; parfois sont données les consommations minimales nécessaires pour que le rite soit valable. Le vin est ainsi lié aux cérémonies de la vie religieuse juive tout en restant inclus dans la vie familiale, et les enfants sont associés très tôt à cette intégration religieuse au sein de la famille. La coupe réservée à ces bénédictions est un objet typique des foyers juifs. Le vin n'est pas un signe d'alliance avec le Créateur comme dans les systèmes magico-religieux archaïques ; on ne fait pas de libations, le vin n'est pas dédié à Dieu. Par le rite casher, les religieux s'assurent justement qu'il n'est pas souillé – en étant dédié à une idole – pendant toute sa préparation, depuis la vendange jusqu'à la fermeture étanche des bouteilles. Comme dans les autres cultures, le vin sert à porter un toast ; cependant, il n'est pas brandi vers le ciel avec ce geste qui reste des religions archaïques, il est simplement porté au niveau du visage par les buveurs qui disent alors : « À la vie ! » L'ivresse n'a jamais été valorisée comme un signe de possession divine, comme dans les bacchanales antiques par exemple. Elle n'est pas devenue un exutoire social, comme dans les carnavals païens.

Des historiens ont encore relevé le caractère formel de la religion, la discipline qu'elle exige, base d'un ensemble de lois sociales, morales et hygiéniques : « Le judaïsme est la seule religion qui emmène Dieu dans la cuisine », commenta un rabbin [154]. Il expliqua encore que « le judaïsme est fondamentalement une religion de mesure », il insista sur le fait que les excès de boissons sont « un obstacle à l'exercice de la pensée ».

Pour d'autres chercheurs, ce sont les facteurs historiques qui expliquent la moindre fréquence des problèmes d'alcool dans les communautés juives. La situation des juifs de la diaspora, isolés dans des milieux hostiles, explique la nécessité de garder une parfaite maîtrise sur soi-même, en évitant toute occasion de se mettre en position de vulnérabilité. « Il fallait garder les yeux ouverts et les jambes fermes pour s'enfuir si nécessaire », me dit un ami. Léon Poliakov [150] parla d'un « état de constante alerte », il affirma que les juifs, « contrairement au patriarche Noé, "ne découvrent pas leur nudité", c'est-à-dire qu'ils ne perdent pas leur lucidité et le contrôle d'eux-mêmes ». Par ailleurs, les persécutions ont renforcé la cohésion de la vie familiale qui semble avoir joué un rôle éducatif plus important que dans d'autres populations. Notons enfin, pour confirmer le rôle de cette hypothèse, que les problèmes liés à l'alcool sont apparus en Israël [155] et augmentent actuellement.

Arrêtons là ces propos d'un profane qui attend des religions une utilité sociale. Nous ne nous hasarderons pas plus loin, nous renvoyons les lecteurs intéressés par une étude plus détaillée du rôle de l'ensemble des religions aux quelques auteurs qui ont osé traiter le sujet[156]. Nous avons évoqué plusieurs fois dans ce livre la place d'une autre boisson sacrée, le saké : fabriqué à partir du riz, qui est déjà un aliment sacré, le saké est inclus dans les rites religieux du Japon. Bu à l'origine dans les temples en hommage aux divinités tutélaires et comme rite de purification, le saké est toujours intégré comme un moment important du rituel dans les cérémonies du mariage et des funérailles ; il aide alors les participants « à se dégager de leur réserve habituelle[157] ». Nous terminerons ce tour du monde des religions et des boissons sacrées en notant, avec beaucoup de naïveté peut-être, que le café et le thé nous semblent constituer des produits mieux appropriés pour accompagner la religion puisqu'ils favorisent l'état de veille et donc l'aptitude à la prière et à la contemplation. Ce thème a été développé par Michel Onfray[158]. Effectivement, à la différence de la consommation de l'alcool, celle des boissons à base de caféine peut au pire provoquer un état évoquant l'immortalité sans risquer de faire tomber le fidèle dans la violence ou le blasphème.

LA CULTURE OCCIDENTALE

Nous avons évoqué l'avance de la conquête romaine, puis chrétienne, avec la vigne. Plus tard aussi, l'implantation de la vigne fut le symbole de la reconquête de l'Espagne par les rois catholiques. Nous avons vu comment l'alcoolisation avait progressé avec la colonisation, d'abord brutalement, en anéantissant les populations amérindiennes par exemple. Lorsque le climat et le sol le permettaient, des vignes furent plantées en Amérique, en Afrique du Sud et en Océanie. Celles plantées autour des missions catholiques en Californie furent abandonnées puis retrouvées par les producteurs avec le renouveau du vin aux États-Unis.

Moins cruels ou plus hypocrites que les premiers conquistadores, certains pensaient que le vin et l'alcool pouvaient favoriser une sorte d'assimilation douce des indigènes. Prenons un exemple en Nouvelle-Calédonie. Autour de l'année 1950, il était affirmé : « Les indigènes ne doivent pas boire de mauvais alcools frelatés et nocifs. Mais le vin et les alcools de moyenne teneur sont aussi bons que pour les Blancs. Offrir un verre de vin ou un apéritif au visiteur, c'est la politesse des Blancs. C'est donc une coutume qui doit devenir normale chez les indigènes. De même, boire un peu de vin en mangeant est une bonne chose. » Un pasteur[159] dénonça cette attitude dans un rapport au gouverneur général : « Je dis que cette propagande est néfaste pour trois raisons : la politesse indigène est pleine de finesses et n'a que faire pour s'exprimer d'un verre de vin. Jusqu'à présent, l'indigène n'a eu nullement besoin de vin ou d'alcool. Les produits de son sol sont amplement suffisants pour lui procurer une nourriture saine et équilibrée. Il serait dangereux, et même criminel, de lui créer ce besoin nouveau, qui n'a pas si bien réussi à la race blanche. L'indigène, n'étant pas habitué à la consommation des boissons alcooliques, ignore la sobriété sauf dans de très rares exceptions. Boire est pour lui un amusement qu'il pratique sans modération. Il boit généralement jusqu'à l'ivresse, et même pour rechercher l'ivresse. La distinction entre boisson hygiénique et boisson alcoolique est complètement dénuée de sens pour lui. Encourager l'indigène à boire ou lui faciliter la chose, c'est tuer en quelques décennies la population canaque. »

Nous connaissons dans notre pratique clinique de nombreux exemples de ces immigrés, anciens colonisés, qui sont devenus alcooliques pour se fondre dans les communautés de leur pays d'accueil, comme pour se faire mieux accepter. Arrêtons-nous sur deux exemples touchant des immigrés maghrébins qui avaient cru accélérer leur intégration par la consommation de vin :

– Un Marocain avait épousé une femme qui s'appelait France en même temps qu'il avait découvert le vin, totem de la nation française, et qu'il avait commencé à boire en excès.

– Un Algérien, ancien harki, avait fait franciser son nom, il avait été baptisé à Notre-Dame par l'archevêque de Paris, il était devenu huissier à la préfecture de police. Cela n'avait pas suffi à son intégration, il avait fallu qu'il bût jusqu'à en mourir, en bon Français cirrhotique.

Le contrôle social par l'alcoolisation

Par les liens que nous venons d'explorer, l'alcoolisation participe au contrôle social. Arrêtons-nous en quelques lieux où la consommation d'alcool servit aux pouvoirs dominants pour affermir leur autorité. Évoquons quelques résistances à ces manipulations.

OÙ EST L'OPIUM DU PEUPLE ?

Aux travailleurs faut-il interdire l'alcool ? Du bistrot faut-il arracher le peuple comme d'un lieu dangereux du point de vue politique ? C'était la thèse des conservateurs du XIXᵉ siècle décrivant comment, dans les cabarets, les buveurs s'assemblaient pour évoquer « les droits de l'ouvrier et la tyrannie du capital [160] ». Les moralistes de l'époque, souvent déguisés en hygiénistes, travaillaient à modifier les loisirs de l'ouvrier. Ils programmaient le logement sain, confortable et équipé, le jardin ouvrier – idéal rousseauiste opposé au cabaret, symbole de la dépravation de la civilisation urbaine –, les cours du soir, tout cela avec l'aide de la femme gardienne de ce foyer heureux.

Au contraire, l'intérêt des pouvoirs en place n'est-il pas de laisser faire, voire de favoriser cet abrutissement qui dépolitise ? « Sans les cabarets, le gouvernement ne serait-il pas renversé tous les midi [161] ? », disait Balzac. Plusieurs écrivains ont illustré ce thème, par exemple dans ce dialogue entre un chouan et un prêtre vendéen :

« – Monsieur le curé, c'est le grand Charette qui m'a appris à boire (...). Avant la Grande Guerre, personne d'entre nous ne buvait de vin (...). Si Dieu nous donne aujourd'hui du vin en abondance plutôt que du pain, c'est qu'il doit avoir ses raisons.

« – Ce n'est pas Dieu qui vous donne du vin en abondance mais l'Antéchrist. La Révolution savait ce qu'elle faisait en expropriant la noblesse et le clergé de ses vignes, pour en donner la jouissance aux paysans. Elle savait bien que ces paysans qu'elle ne pouvait vaincre par les armes, elle les materait un jour par l'alcool. La Révolution a républicanisé le vin, elle a aussi républicanisé l'ivresse. Buonaparté tarde à reconstruire les églises, mais il encourage l'ouverture de cabarets (...). Comment ne comprenez-vous pas que l'alcoolisme fait partie du second plan d'anéantissement de la Vendée [162]. » Montesquieu avait exprimé la même idée dans le contexte du XVIIIᵉ siècle : « Si j'étais le souverain de ce pays, je fermerais les cafés, car ceux qui fréquentent ces endroits s'y échauffent fâcheusement la cervelle. J'aimerais mieux les voir s'enivrer dans les cabarets : au moins ne feraient-ils de mal qu'à eux-mêmes, tandis que l'ivresse que leur verse le café les rend dangereux pour l'avenir du pays [163]. » Au XIXᵉ siècle, la tasse de café avait perdu toute réputation révolutionnaire, mais la politisation du lieu resta en discussion : on comprenait alors que ce n'était pas le café ni même l'alcool qui étaient les plus dangereux, mais le rassemblement des hommes provoquant la « fermentation » des idées.

Dans les cités grecques, à l'époque hellénistique, des banquets publics étaient offerts par les hommes politiques sans que les moralistes n'y trouvent à redire ; ces fêtes permettaient au peuple de supporter la situation socioéconomique. Plus connus sont le pain et les jeux donnés pour satisfaire le peuple romain, *panem et circenses... et vinum* ? Le véritable « opium du peuple » ne serait-il pas l'alcool ? Depuis toujours, certains critiques ont relevé cet effet de l'alcool : « Que de poulains rebelles le vin sut dompter[164] », dit un poète persan du Xe siècle. Le chansonnier révolutionnaire Béranger exprima la même idée dans une chanson rédigée en prison. Il y était enfermé après avoir critiqué le pouvoir en place ; il maudit sa « muse obstinée à railler les hommes puissants » et il remercia des amis qui lui avaient envoyé du vin de Chambertin et de Romanée. Il constata qu'après y avoir goûté il avait oublié sa révolte :

> *J'avais de l'encens à leur vendre*
> *Après un coup de chambertin (...).*
> *Après trois coups de romanée*
> *Je n'aperçois plus d'oppresseurs*[165].

On peut enfin prendre l'exemple de l'affaire Jules Durand, « l'affaire Dreyfus des ouvriers[166] ». Durand, docker du port du Havre et syndicaliste, avait été condamné à mort en 1911 après une bagarre qui entraîna la mort d'un contremaître. Il était militant antialcoolique. Lorsqu'il fut acquitté après un second procès, un habitant du Havre écrivit qu'il préférait des ouvriers alcooliques à des anarchistes buveurs d'eau.

La complexité de ce thème peut s'illustrer par l'histoire de certains épisodes de la Révolution Française. On peut dire, pour résumer, que, pendant cette période de troubles, les bourgeois ont souvent alcoolisé les foules ou les soldats pour mieux les manipuler.

À la santé du tiers état !

Les journées d'émeutes de la Révolution Française furent effectivement l'occasion d'ivresses collectives. C'est souvent avec l'alcool que les bourgeois réformateurs armèrent les bras du peuple ou démobilisèrent les soldats pour arriver à leurs fins. Ce phénomène – aux conséquences importantes – fut toutefois limité à la période révolutionnaire. Après les années perturbées de cette décennie, avec l'ordre politique du Directoire, vins et alcools redevinrent des denrées de luxe dont on faisait des distributions gratuites très appréciées lors de certaines fêtes. Dans cette conjoncture, certains, comme le savant Chaptal, demandaient aux propriétaires de s'intéresser à la situation de leurs ouvriers en leur fournissant une boisson de remplacement suffisamment alcoolisée : « Propriétaires, souvenez-vous que vos valets sont des hommes, qu'ils supportent pour vous le poids du jour ; ils sont déjà assez malheureux d'être forcés de travailler pour vivre, avec un salaire qui n'est jamais proportionné à leurs peines ; souvenez-vous que la piquette sera leur unique boisson pendant toute l'année et que l'homme qui n'est pas substanté travaille mal. Ne pressez donc pas si rigoureusement votre vendange ; abandonnez-lui au moins le produit de la dernière taille, ou bien recourez à la méthode que j'ai indiquée : la dépense est si modique qu'il faut n'avoir point d'âme pour s'y refuser [167]. » La méthode indiquée consiste à ajouter dans le « petit vin » qui a été obtenu par une seconde presse une certaine quantité d'eau et un corps sucré comme le miel... c'est la chaptalisation... bonne à l'époque pour les valets, un progrès technique et social du XIXe siècle. En commentant les boissons de l'Antiquité, Pline l'Ancien avait déjà parlé de ces boissons faibles en alcool : il avait affirmé qu'on ne pouvait donner le nom de « vin » à ces produits obtenus par macération du marc dans l'eau – *deuteria* en grec, *lora* en latin : « On les compte pourtant parmi les vins d'ouvriers [168] », disait-il au Ier siècle de notre ère. Elles n'étaient pas encore *améliorées* par la chaptalisation.

La grande masse de la population resta donc protégée de l'abus des boissons fortement alcoolisées. En revanche, les bourgeois enrichis de la Révolution, en accédant à ce luxe, devinrent des consommateurs réguliers, sujets aux complications sociales et médicales de l'alcoolisation chronique... La pathologie s'embourgeoisa comme l'idéal révolutionnaire.

Abstinence ou révolution ?

Si les opprimés boivent souvent pour supporter leur état, c'est la plupart du temps après y avoir été encouragé. Ils peuvent aussi se révolter, parfois après avoir été désinhibés par l'alcool, éventuellement aidés par ceux qui voulaient les manipuler. C'est pourquoi, selon les époques et les circonstances, l'alcoolisation a pu être utile ou néfaste aux pouvoirs établis – capitalistes ou colonialistes.

Les révolutionnaires et les militants français du XIXe siècle ont été eux-mêmes très partagés sur le rôle de l'alcool. La plupart ne souhaitaient pas intervenir sur l'alcoolisation : ils en rendaient responsables les seules conditions de travail, et c'est aujourd'hui encore la position habituelle des syndicalistes français. Certains, peu nombreux, proposaient l'abstinence au nom de la révolution. Cette attitude était plutôt celle des militants antialcooliques de la bourgeoisie.

Nous avons vu comment l'alcoolisation a vaincu les indigènes et les a aidé à supporter leur servitude. Lors des luttes d'indépendance, l'alcool pouvait ainsi être un produit à combattre :

– Au Québec, après les défaites militaires du milieu du XIXe siècle, plus modestement et moins dangereusement, un mouvement de tempérance nationaliste s'opposa au pouvoir britannique en jurant de s'abstenir des boissons alcooliques anglaises.

– Une autre illustration peut être tirée d'une boisson irlandaise, le *poteen* [169] – ou *poitin* en gaélique –, boisson symbolique du nationalisme irlandais au XIXe siècle, fabriquée à partir de cet autre symbole, la pomme de terre. Elle est aujourd'hui interdite pour des raisons médicales. Au cours du XIXe siècle, sa fabrication fut combattue par les nationalistes : ils avaient mesuré l'effet démobilisateur de l'alcoolisation. Elle était par contre tolérée par les occupants britanniques qui profitaient de ce désinvestissement politique alcoolisé.

– Est-ce pour profiter de la même passivité politique que le tsar de Russie s'opposa en 1907 à la volonté des Finlandais d'installer l'abstinence dans leurs pays qui était alors sous domination russe ?

– Prenons un dernier exemple en Afrique du Sud. La bière de sorgho, l'un des piliers de la culture rurale, était devenue le symbole de la résistance noire. Elle était produite clandestinement en ville ; elle fut interdite puis tolérée, tout en étant contrôlée, toujours brassée par des femmes installées dans des *beer halls* très surveillés. Ces lieux furent brûlés et démolis par les jeunes de Soweto comme symboles de l'incitation à l'alcoolisme et de l'exploitation de leurs pères. Cependant, un nouveau symbole de la libération du pays a surgi en 1998 : le premier vin produit par des viticulteurs noirs et métis, anciens employés du domaine de Nelson Creek, devenus propriétaires. Il a été baptisé « Klein Begin (petit début) [170] ».

Contrôler l'ordre public nécessite un équilibre : l'ivresse populaire peut servir de défouloir social, dont il faut toutefois circonscrire les effets, tout en limitant d'autres dangers de subversion plus

importants, crimes, révolutions. On peut dire que, par l'alcoolisation, on contrôle les pulsions révolutionnaires et que, dans le
cabaret, on prend connaissance de l'état de l'opinion. Enfin, par
l'ivresse on peut annuler des coups d'État... Nous en avons vu des
exemples dans les récents événements d'Europe de l'Est. « Un
alcoolisme modéré peut avoir un effet apparemment positif dans le
sens de la mécanisation indolore de l'humanité », avait déjà dit
l'écrivain polonais Witkiewicz[171]. Dans son pays, un mouvement
d'abstinence naquit au cours des années 1980 en résistance au
communisme, pour protester contre un régime qui favorisait
l'alcoolisme pour « mieux abrutir et manipuler une population
réduite à l'état d'esclavage[172] ». Philippe Roy, médecin et journaliste, porte le même jugement[173] sur l'indifférence de notre société
libérale vis-à-vis de l'alcoolisation des personnes sans domicile
fixe : « L'alcoolisme de la rue protège en quelque sorte la société de
ses exclus les plus désocialisés (l'alcool isole, démobilise ses
victimes). » Lorsque, après la Prohibition, les bootleggers purent
légaliser leurs activités et investirent dans le commerce officiel, ils
contrôlèrent cette branche économique, comme ils avaient contrôlé
le crime. Les trafiquants de drogues d'aujourd'hui participent à cet
« ordre politique » par l'intoxication des jeunes paumés des banlieues. De la même façon, pour soulager la souffrance des chômeurs, l'alcool est utilisé dans le pansement placé sur la « fracture
sociale » et dans la potion qui fait oublier l'« horreur économique ».

Chapitre IV

L'ALCOOL DES AUTRES

Dans un bar, un client commande deux whiskies. « Monsieur veut dire un double », rectifie le barman. « Non, répond le client, deux whiskies, dans deux verres. » Le client étant roi, le barman s'exécute, et la même scène se répète chaque jour durant des mois. Finalement, le barman s'autorise à demander au client pourquoi ces deux verres. Ce dernier lui raconte alors son histoire. « En 1944, lors de la bataille de Normandie, je me suis trouvé en fâcheuse posture lors d'une embuscade allemande. Heureusement, des Américains qui s'avançaient vers nous me sauvèrent la vie. Je remerciai leur chef et chacun reprit son chemin. Or, au printemps 1945, dans un village allemand, venant à la rescousse d'Américains, je reconnus avec surprise mon sauveur de Normandie. Nous jurâmes de nous revoir à Paris dès la guerre terminée. Ce qui fut fait. Au moment de nous quitter, lui pour son Kansas natal, moi pour ma province, nous nous sommes promis, pour ne pas oublier nos rencontres, de boire chaque jour un verre à la santé de l'autre. Voilà la raison des deux whiskies. » Pendant des années le rite fut poursuivi. Mais un jour le client commanda : « Un whisky. » Le barman, prenant l'air affligé, dit au client :

– Je suis sincèrement désolé. Sans doute est-il arrivé malheur à votre ami...

– Oh non, il va très bien ! Mais je ne bois plus.

C'est une des blagues préférées d'Hervé, malade rétabli, qui apprécie en connaisseur la vérité clinique de cette histoire : celui qui boit, c'est toujours l'autre, celui dont l'alcoolisation réelle ou supposée peut être utilisée de façon très habile pour masquer sa propre consommation.

L'alcoolique, c'est toujours l'autre, celui qui habite sur l'autre palier, qui fréquente le bistrot d'en face, venant d'un autre milieu social, ou de l'autre côté de la frontière, toujours celui dont les manières étonnent ou effraient.

– Il est facile de montrer du doigt tous ceux qui dérangent, à commencer par ceux qui font du bruit : les touristes britanniques en Espagne, venus chercher « *sex, sun and sangria* » sur les plages de la Costa Blanca ou, en France, sur le domaine public d'une île de la côte atlantique, « des bandes de jeunes venant du continent », au dire des îliens. De la même façon, si vous vous interrogez sur les chiffres de consommation d'alcool en Grèce, on vous répond parfois : « Ce sont les touristes. » C'est parfois la position officielle des autorités grecques lors des congrès ou rencontres internationaux.

– Il est habituel de stigmatiser certains buveurs très repérables – les clochards des centres-villes auparavant, aujourd'hui les chômeurs des banlieues –, parfois en insistant sur les mauvaises conditions de la vie urbaine. Nous avons vu les difficultés des études épidémiologiques et les résultats, considérés comme paradoxaux, d'une étude de 1996 dans l'Essonne.

– Il est commode, dans les conversations, d'accuser les Bretons. Nous connaissons l'ampleur de leurs problèmes ; cependant, la situation aujourd'hui est aussi préoccupante dans d'autres régions françaises.

Nous pouvons multiplier les exemples de cet alcool des autres, repéré, moqué et souvent dénoncé comme plus dangereux. L'étrangeté commence parfois avec le choix de la boisson : nous l'avons vu précédemment à propos des ouvriers bretons de Pont-de-Buis qui avaient délaissé le cidre rural de leurs ancêtres pour le vin rouge du prolétariat. Aujourd'hui, les jeunes effraient parfois leurs aînés avec leurs choix de boissons exotiques. Pour ces mêmes jeunes, l'alcoolique est celui qui boit du vin. Ce préjugé peut s'expliquer par le fait que ceux qui sont alcooliques aujourd'hui ont commencé à boire à une époque où le vin était la boisson dominante. Ils ont eu, en quelque sorte, le temps de développer leur maladie. Ils vont être « rattrapés » par les buveurs de bière. Ces phénomènes sont cependant exagérés par la persistance des images collectives.

L'étrange(r) buveur

Les modes d'alcoolisation des autres paraissent souvent étranges puisque ces modes font partie de leur patrimoine culturel propre. Ils sont parfois sources d'inquiétude et de rejet. Chacun a une opinion tranchée sur ce que boit son voisin. Depuis toujours, les fausses réputations d'ivrognerie sont nombreuses ; elles sont le reflet de récits de voyageurs à l'affût des manières de boire, considérées, de même que les autres manières de table, comme révélatrices d'une société, d'une culture, d'un groupe. Cette observation « touristique » donne un biais, majore le problème, car ce qui est différent est davantage remarqué et majoré. Les mêmes méthodes d'observation des mœurs locales sont pratiquées par certains journalistes. Venus enquêter à l'occasion d'un événement – fait divers banal ou crime atroce –, ils s'installent par commodité au bistrot du village ou au café de la gare, où ils rencontrent des « locaux » non représentatifs. Des habitants d'un petit village français devenu brusquement célèbre s'insurgeaient récemment contre ces pratiques : « La population ne se retrouve pas totalement dans ces portraits. » Plus crûment, le maire du village expliqua que ce n'était pas convenable « de toujours interroger les ivrognes [1] ». Il est vrai que les enquêtes effectuées dans ces conditions révèlent plus la consommation d'alcool des journalistes que celle des « indigènes » qu'ils sont venus observer.

Le partage est ancien en Europe entre, d'une part, le Sud et l'Ouest, où les boissons accompagnent les aliments et sont décrites en termes diététiques et, d'autre part, le Nord et l'Est où elles sont consommées en dehors des repas. Il s'y ajoute bien sûr l'opposition entre le vin des civilisations méditerranéennes et les autres alcools des « barbares ».

VRAIES ET FAUSSES RÉPUTATIONS

De l'avis général, les excès iraient croissant du sud-ouest au nord-est de l'Europe. La différence tient surtout dans la visibilité des conséquences. Les modes de consommation de l'Europe non vinicole, avec des alcoolisations occasionnelles importantes dans les lieux publics, attirent l'attention du visiteur. Les rumeurs viennent de cette alcoolisation visible dont les effets collectifs comptent cependant moins au moment de l'addition des « dégâts ».

Nous avons déjà évoqué l'étonnement des Romains devant les ivresses des Celtes et des Germains. Certaines réputations existent depuis longtemps, depuis que les premiers écrivains voyageurs ont repéré les habitudes des populations du nord et du centre de l'Europe. Montaigne fut un des premiers à s'étonner devant les buveurs allemands – « les Allemands boivent quasi esgalement de tout vin avec plaisir. Leur fin, c'est l'avaler plus que le gouster » –, lui qui était habitué à « boire à la française, à deux repas et modérément[2] ». En 1556, deux étudiants suisses de passage à Montpellier s'aperçurent que « tous les sacs à vin[3] » sont allemands. À cette époque, ces Européens buvaient les vins « purs » et en dehors des repas alors que dans les pays méditerranéens la plupart des vins étaient bus pour accompagner les aliments et coupés d'eau jusqu'au développement des grands crus du XVIIIe siècle. Au cours de ce siècle, un auteur stigmatisa « les Normands, les Anglais et les Polonais, qui boivent largement de peur que leur âme n'habite en un lieu sec[4] ».

« Viande anglaise saoule »

Entre les Français et les Anglais, les histoires d'alcool sont nombreuses, comme dans les multiples domaines qui peuvent illustrer la « mésentente cordiale » avec l'ancien ennemi héréditaire, devenu allié obligé contre d'autres buveurs de bière. C'est depuis le territoire des Germains qu'au VIIIe siècle, l'Anglo-Saxon saint Boniface souffrait de la réputation d'ivrognerie de ses compatriotes : « C'est un péché particulier aux païens et à notre race. Ni les Francs, ni les Gaulois, ni les Lombards, ni les Romains, ni les Grecs ne le commettent[5]. » Au XIIe siècle, un autre Anglais constatait : « Leurs manières de boire ont rendu les Anglais célèbres parmi tous les autres peuples[6]. » Depuis, ils ont souvent été accusés de trop boire, de mal boire. Il est vrai qu'ils ne possèdent pas les vins français ainsi que le disait un rimailleur du XIXe siècle :

> *Bon Français, quand je vois mon verre*
> *Plein de son vin couleur de feu,*
> *Je songe en remerciant Dieu*
> *Qu'ils n'en ont pas dans l'Angleterre[7].*

Cependant, les Britanniques ont su faire venir le meilleur et, peut-être par goût de l'ivresse, ils ont inventé les vins de fort degré ou tout au moins ils ont fait la réputation, successivement, de ceux de

> Méditerranée (malvoisie...) d'Atlantique (madère...) et d'Europe du Sud (malaga, jerez – transformé en sherry – marsala, porto...), liste à laquelle il faut ajouter les vins de Bordeaux. Rares sont les Français qui connaissent et reconnaissent cette connaissance œnologique, il faut pour cela fréquenter certains cénacles ou bars à vins. Les Britanniques restent plutôt identifiés à des touristes bruyants ou à des hooligans dangereux du fait de leurs ivresses. C'est ainsi que, pendant la dernière Coupe du monde de football, j'ai entendu dans un bar un client se plaindre de « la viande anglaise saoule après la viande folle ».

Certaines réputations sont tenaces, celle des Irlandais par exemple. En fait, il existe dans ce pays une forte proportion d'abstinents ; il semble que les émigrants à l'origine de cette réputation aux États-Unis étaient particulièrement buveurs. Les Slaves – les Russes en particulier – ont eux aussi une longue histoire avec l'alcool et une réputation d'ivrognerie séculaire, parfois utile pour bâtir une explication hâtive et disqualifier ces étranges étrangers. Ce fut également le cas des Polonais : leur réputation d'ivrognerie a été enracinée en Français par l'expression « soûl comme un Polonais ». À l'origine, l'expression semble avoir été un compliment dans la bouche de l'empereur Napoléon Ier conseillant à ses hommes de boire à la polonaise, c'est-à-dire en abondance, certes, mais sans manifester de signes d'ivresse et en accomplissant leur devoir jusqu'au bout. C'est dans un autre contexte et avec un autre sens que l'expression fut appliquée ensuite avec mépris vis-à-vis des Polonais immigrés en France.

LE NATIONALCOOLISME

L'homme civilisé et le barbare

Depuis la Grèce ancienne, la nature de la boisson consommée et la manière de boire sont considérées comme des critères de cette civilisation : il boit « à la mode des Scythes[8] », disait-on pendant l'Antiquité d'un buveur qui, comme ces habitants du nord de la mer Noire, se soûlait en buvant « la boisson scythe[9] », c'est-à-dire le vin pur. « C'est un trait culturel commun à l'histoire du vin et de la vigne d'investir la production et la consommation de vin d'une valeur spécifique, appelé ici "civilisation", dit Véronique Nahoum-Grappe[10]. Elle poursuit ainsi : « Ces différences que note le voyageur le conduisent à penser qu'ici on se saoule plus que chez lui,

avec moins de règles, alors qu'en fait les règles sont différentes. »
Les différences attribuées aux boissons viennent des manières de
boire. Dans tout le monde méditerranéen, les complications de
l'ivresse et de la consommation chronique excessive ne sont pas
attribuées au vin. Il a même été souvent considéré que la consommation de vin pouvait jouer un rôle positif dans la prévention de
l'alcoolisme, pathologie qui était reliée seulement à la consommation des produits industriels, la bière ou les spiritueux.

Dans ce « vino-centrisme » persistant depuis l'Antiquité, la
bière a été présentée de façon péjorative, en particulier dans le
monde méditerranéen. L'orge y était pourtant la céréale dominante
et était utilisée pour la fabrication des boissons fermentées chez
tous les peuples voisins, Scythes, Égyptiens, Celtes. Il semble que
cette céréale, fournissant la base de l'alimentation – la galette
d'orge – et de certaines boissons des paysans, ait été trop liée à la
vie rurale et aux sociétés barbares. C'est de la même façon que la
sauvagerie était systématiquement attribuée aux peuples qui utilisaient le beurre, et les autres corps gras d'origine animale, et non
l'huile d'olive. En dépit de son ancienneté, la bière a donc toujours
été considérée comme inférieure au vin, boisson des civilisations
dominantes, grecque, romaine puis chrétienne, en dépit du rôle des
moines dans son développement. Les Romains avaient le plus
grand mépris pour les buveurs de bière celtes, comme l'exprima
l'empereur Julien l'Apostat au IVe siècle, en comparant les boissons
et leurs dieux respectifs :

> *Il sent lui le nectar ; et toi le bouc.*
> *Bien sûr, Ce sont les Celtes qui, par manque de raisin*
> *T'ont fabriqué avec du grain [11].*

Quinze siècles plus tard, un poète illustrait comment seul le
vin pouvait être considéré comme un symbole de la France :

> *Toi France, corps mignon, droit sur d'étroites hanches,*
> *N'empâte plus ta chair de cet épais levain,*
> *Mais avec le pain d'or de ton blé, bois ton vin,*
> *Dont la pourpre fait les dents blanches [12].*

Il n'est pas étonnant que les romanisés et les colonisés aient
cherché à adopter la boisson du pouvoir, du prestige, de la religion
officielle. La bière restait la boisson des pauvres et devenait celle de
toute la population seulement en temps de misère économique. Les

défenseurs de la bière ont bien des difficultés à lui trouver des lettres de noblesse entre vérité historique et légendes.

– Dans la civilisation occidentale, la mythologie de la bière est pauvre. Son dieu, Sucessus, est un inconnu qui n'a pas le prestige de Bacchus, fils de Jupiter. Les personnages légendaires de la bière sont le gros Gambrinus et le modeste saint Arnould. Saint Thomas Becket, archevêque de Canterbury est un autre saint patron en Angleterre. Les héros de la bière sont peu connus. Citons Guillaume le Conquérant, bâtard du duc de Normandie Robert le Diable, et par sa mère petit-fils de brasseur. Sur la broderie de Bayeux, qui raconte sa conquête de l'Angleterre, on voit bien la consommation de vin par les seigneurs et de bière par les soldats. Une autre figure emblématique pourrait être Luther, grand buveur de bière qui avait épousé une ex-nonne brasseuse, ou Charles Quint[13] qui en vrai Flamand buvait de la bière jusque dans sa retraite, après l'abandon du pouvoir, contrairement aux avis de son médecin italien.

– On a oublié qu'aux origines égyptiennes de notre culture, c'est le dieu Osiris lui-même qui créa la bière à partir d'une décoction d'orge germée avec de l'eau du Nil. Seules les prêtresses de ce dieu avaient le droit de la brasser... Mais par la suite la bière connut un déclin et fut remplacée par le vin, qui fut à son tour consacré à Osiris.

– La bière est également très présente dans les mythes du nord de l'Europe et dans les épopées scandinaves comme le Kalevala. Ce texte contient des éloges de la bière...

> *Car elle mène la vie bonne*
> *pour la soif des gens de guenille :*
> *ride la bouche en rire des femmes*
> *elle met l'homme de bonne humeur,*
> *la gent de guenille en gaieté,*
> *en gigue les fous qui se grisent.*

On y parle d'un barde qui, grâce à la bière, trouve des métaphores sublimes car dans le nord de l'Europe la bière pousse à chanter et mobilise l'inspiration autant que le vin :

> *Il chanterait la mer en miel (...)*
> *vase marine en moût de bière*[14].

Le buveur dont on se moque, « l'autre » qui ne boit pas « comme nous autres », qui n'est pas « des nôtres », c'est surtout celui qui est de l'autre côté de la frontière.

La boisson de l'ennemi héréditaire

Après la défaite de 1870, Alphonse Daudet attaqua en revanchard, défendant contre l'Allemagne les valeurs latines et catholiques où il incluait vins, champagne et liqueurs monastiques. Pasteur travaillait alors, pour concurrencer les produits allemands, sur de nouveaux procédés de fabrication des bières. Dans un brevet, il déclara désirer que ces boissons s'appellent « bières de la revanche nationale [15] ». De l'autre côté de la frontière, Bismarck aurait dit [16] que le champagne était la seule défaillance de son patriotisme.

Pour d'autres, l'ennemi héréditaire était ailleurs. Durant son séjour en Angleterre, Jules Vallès dressa un tableau xénophobe édifiant : « Notre ivresse est rose, la leur est noire, elle a pour mousse la bave et l'écume : la bave de la fureur, l'écume de l'épilepsie. » Vallès accusait la bière et le gin de verser cette rage, alors qu'il excusait l'absinthe, « caressante (…) elle a inspiré l'éloquence et fouetté le génie ». À Paris, d'après ses souvenirs d'exilé politique, on se serait comporté autrement : « C'est parce qu'on flânait le long du faubourg plein d'amis qu'on s'est grisé ; mais on se dégrisera en flânant de nouveau [17]. » Vallès compara encore les *public houses* de Londres à la salle du Dépôt de Paris.

Les ivresses seraient ainsi douces ou violentes, selon la nationalité du buveur et la nature des boissons lorsque celles-ci représentent le génie national. Ce nationalisme, curieusement placé, donne du travail aux traducteurs : ils sont confrontés en italien à « *ubriaco come un cosacco* », en espagnol à « *borracho como un marinero inglese* », en anglais à « *to drink like a Scotsman* ». En français « saoul comme un Anglais » du temps de Rabelais [18] a été remplacé par « soûl comme un Polonais », et les Polonais se vengent parfois avec « *pijany jak Moskal* », c'est-à-dire ivre comme un Moscovite. Nous assistons dans ces jeux linguistiques à une dérive vers ceux qui auraient les ivresses les plus bruyantes ou les plus violentes. Les Tchèques disent « *pian jako Dan* », ivre comme un Danois, et les Danois disent « *Han drikker som on Svensker* », il boit comme un Suédois. Les Finlandais trouvent des buveurs encore plus redoutables lorsqu'ils disent être « *kanissa kvin Lappalainen* », soûl comme un Lapon. Selon la règle générale, on montre le buveur du doigt depuis le sud-ouest jusqu'au nord-est de l'Europe avec des exacerbations locales entre voisins qui se sont affrontés dans les conflits maritimes et terrestres de l'histoire de l'Europe.

Révolution des traditions au Japon [19]

Partout, des boissons nationales considérées comme non dangereuses s'opposent aux breuvages étrangers associés à l'ivresse et aux alcooliques. Au Japon, avant guerre, le whisky était considéré comme un breuvage vulgaire, celui des marins américains se soûlant dans les ports. S'y opposait le saké, boisson issue du riz, produit lui-même sacralisé. Après la Seconde Guerre mondiale, le whisky a complètement changé d'image ; il est vrai que les Japonais ont été victimes d'une vraie acculturation avec l'occupation par l'armée américaine, première armée étrangère ayant occupé le sol national. Le whisky a aussi été récupéré par des industriels habiles qui ont plagié le scotch whisky proposant un produit apprécié par les connaisseurs et même par ceux qui ont été copiés. Parallèlement à l'introduction des valeurs occidentales, les habitudes de consommation du saké changèrent : les Japonais abandonnèrent la tradition du saké chauffé et bu entre amis ou encore servi chaud par leur épouse en fin de journée. De plus en plus, on le but désormais froid, seul et au bar, en particulier dans les classes populaires... Ce fut un indice de l'émancipation des femmes japonaises, déplorée parfois par les hommes. Dans une célèbre pièce dramatique télévisée des années 1950, on voyait un homme, ayant échoué dans sa carrière, et ayant été abandonné par sa femme, pleurer dans sa cuisine en se versant du saké dans une tasse de thé : « Mon sort est exactement à l'image de ce saké froid [20]. » Les publicitaires vinrent à la rescousse de ces hommes abandonnés ! Ils cherchèrent à les convaincre que le saké froid était aussi bon ; on changea le terme désignant ce produit, des images montrèrent qu'on pouvait le boire à toute heure de la journée et même avec des glaçons ; enfin pour flatter l'attirance vers l'Occident, le saké est vendu aujourd'hui dans des bouteilles qui ont la forme de celles de cognac.

Le cocktail yougoslave

Il n'est pas étonnant de retrouver cette problématique dans la guerre de l'ex-Yougoslavie. Véronique Nahoum-Grappe a révélé l'opposition dans l'ancienne fédération entre l'Ouest viti-vinicole et l'Est producteur de boissons distillées, comme la Slivovice. C'est aujourd'hui un clivage supplémentaire entre Slovènes, Croates, Bosniaques et Serbes ; un clivage imaginaire qui agit au niveau symbolique, car tous boivent en fait de la bière et des spiritueux. Avant la guerre, toutes les communautés de Bosnie fêtaient les fêtes des autres communautés, « pour la plus grande joie des enfants et des buveurs [21] ». Ces mélanges de boissons et de cultures ont disparu pour l'instant, ils ont été remplacés par les rafales-rasades des canons manipulés par des soldats alcoolisés.

De quelques buveurs célèbres

Les historiens vont quelquefois chercher des alcooliques célèbres loin dans le passé, en dépit des difficultés à poser un diagnostic rétrospectif, alors que l'évaluation de l'alcoolisation est déjà si difficile lorsqu'il s'agit d'un buveur contemporain.

Il est certain que plus on remonte dans le temps, plus il est facile de lever un secret. Il convient cependant de se méfier de l'utilisation de ce diagnostic dans des œuvres historiques ou de fiction, comme ce fut le cas pour Marc Antoine – rival malheureux de l'empereur Auguste –, bien exploité par le cinéma, en particulier grâce à un couple d'acteurs alcooliques de la grande période d'Hollywood. Soyons prudents aussi lorsqu'il s'agit d'hommes politiques. Certes, dénoncer leur intempérance est une manœuvre souvent payante... Cependant, ceux qui se sont emparés des responsabilités que le buveur ne peut plus exercer ont souvent intérêt à masquer le problème pour dissimuler leurs manœuvres.

L'ALCOOL DES PUISSANTS

Alexandre le Grand a suscité beaucoup de curiosité de la part des historiens [22]. Ils ont dressé l'inventaire de nombreux troubles du comportement – relations difficiles avec ses amis, violences suivies de remords – qui peuvent être liés à une alcoolisation excessive. C'est ainsi que l'empereur avait tué, lors d'un banquet, son meilleur ami, son amant, disent les historiens moins prudes. Certains biographes parlent de « lendemains difficiles » après ses excès. Peut-être tolérait-il mal l'alcool, ce qui est gênant pour celui qui avait été assimilé à un nouveau Dionysos. Sa mort, à l'âge de trente-deux ans dans un accès de fièvre où il réclamait du vin, a suscité de nombreuses discussions [23] depuis l'Antiquité. Elle évoque pour certains une crise de delirium tremens, peut-être déclenchée par un accès de paludisme. D'autres pensent à une intoxication par un alcool frelaté au méthanol ou au plomb, ou plus banalement à une fièvre typhoïde.

On parle moins, par exemple, de l'alcoolisation de Winston Churchill, qui s'est pourtant révélée lors de plusieurs épisodes de sa vie publique. Son intoxication par l'alcool était beaucoup plus importante que celle par le tabac : son cigare était un « objet emblématique » plutôt que le « signe d'une véritable toxicomanie », lit-on dans une étude médicale[24] où il est affirmé que Churchill a pris des décisions importantes pendant des périodes d'alcoolisation. Ce cigare servait peut-être aussi à détourner l'attention, comme le font certains patients lorsqu'ils insistent sur l'importance de leur tabagisme qui pourtant ne dérange personne. Un collègue britannique me dit que Churchill n'aurait jamais songé à cacher sa consommation comme un petit bourgeois. Certains commentateurs s'y emploient. Son principal biographe[25] adopta l'attitude habituelle de défense des grands hommes. Il affirma que ses dépressions et sa consommation d'alcool ont été exagérées, répétées et « embellies » au fur et à mesure des récits. Ce biographe évita toutes les histoires connues de tous, comme celle où Churchill lui-même reconnut son ivresse en face d'une opposante politique qui le lui reprochait au cours d'une séance parlementaire : « Oui, mais je serai dessoûlé demain tandis que vous, vous serez toujours aussi laide », lui aurait-il répondu. Son biographe rapporta en revanche le propos d'un de ses médecins : « Je n'ai rencontré personne qui pouvait faire durer aussi longtemps un petit verre de cognac. » Effectivement, Churchill est mort à l'âge de quatre-vingt-onze ans ! Un autre témoin confirma que « le verre de whisky léger, comme les cigares, était plus un symbole qu'autre chose et que ce verre durait pendant des heures ». Pour conclure, nous n'affirmerons pas que l'alcool a joué un rôle important dans ses décisions politiques, mais que ce fut une aide dans sa vie, comme il le dit lui-même en 1948 : « *I find alcohol a great support in life*[26]. » Il envisageait alors, s'il revenait au pouvoir, de renoncer aux cigares. Hésitait-il vraiment entre le pouvoir et les produits psychoactifs, entre deux dépendances ? Il aurait dit en 1959 : « Après la guerre, deux choix s'offraient à moi : finir ma vie comme député ou la finir comme alcoolique. Je remercie Dieu d'avoir si bien guidé mon choix : je ne suis plus député[27]. »

Un tsar de la vodka

Depuis longtemps les spécialistes avaient aperçu des signes d'intempérance au plus haut niveau d'une grande puissance mondiale. L'organisateur de la tournée américaine de Boris Eltsine en 1989 avait alors déjà déclaré qu'il « était la plupart du temps sobre [28] ». Les journalistes en parlaient régulièrement en découvrant en particulier des images de descente d'avion après des vols bien arrosés. Un responsable, protégé par l'anonymat, pouvait déclarer en 1995 que l'alcoolisme était « un problème très sérieux dans les organes supérieurs du pouvoir [29] », évoquant le ministre de la Défense à côté du chef de l'État. On en a parlé encore à propos du coup d'État d'août 1991 et de l'assaut de décembre 1995 sur la capitale de la Tchétchénie, décidé, d'après certains, dans les vapeurs d'un anniversaire trop arrosé. Depuis 1995, on ne fait plus mystère de cet alcoolisme. Les habitants de ce pays – moujiks, tzars, tzarines ou Raspoutine – ont une réputation ancienne d'intempérance. Dans un premier temps, les excès de ce chef d'État le rendirent sympathique et populaire, c'était un témoignage de force comme, dans d'autres sociétés, l'infidélité royale ou présidentielle est un signe témoignant de puissance virile donc politique.

En France, la protection de la vie privée et le tabou de l'alcool limitent la diffusion de telles informations. Prudemment, les spécialistes avancent une longue liste de personnages depuis longtemps disparus. Attardons-nous sur un personnage dont les excès sont moins connus bien qu'il en perdît la tête.

Un Bourbon buveur

Les rois de France de la dynastie des Bourbons changeaient de crus au gré des prescriptions de leurs médecins. Il semble pourtant que leur santé souffrit gravement de ces excès de table, en particulier à partir de Louis XVI. Ils étaient chasseurs, mangeurs, trousseurs de jupons. Chez Louis XVI, les deux premiers traits étaient exagérés comme pour compenser l'insuffisance du troisième. Les Bourbons gros mangeurs étaient donc buveurs également, cela va ensemble à toute époque, même si on minimise en général le rôle de l'alcool.

Les consommations du roi Louis XVI ont souvent été justifiées par l'exercice physique – ici la chasse – comme exutoire, processus d'élimination des excès. La gloutonnerie du roi a été exploitée après la fuite à Varennes en particulier, au moyen d'une iconographie abondante et de textes qui reprenaient les rumeurs de la Cour et de la ville. Ces excès furent également signalés de manière plus objective dans les mémoires des contemporains. De nombreux témoignages concordent ; la manière dont certains contemporains ont tenté de défendre sa réputation paraît curieuse et semble plutôt confirmer les témoignages accusateurs. À en croire certains documents [30], le roi prisonnier au Temple buvait huit bouteilles de vin par jour... dans une situation certes particulière.

Les Américains font référence à des personnages plus proches. On trouve une impressionnante liste d'alcooliques parmi les proches d'hommes politiques : épouse d'un ancien Président, frère d'un autre, femme d'un ancien candidat à la Maison Blanche. De nombreux acteurs américains ont joué l'alcoolisme à la scène et à la ville comme Montgomery, Élizabeth ou Liza, soignées dans une clinique fondée par la femme de l'ancien Président, ou encore Rita, sex-symbol des aviateurs américains. Malheureusement, peu de stars françaises de la culture, des médias ou de la politique sont venues témoigner pour modifier l'image de cette maladie. Les exceptions les plus connues sont Annabel Buffet [31] et Marguerite Duras. Nous avons largement utilisé les quelques propos que cette dernière livra sur son alcoolisme. Elle en parla plusieurs fois en public, Yann Andréa [32] livra aussi les détails d'un sevrage hospitalier, mais seule Laure Adler osa affronter directement ce thème dans une biographie [33]. Outre les livres de Philippe Léotard [34] et de Richard Bohringer [35], citons encore les témoignages de Jean-Louis Foulquier [36], Serge Reggiani [37] et Françoise Verny [38]. Récemment, plusieurs membres de l'entourage de malades ont laissé des témoignages [39] très intéressants. De temps en temps, des témoignages lacunaires apparaissent dans la presse ; relevons une intéressante longue interview [40] de Jacques Dutronc. Les Français restent soucieux de discrétion ; domine cependant dans notre pays l'image du créateur alcoolique génial.

Un poète chinois dit sans détour :

Aujourd'hui, je m'en vais vieillissant, vaine devient la gloire ;
Et si partout j'inscris des vers, c'est pour gagner mon vin.
Goutte à goutte, mon pinceau ivre
Répand son encre parmi les hommes [41].

Le vin devient encre comme dans de nombreuses métaphores. Malheureusement, comme lui répond un autre chinois :

Dans l'ivresse monte un poème.
Je saisis mon pinceau, impossible d'écrire [42].

Nous avons déjà discuté du problème de la créativité sous alcool. Nous avons donné les opinions de certains écrivains dont l'avis nous semble pertinent comme Baudelaire, Witkiewicz et Duras. Witkiewicz concluait ainsi : « Il y a des artistes qui détruisent leur pouvoir créateur et il y en a qui ne s'enivrent que de leur propre néant. » Cependant, l'opinion populaire crédite l'alcool de ce pouvoir créateur, à partir de l'histoire de certains artistes maudits. Certes, de petites doses d'alcool peuvent exercer un effet bénéfique sur l'angoisse ou l'inhibition et peuvent donc faciliter la créativité. Cependant, ce n'est pas de cette manière pondérée et comptable que les grands buveurs littéraires consommaient.

Les plumes trempées dans l'alcool

La liste est longue. Verlaine est un des plus cités. Des critiques ont retrouvé dans sa vie de nombreux facteurs prédisposants : la convivialité, la vie de bohème, les événements malheureux (revers de fortune, deuil...), la vie militaire pendant la guerre de 1870, la rencontre avec Rimbaud... Son mariage aurait eu, au contraire, une influence heureuse. Ces facteurs externes furent-ils vraiment importants ? Philippe Sollers insista sur les facteurs psychologiques en rappelant la folie de la mère du poète qui avait gardé dans une armoire les quatre fœtus de ses grossesses avortées, conservés dans l'alcool : « Il renversera les bocaux, tentera plusieurs fois d'étrangler sa mère et deviendra alcoolique[43]. » Nous ne reprendrons pas les cas célèbres toujours cités. Nous renvoyons dans notre bibliographie aux quelques études des auteurs sensibilisés à l'approche alcoologique.

■ Un buveur au Ritz

Attardons-nous sur un cas moins connu : celui de Marcel Proust[44]. Les clichés font volontiers de Proust un buveur de champagne ; en fait, il aimait surtout la bière, dont il fit à la fin de sa vie son principal aliment. Il n'est pas question d'ajouter Proust à la longue liste des écrivains alcooliques, mais nous pouvons évoquer quelques faits inclus dans sa riche pathologie.

– Proust était un buveur de thé... peut-être, de café : sûrement. Il en usait pour se tenir éveillé. Il buvait donc de la bière, en particulier celle de la taverne Pousset ou encore celle de chez Lipp ou du Ritz qu'il pouvait faire chercher en pleine nuit grâce à un arrangement avec un maître d'hôtel.

– Nous pouvons évoquer encore ses allergies et phobies alimentaires, et le créateur alité de la fin de sa vie qui se nourrissait d'un seul repas par jour, puis seulement de café au lait, avec des exceptions de plus en plus rares. Nous évoquerons le malade à ses derniers jours refusant de voir les médecins, se mettant à la diète et, enfin, l'agonisant réclamant pour toute boisson et nourriture de la bière glacée que le fidèle chauffeur va chercher... au Ritz, bien sûr. Cette bière occupa ses derniers moments – il ne s'agit pas d'un mauvais calembour. « Il en sera de la bière comme des autres choses, elle arrivera trop tard », se plaignit-il. Entre-temps, Céleste avait pensé qu'il était nécessaire d'enfreindre les ordres de son maître et demanda du secours. Un biographe [45] nous décrit comment « Robert Proust arriva précipitamment de l'hôpital, suivi du docteur Bize, le long cortège des infirmiers, avec des ventouses, des ballons d'oxygène, des seringues hypodermiques, et Odilon avec la bière. Avec des yeux furieux, Proust ignora les envahisseurs et murmura : "Merci cher Odilon, d'être allé me chercher cette bière." » Ce fut sa dernière phrase.

L'alcool occupe une place importante dans *À la recherche du temps perdu*, depuis une dispute qui eut lieu dans l'enfance du narrateur, une dispute habituelle entre ses grands-parents : son grand-père veut boire un cognac qui lui est défendu. Plus tard, c'est également ment du cognac ou du vin de Champagne qu'utilisera le narrateur lui-même pour prévenir ses crises d'asthme, sur les conseils de son médecin. Cela donna lieu à une grande scène [46] d'ivresse ferroviaire, lors d'un voyage avec sa grand-mère, où le héros tomba sous le charme d'un store bleu... et d'un contrôleur.

– Arrivé à Balbec, le narrateur rencontre Robert de Saint-Loup. Devenu son meilleur ami, Robert l'introduit dans le monde, le grand et le demi. Robert est l'initiateur, le tentateur qui joue des envies de son compagnon ; il l'entraîne, malgré les résolutions prises par le narrateur de mener une vie saine et régulière pour écrire. « Quand nous arrivions à Rivebelle, aussitôt (...) comme s'il ne devait plus jamais y avoir de lendemain, ni de fins élevées à réaliser, disparaissait ce mécanisme précis de prudente hygiène qui fonctionnait pour les sauvegarder (...) La dose de bière, à plus forte raison de champagne, qu'à Balbec, je n'aurais pas voulu atteindre en une semaine, je l'absorbais en une heure [47]. »

– Les plaisirs continuent au casino ; montant en voiture, le narrateur recommande au cocher « d'aller à toute vitesse », abandonnant toute prudence : « J'étais enfermé dans le présent, comme les héros, comme les ivrognes ; momentanément éclipsé, mon passé ne projetait plus devant moi cette ombre de lui-même que nous appelons notre avenir ; plaçant le but de ma vie, non plus dans la réalisation des rêves de ce passé, mais dans la félicité de la minute présente, je ne voyais pas plus loin qu'elle. De sorte que, par une contradiction qui n'était qu'apparente, c'est au moment où j'éprouvais un plaisir exceptionnel, où je sentais que ma vie pouvait être heureuse, où elle aurait dû avoir à mes yeux plus de prix, c'est à ce moment que, délivré des soucis qu'elle avait pu m'inspirer jusque-là, je la livrais sans hésitation au hasard d'un accident. » Suit une belle description de l'ivresse : « J'adhérais tout entier à l'odeur de la femme qui était à la table voisine, à la politesse des maîtres d'hôtel, au contour de la valse qu'on jouait (...). J'étais collé à la sensation présente, n'ayant pas plus d'extension qu'elle ni d'autre but que de ne pas en être séparé [48]. » Ainsi se désintéresse-t-il de son œuvre, de la vie, de la vie exubérante des jeunes filles en fleurs aperçues sur la plage. Après ces sorties reviennent les conflits entre travail et plaisir, excès et « prudente hygiène ». Cette lutte obsessionnelle se terminait habituellement par des passages à l'acte où s'effondraient toutes les bonnes résolutions du narrateur. Il décrivit cette lutte contre ses habitudes : « Si je voulais les contrarier, si je prétendais entrer tôt dans mon lit, ne boire que de l'eau, travailler, elles s'irritaient, elles avaient recours aux grands moyens, elles me rendaient tout à fait malade, j'étais obligé de doubler la dose d'alcool, je ne me mettais pas au lit de deux jours, je ne pouvais même plus lire [49]. » En avançant dans *La Recherche*, on trouve de nombreux autres épisodes d'alcoolisation.

– À Paris, les tentateurs sont Robert, toujours, et sa maîtresse Rachel : « Rachel m'offrit du champagne, me tendit une de ses cigarettes d'Orient et détacha pour moi une rose de son corsage. Je me dis alors : "Je n'ai pas trop à regretter ma journée ; ces heures passées auprès de cette jeune femme ne sont pas perdues puisque par elle j'ai, chose gracieuse et qu'on ne peut assez payer, une rose, une cigarette parfumée, une coupe de champagne [50]." »

– Le narrateur s'alcoolise encore lors du second séjour à Balbec, pour oser inviter une jeune fille inconnue : « J'entrais chez le pâtissier-limonadier, je buvais l'un après l'autre sept à huit verres de porto. Aussitôt, au lieu de l'intervalle impossible à combler entre mon désir et l'action, l'effet de l'alcool traçait une ligne qui les conjoignait tous deux. Plus de place pour l'hésitation ou la crainte. Il me semblait que la jeune fille allait voler jusqu'à moi. J'allais jusqu'à elle, d'eux-mêmes sortaient de mes lèvres : "J'aimerais me promener avec vous. Vous ne voulez pas qu'on aille sur la falaise, on n'y est dérangé par personne [51]." » L'alcoolisation est partagée avec Albertine : lors de leurs promenades, ils s'arrêtent pour boire du calvados ou du cidre sans descendre de voiture. L'effet produit sur Albertine est des plus banals : « Elle semblait alors (...) ne plus pouvoir supporter entre elle et moi un intervalle qui d'habitude ne la gênait pas ; sous sa jupe de toile ses jambes se serraient contre mes jambes, elle approchait de mes joues ses joues qui étaient devenues blêmes, chaudes et rouges aux pommettes, avec quelque chose d'ardent et de fané comme le sont les filles de faubourg [52]. »

L'ivresse de la mémoire chez Marcel Proust

Les épisodes d'alcoolisation nourrissent la mémoire du narrateur : souvenir du cognac de Combray, souvenir de l'ivresse ferroviaire. Dans les deux cas, l'alcool est lié à la souffrance : « Je m'installai dans un wagon où j'étais seul ; il faisait un soleil splendide, on étouffait ; je baissai le store bleu qui ne laissa passer qu'une raie de soleil. Mais aussitôt, je vis ma grand-mère, telle qu'elle était assise dans le train de notre départ de Paris à Balbec, quand, dans la souffrance de me voir prendre de la bière, elle avait préféré ne pas regarder, fermer les yeux et faire semblant de dormir. Moi qui ne pouvais supporter autrefois la souffrance qu'elle avait quand mon grand-père prenait du cognac, je lui avais infligé celle, non pas même seulement de me voir prendre, sur l'invitation d'un autre, une boisson qu'elle croyait funeste pour moi, mais je l'avais forcée à me laisser libre de m'en gorger à ma guise [53]. » Dans *Le Temps retrouvé*, l'auteur en arriva à comparer l'excitation de l'ivresse à celle produite par le phénomène de la mémoire involontaire. Il exposa comment, dans les deux états, on touche à l'immortalité : dans l'ivresse, par un phénomène d'« adhésion » et d'« enfermement » dans le présent qui « isole du passé » (« momentanément éclipsé, mon passé ne projetait plus devant moi cette ombre de lui-même que nous appelons notre avenir ») et lors du souvenir, par un processus plus riche, un « élargissement de l'esprit » qui donne une « valeur d'éternité [54] ». Cet état, comparable à l'ivresse, où cessent les « inquiétudes » du narrateur au sujet de la mort, est une véritable ivresse de la mémoire, mais pourrait aussi être défini comme une anti-ivresse dont l'auteur valorise la lucidité. Dans *Le Temps retrouvé*, le souvenir de l'ivresse de Rivebelle l'amène à condamner le plaisir éphémère de l'alcool pour magnifier les moments d'excitation intellectuelle et de bonheur apportés par la mémoire involontaire : « Le bonheur que j'éprouvais ne venait pas d'une tension purement subjective des nerfs qui nous isole du passé, mais au contraire d'un élargissement de mon esprit en qui se reformait, s'actualisait ce passé, et me donnait, mais hélas ! momentanément, une valeur d'éternité [55]. »

■ **Les Nobel et le whisky**

Ernest Hemingway, William Faulkner, Sinclair Lewis, Eugene O'Neill, John Steinbeck étaient alcooliques. Pearl Buck, Isaac Bashevis Singer, Saul Bellow, dont le père fut bootlegger, ont échappé à l'alcool. Pour y échapper faut-il donc à un prix Nobel américain de littérature être femme ou juif ?

Fitzgerald n'est pas dans la liste des Nobel, mais Hemingway l'avait bien diagnostiqué alcoolique ; il avait décrit comment l'alcool rendait Scott « cinglé ». Il raconta les troubles de son compagnon de beuverie contrastant avec son accoutumance à lui, celle d'un buveur excessif : « Mais il était difficile de le tenir pour un alcoolique tant il supportait mal l'alcool. En Europe, nous considérions alors le vin comme un aliment normal et sain, et aussi comme une grande source de bonheur, de bien-être et de plaisir. Boire du vin n'était pas un signe de snobisme ou de raffinement, ni une religion ; c'était aussi naturel que de manger et, quant à moi, aussi nécessaire, et je n'aurais pu imaginer prendre un repas sans boire de vin, du cidre ou de la bière. J'aimais tous les vins sauf les vins doux ou de dessert et les vins trop épais, et je n'aurais jamais pu penser qu'en partageant avec Scott quelques bouteilles de mâcon blanc, sec et très léger, cela déclencherait en lui un processus chimique qui le rendrait cinglé. Il y avait bien eu les whiskies au Perrier, le matin, mais j'ignorais tout, alors, des éthyliques et ne pouvais imaginer qu'un seul whisky pouvait faire du mal à un homme avant une course en voiture découverte sous la pluie. L'alcool aurait dû être brûlé en un rien de temps [56]. » Même entre buveurs littéraires américains, l'alcoolique, c'est toujours l'autre.

■ **Écrivains maudits… condamnés ou excusés**

C'est à partir de l'époque du romantisme que s'est développée la figure de l'artiste maudit et intoxiqué. Certains critiques ont étudié la résurgence de cette figure chez les existentialistes adaptant les traditions de la vie de bohème parisienne dans le Saint-Germain-des-Prés de l'après-guerre. D'autres y ont vu également une justification politique de la consommation d'alcool… pour se rapprocher du peuple. Jean Cau [57] donna cette explication en décrivant une consommation d'alcool essentiellement conviviale et destinée à servir d'excitant intellectuel. Il minimisa les conséquences néfastes et les motivations personnelles, mais il démonta avec beaucoup d'humour les nombreuses rationalisations de ces intellectuels de gauche qui choisissaient souvent les alcools américains en vivant une « contradiction dialectique » vis-à-vis des capitalistes détestés et combattus.

Souvent, les sociétés anglo-saxonnes, empreintes de morale puritaine, ne montrent pas la tolérance habituelle vis-à-vis des créateurs. Dans ces milieux, l'alcool n'est ni une explication du génie ni une excuse, mais une tache, même pour les artistes. Cette attitude peut être illustrée par l'ambivalence de nombreux critiques américains vis-à-vis d'Edgar Poe [58]. À son sujet, certains avaient renversé le cliché attribuant le génie à l'alcool ou à la folie : Poe fut ainsi condamné parce qu'il écrivait « comme un ivrogne et comme quelqu'un qui ne payait jamais ses dettes ». Aujourd'hui, alors que la force de son œuvre ne peut être contestée, les observateurs et critiques s'attachent plutôt à nier ou à minimiser l'existence de problèmes d'alcool et de drogues, aussi bien pendant sa vie que lors de sa mort. Dans une étude [59] médicale récente, il fut « démontré » qu'il n'était pas mort du fait de son alcoolisation (au cours d'une ivresse ou d'une crise de delirium tremens) comme la plupart des critiques le reconnaissent, mais des suites d'une morsure par un animal enragé. C'est pour d'autres raisons que certains critiques non moralistes montrent le même acharnement à défendre la sobriété de Poe. Ils sont motivés par la crainte que le don d'écrire ne soit réduit à une intoxication ou à des problèmes psychologiques. Cette crainte est justifiée par l'existence de nombreux travaux pseudo-scientifiques qui reprennent de manière répétitive les clichés populaires. L'un de ces critiques, Claude Richard, parle d'« insouciantes thèses de médecine ». Rassurons ces spécialistes, ces travaux sont heureusement destinés à un public limité. Nous savons qu'il faut se méfier des confusions entre l'auteur et ses personnages. Nous savons que le domaine de la création ne peut se réduire au champ d'un microscope médical ou d'un divan psychanalytique. Nous avons déjà dit que, le plus souvent, un homme devient créateur *malgré* ses difficultés avec l'alcool et non *à cause* d'elles. Comme le demande ce critique, il ne faut pas exclure les lectures historique et linguistique des œuvres en réduisant « la multiplicité des sources de l'expression artistique aux seuls processus relevant de la psychologie pathologique ».

Ivresses picturale et musicale ?

Nous n'aborderons pas l'exemple des peintres. Nous renvoyons les lecteurs aux quelques études sérieuses publiées, en français par exemple par Pierre Fraysse [60]. Loin des clichés habituels, à partir de son expérience clinique, il analysa les œuvres de certains peintres dont l'intoxication est indiscutable – Van Gogh, Soutine, Utrillo, Modigliani, Bacon, Warhol – sans en tirer des conclusions imprudentes sur la créativité due à l'alcool : « L'alcool n'est pas le "plus" autorisant la création », conclut-il.

Notons que le diagnostic d'alcoolisme a toujours été accepté facilement à propos d'un poète ou d'un peintre qui peuvent emprunter au mieux le costume de l'artiste maudit. L'équivalent contemporain se trouve chez les musiciens populaires, en particulier dans le domaine du rock and roll. Nous renvoyons aux travaux de Patrick Mignon[61], un des rares à s'intéresser à ce thème. Il donna l'exemple de Jim Morrison, victime non seulement, comme les autres disparus de cette époque – Jimi Hendrix, Janis Joplin et Brian Jones –, de cocktails médicamenteux mais aussi de « son amour baudelairien pour le vin ». Sa tombe au cimetière du Père-Lachaise est le lieu d'un « culte » intéressant, romantique et moderne. D'un artiste de variétés, d'une pop-star, on veut bien faire le jouet de la drogue, mais on constate une grande réticence à aborder l'alcoolisme ou la toxicomanie des musiciens classiques, en particulier lorsqu'il s'agit de génies universellement reconnus pour lesquels la question semble sacrilège. Le milieu des amateurs semble moins libre et moins tolérant pour aborder ces thèmes. Donnons l'exemple des discussions[62] autour du cas de Ludwig van Beethoven, un buveur excessif, affirment certains. Notons d'abord quelques faits. Il est mort d'une cirrhose décompensée, affection d'origine alcoolique dans 90 % des cas parmi les populations consommatrices d'alcool. Il avait des antécédents familiaux : père et grand-mère paternelle étaient des buveurs. Nous connaissons les détails des dernières semaines de sa vie adoucies par une autorisation de boire du médecin rappelé à son chevet, contre l'attitude interdictive du précédent praticien ; le compositeur connut alors une amélioration avant de reprendre une consommation excessive. À nouveau, il fut décidé de supprimer l'alcool, mais l'approvisionnement continua d'être assuré par le baron Pasqualati. La dernière des mille cinq cents lettres recensées est une lettre de remerciements au baron.

« L'alcool aida Beethoven à vivre. Il l'aida sans doute également à mourir au moment où l'échec de sa relation avec son neveu Karl devint irréversible », dit un biographe[63] qui décrit comment il lui fallait « colmater une brèche dans cette solitude intérieure et souvent si cruellement ressentie ». D'autres auteurs[64] admettent le diagnostic de cirrhose mais en réfutent l'origine alcoolique. Un biographe du XIXe siècle utilisa de curieux arguments pour combattre le diagnostic déshonorant : « Par malheur il affectionnait tout particulièrement les vins frelatés, ce qui fit beaucoup de mal à ses pauvres entrailles. Rien ne servait de le mettre en garde. C'est bien là une preuve que Beethoven n'était pas un grand buveur contrairement à ce qu'en a dit son dernier médecin. » Le thème a été abordé par des études médicales trop orientées ; de leur côté, les spécialistes de l'histoire de la musique refusent toute approche de ce type. Pourtant, comme nous l'avons dit, il ne s'agit pas de tout réduire à cette dimension mais de l'inclure dans une perspective humaine et culturelle générale. Comme d'autres, Beethoven fut créateur malgré l'alcool qu'il transcenda pour terminer sa *9e symphonie* par une « bacchanale échevelée », comme disent les critiques qui limitent l'évocation de l'ivresse à une métaphore.

De quelques buveurs proches qui dérangent... *les hommes (adultes, misogynes, bourgeois)*

Revenons sur ces discours des classes dominantes à propos de l'alcoolisation des prolétaires, des révolutionnaires – aujourd'hui des chômeurs –, des jeunes, des femmes, des Indiens et autres colonisés. Tous ces « autres » ont été désignés comme responsables de troubles et continuent de jouer un rôle de boucs émissaires. Les représentants des classes dominantes les ont condamnés, tout en excusant souvent les excès des milieux favorisés. Nous avons vu comment le terme « alcoolisme mondain » a souvent été utilisé pour minimiser les troubles dans ces milieux. Les génies créateurs, ou leurs simples interprètes, sont souvent « excusés » pour leurs comportements sous alcool. À l'occasion d'un passage au tribunal pour conduite en état d'ivresse, Gérard Depardieu a fait amende honorable tout en expliquant qu'il croyait qu'une nuit de sommeil devait éliminer l'alcool d'une soirée bien arrosée : courte avait dû être la nuit ou profonde l'ivresse pour laisser encore le lendemain un taux d'alcoolémie de 2,6 g/l. Son avocat fut plus retors et moins politiquement correct en tentant de justifier son client, si on en croit ce propos rapporté dans la presse [65] : « Si Depardieu était aussi plat que la Beauce, les gens ne l'aimeraient pas autant. Gérard Depardieu, tout comme moi, pense qu'un plaisir limité est ennuyeux de par le seul fait de sa limite... »

LE PEUPLE

Alphonse Daudet donna l'archétype du discours bourgeois accusateur qui forge des stéréotypes sur l'alcoolisation des autres. Pour lui, l'alcool est d'abord facteur de désordre social, lorsqu'il est bu par le déclassé, l'ouvrier rebelle et le Prussien envahisseur. Une historienne, Myriam Tsikounas[66], a décrit ainsi le rôle de l'alcool dans l'œuvre de ce romancier influent, alcoolique et toxicomane, ne l'oublions pas : l'alcoolisation de l'autre est souvent dénoncée pour excuser ses propres excès. Elle analysa comment Daudet vanta les effets positifs des élixirs qui mettent « les cigales en tête », en dénonçant les « ivresses sombres générées par de mauvais alcools, servis dans des récipients hideux en des lieux sordides ». Daudet opposa ainsi dans une dialectique du bon et du mal les boissons, leurs contenants, les décors et surtout les ivresses, belles ou dangereuses. En fait, c'étaient certains buveurs qui l'in-quiétaient : « Pour les élites de la seconde moitié du XIXe siècle (...) la démesure importe moins que le produit ingéré, l'identité de l'intempérant et la situation de consommation », dit Myriam Tsikounas, rappelant comment Daudet défendait les modes d'alcoolisation qui « favorisent l'échange sans mettre en cause l'ordre existant (...), ne déstabilisent aucun foyer, lorsque le cercle dans lequel ils sont consommés, le dimanche au sortir de la messe, ne risque pas de devenir une anti-église et un espace de contestation politique ». L'historienne Michèle Perrot[67] a remarqué que la condamnation de l'alcoolisme ouvrier a été unanime, des moralistes aux romanciers, depuis le début de la révolution industrielle. Elle compara ces discours à une symphonie où l'alcoolisme était considéré comme une « doublure de l'industrialisation ».

Dans les chapitres précédents, j'ai moi-même esquissé la démonstration du rôle de l'ivresse pendant la grande Révolution de 1789 sans accuser les révoltés mais en révélant que toutes les couches sociales étaient concernées : souvent d'ailleurs, ce furent les représentants des classes montantes qui favorisèrent cette alcoolisation des foules. Avec moins de mesure, certains témoins avaient décrit la Commune comme « un accès de pétrolomanie alcoolique[68] ».

« LES JEUNES »

Il est probable que de tout temps les adultes se sont inquiétés, hypocritement ou non, de l'alcoolisation des jeunes : « Cette jeunesse boit comme un évier, et des liqueurs sans marques [69] », disait déjà Paul Morand pendant les Années folles. Aujourd'hui, l'inquiétude atteint un paroxysme chez les adultes et les parents et les journalistes viennent régulièrement interroger les spécialistes pour savoir « ce qu'une mère doit faire lorsqu'elle s'aperçoit de la consommation d'alcool dans les boums ou lorsque son fils rentre le samedi soir… un peu… » Un peu quoi ? Il semble que les mots utilisés par les jeunes commencent vraiment à faire peur. Pourtant, nous avons repéré depuis longtemps cette nouvelle violence dans le vocabulaire des jeunes : ils s'éclatent, se défoncent, ils sont cassés, déchirés… au lieu d'être tout bonnement pleins ou bourrés comme le furent leurs parents.

Inquiétudes et hypocrisie

Il y a vingt ans, les adultes se satisfaisaient de la baisse de consommation lorsque, au cours des années 1970, les adolescents furent baptisés « enfants de Marx et du Coca-Cola® ». Si le soda est encore plus présent, Marx et les autres utopies ont disparu, le cocktail Molotov n'existe plus que dans les verres (1/3 Grand Marnier, 1/3 tequila, 1/3 vodka et une goutte de Tabasco) et dans notre Occident, les nouveaux capitalistes n'exploitent plus seulement par le travail. La vraie nouveauté et le vrai danger viennent de la crise économique, de la peur du chômage et de l'absence d'espoir et de rêve. Depuis le début des années 1980, certains experts tentent d'alerter les pouvoirs publics devant les nouveaux modes d'alcoolisation apparus chez les adolescents des pays européens. Mais c'est seulement en 1995 que l'opinion s'en émut, souvent dans une grande incompréhension du phénomène.

– Pourquoi s'étonner de ce comportement alors que ces jeunes sont les descendants des premiers consommateurs d'alcool depuis plusieurs générations ? Le biologiste Jean-Didier Vincent avait bien repéré l'importance de ce contexte à propos de la toxicomanie : « Les jeunes drogués qui vont en nombre croissant sont les enfants d'une nation qui joue deux fois par semaine au Loto, Bingo et Morpion [70]. » Nous savons que « faire son loto » signifie souvent boire plusieurs tournées avec les amis. Les parents de ces jeunes sont également les premiers consommateurs de tranquillisants depuis leur invention dans les années 1960. Il n'est pas étonnant de trouver chez eux les stigmates de notre société et les ébauches de nos comportements.

– Pourquoi s'étonner lorsque les producteurs font tout leur possible pour attirer les jeunes consommateurs vers les sodas alcoolisés, avec des canettes et des emballages attractifs ?

Réalité du problème

Dressons un tableau épidémiologique pour les adolescents d'âge compris entre 12 et 18 ans à partir des enquêtes réalisées en France ces dernières années.

Les jeunes et l'alcool en quelques chiffres

Proportion de consommateurs d'alcool

– La proportion de consommateurs réguliers est de 8 % chez les garçons, de 2 % chez les filles.

– De 1991 à 1995, la proportion de consommateurs occasionnels a augmenté de 40 % à 60 %. Il est difficile de savoir s'il s'agit d'une augmentation ou d'une réelle régression du tabou lors de l'interrogatoire, voire d'une surdéclaration par volonté de provocation.

– En 1995, au cours des sept derniers jours précédant l'enquête, 42 % des jeunes avaient consommé de l'alcool : les chiffres varient avec l'âge, de 18 % chez les 12-13 ans à 70 % chez les 17-18 ans.

Facteurs aggravants et protecteurs

– La proportion de buveurs d'alcool varie avec d'autres facteurs ; elle est triple chez les fumeurs de tabac, double chez les consommateurs de cannabis et chez ceux qui se sentent mal à l'école, mais ce peut être une conséquence de la consommation.

– La proportion de consommateurs occasionnels et réguliers est plus importante à la fois parmi ceux qui ne pratiquent pas de sport et ceux qui s'y adonnent intensément. Il existe probablement des différences entre les disciplines collectives et individuelles.

– La proportion de consommateurs occasionnels et réguliers est également plus élevée chez les enfants dont les parents font partie des classes sociales favorisées.

    x 3   chez les fumeurs,
    x 2,6   en cas de consommation de haschisch.

Risque relatif

    x 2   en cas de mal-être,
    x 1,8   pour les enfants de « cadre sup ».

Alcools consommés

– La proportion des consommateurs d'alcools forts a également augmenté de 32 % en 1991 à 47 % en 1995 (après une baisse à 25 % en 1994).

– La consommation de bière marque un plateau après la flambée des années 1980.

Nombre d'ivresses

On relève aussi une augmentation de la proportion de jeunes ayant déjà connu l'ivresse : 25 % en 1994 et 33 % en 1995 ; bien sûr, cette proportion est très variable avec l'âge : de 4 % à 12-13 ans à 50 % à 17-18.

– 42 % des jeunes qui consomment de l'alcool, soit donc 18 % de l'ensemble des jeunes, avaient présenté une ivresse dans l'année précédant l'enquête.

– 22 % des jeunes consommateurs, soit donc 10 % de l'ensemble des jeunes, avaient présenté une ivresse dans le trimestre précédant l'enquête.

– En moyenne, les jeunes avaient présenté 4 ivresses par an au cours desquelles ils avaient bu en moyenne 9 verres.

– Lors de ces ivresses, la consommation atteint un pic de 10 verres à l'âge de 16-17 ans.

Ces études montrent encore que :

– Les différences sont faibles entre filles et garçons.

– La précocité de l'alcoolisation est liée à l'essai de drogues illicites.

– La prise de drogue illicite est liée à la recherche d'ivresse et non à la consommation d'alcool.

– La précocité des ivresses va de pair avec leur gravité.

Relevons enfin trois points qui contredisent certains préjugés.

– La précocité de l'alcoolisation n'est pas liée au niveau socio-économique de la famille.

– La pratique sportive [71] ne protège pas toujours de l'alcoolisation ; la pratique intense peut signifier une recherche de sensations fortes, retrouvée également dans certaines conduites d'alcoolisation.

– L'oisiveté n'est pas toujours un facteur favorisant l'alcoolisation.

Le jeune n'existe pas

Bien sûr, les jeunes sont agressés par cette appellation groupale : « les jeunes » ; c'est tout juste si certains ne disent pas :

« le jeune ». Les chercheurs font des tranches selon l'âge, le milieu social d'origine, les filières d'enseignement. Leurs résultats démontrent effectivement que « le jeune » n'existe pas. Cependant, le phénomène de groupe, de bande, à la recherche d'identité et d'identification, existe bien à cet âge : un adolescent est « jeune » parce qu'il est entre deux états, il « fait le jeune » parce qu'il ne veut pas ressembler à ses parents. Le passage brutal de l'enfance à l'âge adulte avec ses rites – l'apprentissage à quatorze ans ou le baccalauréat à 18 ans selon les classes sociales – n'existe plus. Il s'est fondu dans une période de transition apparue seulement au cours du XXᵉ siècle. Avec l'« invention » de l'adolescence s'est développée une culture, parfois muée en contre-culture, souvent exploitée par les marchands ; cet écart entre la puberté biologique et l'autonomie sociale s'est accentué avec les difficultés économiques actuelles.

Dans la crise de l'adolescence, on peut distinguer deux éléments :

– La crise d'identité de la puberté : dans la transformation de son corps, support de l'édifice identitaire, l'adolescent ne se reconnaît plus. Cette crise contient une angoisse de morcellement – retour au stade d'avant le miroir lorsque le bébé ne connaissait pas encore son unité. Elle se manifeste par la peur de petites malformations, en particulier chez les jeunes filles. La pression sociale qui valorise les images filiformes des top models exacerbe cette angoisse.

– La crise d'identification : la différence des sexes découverte au stade œdipien, entre trois et cinq ans, devient socialement déterminante à l'adolescence alors qu'il faut faire le « deuil » de la relation privilégiée avec le père ou la mère. La libido ne sait encore où se fixer : « Personne ne m'aime » signifie souvent : « Je ne sais encore aimer personne. » Notons que ce deuil est difficile aussi pour les parents.

Dans cette période de flottement, l'adolescent sera tenté par des identités successives ; dans la cabine d'essayage de cette crise, il cherche les vêtements et les accessoires dont alcool et drogues peuvent faire partie. L'évasion dans les paradis artificiels est une tentative de solution : « Puisque personne ne me *comprend* – au double sens de la compréhension et du contenu –, je m'éclate. » On peut dire encore que le jeune « s'éclate » faute de pouvoir être *un* ou qu'il « fait le plein » pour se donner une contenance : il est en mouvement, trop diront certains, mais il manque de limites. Dans ces essayages identitaires existe encore le risque de trouver un prêt-à-porter de secte. Dans la plupart des cas, cependant, la crise se résout par le choix d'un uniforme jeune banal – pantalon en jean, chaussures de sport, téléphone portable comme cordon avec les copains –, cuite d'un samedi soir et un « joint » de temps en temps.

Modes d'alcoolisation

On peut distinguer trois modalités de l'alcoolisation des adolescents, quelle soit aiguë ou répétitive.

■ Une alcoolisation doublement initiatique
– Il s'agit d'abord d'une intégration au monde des adultes où l'adolescent rejoue les rites et les mythes des aînés : boire ensemble réunit, il faut savoir boire, c'est-à-dire non pas tant apprécier que « tenir » l'alcool, la virilité est à ce prix. Des cliniciens [72] ont rapporté une phrase édifiante dite par un parent à son fils adolescent se réveillant dans un lit de réanimation : « Ce n'est pas malin, mais te voilà un homme maintenant. » Dans la grande majorité des cas, l'initiation a lieu en famille, en particulier lors des fêtes, toujours avec du vin, souvent de Champagne. La première ivresse a également lieu en famille dans 25 à 30 % des cas. Pour certains jeunes, l'initiation se complète par l'intégration au monde professionnel, parfois selon des modes régionaux particuliers.

– L'intégration au groupe des copains est fondamentale : on pourrait dire que, dans cette période de mutation, « être identique tient lieu d'identité ». Cette intégration peut être assurée par des alcoolisations hors de la présence des parents, « soirées » des quartiers favorisés ou rencontres dans les sous-sols et les terrains vagues des zones en friche sociale. Elle a lieu avec des boissons qui symbolisent pour les jeunes leur génération ou leur groupe – dans un besoin de différenciation des adultes –, boissons exotiques, inconnues des parents, mais proposées par des marchands avisés, ou nouvelles bières fortes et peu chères. Les modes de consommation avec les excès de fin de semaine étonnent aussi les adultes. Ces modes s'approchent de la deuxième forme de consommation des jeunes.

■ Une alcoolisation toxicomaniaque
L'alcool perd alors ses particularités sociales et culturelles pour n'être plus qu'un produit psychoactif ; il est souvent pris en association avec des drogues illégales ou des médicaments selon les disponibilités.

■ Une alcoolisation thérapeutique
Les effets anxiolytique, désinhibiteur et hypnotique sont alors recherchés. Cette automédication est parfois utilisée lors de trou-

bles psychologiques plus graves, elle permet dans certains cas de donner le change avant l'éclosion d'une psychose sous-jacente.

De la nécessité de prendre des risques

Nous l'avons vu, les consommations sont souvent liées à une transition ou à un passage. Ces événements sociaux sont moins marqués dans notre société industrielle et postmoderne que dans les sociétés traditionnelles. Nos sociétés ne connaissent plus ces passages initiatiques où les risques étaient maîtrisés le plus possible même s'ils étaient accompagnés de prise de toxiques. Les rites de passage et d'appartenance ne sont plus obligatoires aujourd'hui. Ils restent cependant importants lors de l'adolescence où ils s'appuient sur les transformations biologiques de la puberté. L'adolescence est donc une période où il faut courir des risques et où il faut que les adultes qui regardent crient « casse-cou » et s'affolent, sinon à quoi bon « faire le jeune ». Parfois, il vaut mieux effectivement une bonne crise initiatique, où l'adolescent se crée en courant des risques, que certaines évolutions tranquillement morbides.

– L'alcoolisation est donc rupture avec l'enfance, initiation lors d'un rite de passage fonctionnant comme simulacre d'intégration dans le monde des adultes ou comme preuve d'acceptation par la bande.

– L'alcoolisation est également fuite du quotidien, comme pour les adultes, mais aussi tentative de recherche et de dépassement de ses propres limites, dans les jeux risqués de l'adolescence.

À la recherche de sensations fortes, les jeunes boivent pour se défier et pour éprouver leurs limites. Ils peuvent alors vivre certains dangers particuliers de l'ivresse du fait de leur sensibilité à l'alcool, lors des passages à l'acte où le trop-plein d'énergie se libère.

Conduite à tenir face à l'« adolescent », ou plutôt : comment bien se comporter avec un adolescent

– Se connaître, se reconnaître : « Je connais mon enfant », dit cette mère pour le défendre lorsque, à onze ans, il est accusé injustement. Lorsqu'il aura quinze ans, elle se plaindra de ne pas le reconnaître. N'est-ce pas parce qu'elle ne se connaît pas elle-même ? Pour sortir de la dénonciation des autres, il faut se regarder soi-même.

– Proposer un modèle d'identification : nous nous sommes étonnés en préambule de la surprise des parents ; comme si la consommation des jeunes tombait du ciel ou plutôt venait de l'enfer, comme si ces jeunes n'avaient pas eu sous leurs yeux les plus grands consommateurs d'alcool, comme s'ils n'avaient pas trouvé l'alcool dans la cuisine ou le bar domestique et les tranquillisants dans la pharmacie familiale. L'exemple vient de loin. Les adultes réagissent avec étonnement, comme s'ils ne croyaient pas à l'éducation, à la valeur de l'exemple, à l'identification. L'exemple et la permissivité parentaux jouent pourtant un rôle important. Certes, le « bon exemple » ne suffit pas : aux États-Unis, il a été montré que les adolescents consommateurs excessifs venaient de familles de buveurs excessifs aussi bien que de militants de l'abstinence[73]. Nous ne connaissons pas en France ce militantisme, mais nous pouvons imaginer que toute rigidité éducative risque d'entraîner par réaction un effet contraire. Cependant, c'est bien dans la famille que l'adolescent s'approprie les premières valeurs sociales et culturelles. Par ailleurs, l'adolescent prend exemple de ses parents lorsqu'ils se révèlent incapables d'affronter la vie sans l'amortissement procuré par les produits psychoactifs ou encore lorsqu'ils sont devenus dépendants de leur travail. Il est toujours difficile de proposer un modèle sans l'imposer. Il est difficile à certains parents de renoncer à programmer la vie de leurs enfants dès leur plus jeune age, « pour leur bien », comme on peut le lire dans ce faire-part de naissance : « Forcément il aimera la vie, le cinéma, la musique, la danse et l'amour[74]. » Souhaitons-lui aussi de pouvoir se révolter contre ce beau programme.

– S'informer : un guide, « L'alcool expliqué aux parents », est-il vraiment utile ? L'alcool semble bien connu, pourtant l'aveuglement des parents est parfois immense. Rapportons un exemple de cette volonté de ne pas voir à propos des drogues illégales : « Je croyais que c'était pour remplir les stylos », disait une mère de famille peu inquiète de découvrir des seringues dans la chambre de son fils. En revanche, une autre mère très anxieuse s'affolait devant une rougeur des yeux provoquée… par l'eau de la piscine.

– Informer et éduquer : s'informer soi-même permettra de faire passer une meilleure information aux jeunes gens qui sont heureusement à un âge où l'appétit de connaissance est grand, un âge aussi où rumeurs et légendes courent vite. Lors d'une séance d'information auprès de lycéens d'un milieu socialement favorisé, j'ai été étonné de leur apprendre que la législation sur le taux d'alcoolémie s'appliquait à eux lorsqu'ils roulaient à mobylette : ils pensaient qu'elle était réservée aux « vieux » assis derrière leur volant. L'information simple doit se compléter d'une éducation à la santé pour aborder le problème de la diversité des réactions physiologique et psychologique de chacun à l'alcool. Il est alors possible d'aider à résister à la pression des autres, en jouant sur les notions de tolérance et de dépendance. Dans ce domaine, l'information peut aborder l'éthique et la politique : peu de jeunes gens souhaitent favoriser les organisations mafieuses des trafics de drogues, et certains peuvent être sensibilisés contre la volonté d'emprise des multinationales de l'alcool (dans le monde occidental, par le biais de la publicité et dans les pays en voie de développement, par le néocolonialisme).

– Ne pas mettre une étiquette : le risque principal vient de la peur des adultes qui d'un délit feront un délinquant, d'une consommation de drogue, un drogué. Le premier souci doit être de ne pas provoquer une fixation de l'identité d'un moment en saisissant ce qui n'était qu'un rôle. La bonne attitude est donc de ne pas étiqueter, de ne pas montrer du doigt.

– Communiquer : « Faut-il moraliser, culpabiliser ? », demandent souvent les journalistes. J'imagine qu'ils attendent ma réponse habituelle : « Il faut parler. » Mais pour quoi dire si on ne se parle pas habituellement ? Une étude[75] intéressante, menée dans trois pays, a montré les effets négatifs sur des jeunes gens âgés de onze à seize ans du manque de rigueur et de communication au sein de la cellule familiale. Pour résumer cette étude, on peut dire que les jeunes boivent moins d'alcool dans les familles unies, structurées et qui communiquent. D'après cette étude encore, la consommation est plus élevée chez les jeunes Anglais (11 % d'abstinents seulement) où l'attitude des parents est plus tolérante et permissive ; c'est en Espagne que le pourcentage d'abstinents chez les adolescents est le plus fort (35 %), la France occupe une position intermédiaire (23 %). L'influence familiale pèse moins sur les habitudes de consommation des filles.

– Rassurer : parler doit permettre de tendre un filet pour rassurer les funambules de l'adolescence. L'alcoolisation peut apparaître inéluctable, mais certains risques annexes sont à considérer avec attention parce que la vigilance tombe facilement au cours de la consommation d'alcool. Il peut s'agir du risque d'accident de la circulation, de l'oubli du préservatif ou encore de la prise d'autres drogues. Les risques sont aggravés par la nature des fêtes : changer de lieux – « traîner », disent les adultes qui se contentent de zapper sur leurs canapés – fait partie de la fête. Il a été noté l'absence de programme festif : « Le rituel consiste à ne pas en avoir. » Plutôt que de faire des leçons de morale, il vaut mieux parler de la gestion des risques, en rendant responsable sans infantiliser ; il vaut mieux proposer des solutions pratiques comme celle du chauffeur désigné à l'avance et qui restera sobre, selon la tradition de l'Europe du Nord.

– Se persuader que l'alcoolisme des jeunes n'existe pas : rappelons d'abord que l'alcoolisme est ce processus chronique qui s'établit dans la durée. Par définition, les jeunes ne sont donc pas concernés ! Certes, les jeunes consomment de l'alcool dans le cadre d'alcoolisations conviviales modérées ou importantes aboutissant à des ivresses. Leurs consommations sont plus précoces, plus fréquentes, souvent avec des alcools plus forts que pour les générations précédentes. Le même phénomène existe pour d'autres comportements : les jeunes voyagent plus tôt, plus librement. Les adolescents dans leur ensemble ne sont donc pas une « population à risque » ; ils ne doivent pas être l'unique cible de la prévention. Cette attitude permet aux adultes d'oublier leur responsabilité et les incohérences de leur propre comportement.

– Savoir demander de l'aide : en cas de répétition des alcoolisations, en particulier avec prises de risque, ou en cas de malaise psychologique et d'échec scolaire, ou encore si la communication est rompue avec leur enfant, les parents doivent faire appel à des personnes extérieures au milieu familial ou à des professionnels de l'aide ou du soin. « La psychothérapie, ça aide... à ne pas se laisser détruire par la vie dans cette période si fragile », disait Françoise Dolto [76] à propos des adolescents qu'elle comparait à des homards pendant la mue.

« LES FEMMES »

Le terme ivrognesse, « *methusos* », a existé en grec ancien avant son équivalent masculin ! Cette ivrognesse était un personnage habituel des comédies antiques. Depuis un siècle, dans les romans et les films, le thème a été plutôt développé « dans le registre tragique ou plutôt sinistre », à l'exception de Marilyn Monroe, constata un historien [77]. Dans le film *Certains l'aiment chaud* elle exploita effectivement ce registre comique qu'elle ne vécut pas dans sa vie personnelle.

« J'allumerai les yeux de ta femme ravie [78] » : ainsi Baudelaire fait-il parler le vin. Cette phrase résume le fantasme et la crainte de nombreux hommes car, si le poète s'en réjouit, la plupart d'entre eux s'inquiètent et condamnent la femme qui boit. Il est fréquent d'entendre dire que les femmes consomment plus d'alcool qu'auparavant et que la pathologie s'accroît régulièrement. En fait, aucune étude n'a montré cette évolution ; au contraire, la même diminution de la consommation moyenne et de la mortalité due à l'alcool s'observe en France dans les deux sexes depuis les années 1970. Il est révélateur de noter que depuis longtemps les hommes dénoncent une prétendue augmentation de l'alcoolisation chez la femme. Au XIXᵉ siècle, ils parlaient de l'alcoolisation des ouvrières qui travaillaient à domicile ou des habitudes des femmes de la bourgeoisie qui, en restant également chez elles, auraient présenté un « alcoolisme subaigu[79] » plus grave que les ivresses limitées aux fins de semaine de leur mari.

La maman ou la putain

S'appuyant sur des textes remontant à l'Antiquité, les historiens ont révélé à quel point était autrefois critiquée, et parfois sévèrement punie, l'alcoolisation des femmes. Depuis toujours donc, la consommation d'alcool impliquait le soupçon de débauche sexuelle par levée de l'inhibition. « Femme ivrognesse, de son corps n'est pas maîtresse[80] », dit un proverbe du XVIᵉ siècle. L'exemple ou le mythe de la bacchante joue depuis l'Antiquité grecque avec Euripide qui écrivit : « Cypris pour elles compte plus que Bacchos[81] »... Vénus serait préférée à Bacchus... L'alcool compterait-il seulement pour l'effet sexuel que les hommes attribuent à l'alcool ? En fait, les bacchantes se livraient seulement à l'ivresse de la danse. L'interdiction de l'ivresse a été interprétée de plusieurs façons :

– Le statut social de la femme dans l'Antiquité n'aurait pas permis qu'elle consomme une boisson au moyen de laquelle était recherchée l'immortalité ou, au moins, le contact avec la divinité.

– La particularité biologique de la femme aurait rendu dangereux ce contact : boire équivalait à être possédée par le dieu. Existait donc le risque d'accoucher d'un enfant monstrueux. L'interdiction s'assurait ainsi que la fonction principale de la femme ne serait pas perturbée.

– La faiblesse psychologique de la femme ne lui aurait pas permis de supporter la secousse de la force vitale du vin.

Les auteurs anciens avaient parfois justifié l'interdiction du vin en affirmant qu'il était anticonceptionnel et abortif. Nous savons aujourd'hui que les dangers de l'alcoolisation sont réels pendant la grossesse : leur prévention pose des problèmes techniques et éthiques pour éviter de culpabiliser les femmes ou de les réduire à cette fonction de génitrice. Dans les premiers temps de Rome, le vin était interdit aux femmes : Egnatius Maetennius, qui avait tué sa femme ivre fut acquitté par Romulus. Au IIᵉ siècle avant J.-C., Caton l'Ancien pouvait encore donner ce conseil : « Si tu surprends ta femme à boire du vin, tue-la [82] ! » D'autres Romaines auraient été condamnées à mort simplement pour avoir dérobé la clé du cellier, la seule qui ne leur était pas confiée. Le soupçon d'ivresse fut un motif de divorce jusqu'en 200 avant J.-C., en particulier sur le seul acte de vol de clé. À l'époque de la royauté romaine, la surveillance de la femme était un attribut du *pater familias* qui exerçait le « *jus osculi* » – le droit d'embrasser sur la bouche toutes les femmes de la maison – pour sentir leur haleine et s'assurer qu'elles n'avaient pas bu de vin. Pendant longtemps, seules les femmes associées aux plaisirs sexuels des hommes – musiciennes, courtisanes – pouvaient boire du vin. Longtemps les épouses durent se contenter de « *passum* », décoction de raisins secs, ou de piquette ; elles pouvaient consommer encore des vins médicinaux. Seuls quelques poètes prenaient alors leur défense : « Elles sont malheureuses, les femmes qui ne peuvent se livrer au jeu de l'amour ou noyer leurs misères dans le vin, et qui redoutent à en mourir les violents reproches d'un oncle maternel [83]. » C'est seulement sous l'Empire que les femmes romaines eurent le droit de boire comme les hommes.

On peut comprendre que tous les voyageurs étudiant les manières de boire se soient intéressés particulièrement aux femmes. De nombreux exemples ont été rapportés depuis les récits de voyages européens au XVIIe siècle. Pour un Vénitien, les femmes françaises « ont plus de tempérance que les hommes dans le ménage et boivent rarement du vin ou bien le boivent avec de l'eau, dépassent l'âge de quatre-vingts ans et beaucoup vont même jusqu'à cent ans [84] ». Par contre, en Béarn, un voyageur notait : « Les femmes y sont âpres comme les hommes et s'enivrent aussi de même [85]. » Un Français en Angleterre décrivit la liberté des femmes vis-à-vis du tabac et de l'alcool : « Elles boivent autant que les hommes [86]. » Le spectre de la mauvaise mère noircit tous ces tableaux. L'intempérance de la femme est vécue comme risquant d'entraîner les plus grands désordres dans la vie familiale, lorsque la fonction maternelle est perturbée. La femme est jugée plus responsable que l'homme du fait du risque de transmission de l'intempérance et à cause de son rôle éducatif lorsque l'équilibre des enfants et la stabilité du foyer dépendent d'elle.

« C'est la maîtresse de maison, la mère des enfants... on l'imagine buvant seule », me disait-on, l'an dernier, dans le Bocage normand. En dépit de la réduction des écarts entre la vie des hommes et celle des femmes, les images anciennes sont persistantes. « On excuse plus volontiers l'homme qui boit avec ses copains », me dit-on encore en Normandie. Dans de nombreuses sociétés fut attribuée aux femmes une fonction de contrôle de l'alcoolisation des hommes. Les femmes qui boivent ont été aussi condamnées pour avoir manqué encore à ce rôle traditionnel. À propos des brasseries du XIXe siècle, des moralistes condamnaient d'autres femmes : les serveuses aux mœurs faciles... ou fantasmées telles par les clients. Au XXe siècle enfin, l'attitude des femmes et des hommes change.

La sommelière nouvelle est arrivée

Certains historiens ont parlé d'une levée des interdits buccaux lorsque les femmes commencèrent à boire, fumer et dire ce qu'elles pensent, d'abord dans les milieux de la bourgeoisie, après la Première Guerre mondiale, puis dans des couches sociales de plus en plus élargies. Dans un premier temps, certaines apparences furent préservées : on acceptait, par exemple, un penchant particulier des femmes pour certaines boissons : vins mutés sucrés – le doigt de porto – vins rosés et effervescents, pour lesquels l'identification avec le sang est moins forte. Aujourd'hui, tous les vins sont proposés aux femmes, et il est accepté qu'elles en parlent. Cependant, certains œnologues les rendent responsables d'une évolution des goûts et du vocabulaire vers les produits légers, fruités. Dans certaines sociétés traditionnelles, on craignait également que les femmes perturbent la fabrication du vin : si elles pouvaient aider à la vendange, elles étaient interdites de cave ou de cellier dès que la fermentation commençait. Aujourd'hui, les femmes sont viticultrices, œnologues et cavistes : « Elles s'y mettent... Attention messieurs, vos compagnes goûtent maintenant aussi bien que vous si ce n'est mieux », peut-on lire à propos des cours de dégustation et des nouvelles sommelières.

Certains producteurs valorisent également les buveuses de bière en affirmant par des slogans que cette boisson est « aussi une affaire de femmes ». Les publicités les saisissent : trois stars, la blonde, la brune et la rousse ont décidé de « passer une soirée entre hommes », c'est-à-dire à boire de la bière (blonde seulement, sans correspondance exacte avec leur chevelure). Cependant, de nombreux hommes résistent : « Le vin plaît aux femmes quand ce sont les hommes qui le boivent[87] », disait encore, en 1994, un député bordelais machiste pour accueillir un congrès de sexologie médicale dans sa ville. Il croyait évoquer finement les qualités aphrodisiaques qu'il attribuait au vin, toujours réservé à l'homme dans son propos.

Les femmes à double vie

L'idée d'une alcoolisation des femmes en progression reflète une attitude d'incompréhension ou de refus devant l'évolution du rôle des femmes. Certes, il est probable que les modes d'alcoolisation ont changé. Des images variables peuvent l'illustrer : on évoquait la femme qui s'ennuyait seule chez elle, on parle aujourd'hui de la superwoman stressée entre ses vies professionnelle et familiale. Cette femme utiliserait parfois l'alcool pour passer d'une journée de travail à l'autre. Ces nouvelles modalités de consommation font peur. Certes, il est prouvé que les femmes sont plus vulnérables à l'alcool que les hommes. Nous l'avons vu en ce qui concerne les réactions immédiates, c'est le cas aussi pour les atteintes médicales consécutives aux abus répétés.

Ainsi les hommes regrettent-ils que l'alcool transforme la femme, lui faisant perdre toutes les vertus féminines qu'ils lui ont attribuées, faites de pudeur et d'effacement. Ainsi déplorent-ils qu'elles perdent leur féminité et deviennent semblables à eux dans les lourdeurs de l'ivresse. Ainsi, les hommes rêvent à un âge d'or où les femmes ne buvaient pas. C'était avant la perte du paradis terrestre, comme si la pomme de la chute d'Adam était un cidre bien fort, sinon un produit déjà distillé en calvados.

LES « MAUVAIS » BUVEURS

D'autres buveurs dérangent aussi, ce sont ceux qui ne supportent pas l'alcool, qui « tiennent mal » et en particulier ceux dont les troubles de l'ivresse perturbent l'ordre public et la sécurité. C'est d'abord le cas de tous les sujets n'ayant jamais bu d'alcool, avant qu'une consommation régulière ait accru leur tolérance biologique. C'est également le cas de certaines populations : nous avons déjà évoqué les ethnies d'Extrême-Orient où une majorité des sujets sont intolérants à l'alcool. Cela protège certains qui ne pourront pas boire mais peut aussi provoquer des troubles du comportement chez d'autres. Ces troubles ont été décrits par exemple chez les Malais sous le nom local « *amok* » : « N'importe quel brave homme plein de douceur est en train de boire paisiblement son breuvage (...), il est là, apathiquement assis, indifférent et sans énergie (...) et soudain il bondit, saisit son poignard et se précipite dans la rue (...), il court tout droit devant lui, toujours devant lui sans savoir où

(...). Ce qui passe sur son chemin, homme ou animal, il l'abat avec son kriss, et l'odeur du sang le rend encore plus violent[88]. »

– Les historiens ont constaté cette même intolérance chez les Amérindiens. Ces premiers habitants rencontrèrent les boissons alcooliques des Blancs lors de l'invasion progressive de leurs territoires. Ce furent « les cadeaux empoisonnés de l'Europe aux civilisations d'Amérique[89] », dit Fernand Braudel. « Tous les sauvages en général aiment l'eau-de-vie, ils ont une passion violente pour cette liqueur qui est un présent funeste pour eux, car ils deviennent furieux aussitôt qu'ils en ont bu, ils se battent entre eux, aussi on leur en donne le moins possible de crainte de leur gâter l'esprit (...), telle est leur expression[90]. » Voilà le « diagnostic » d'un des premiers colonisateurs. Nous avons vu précédemment comment l'alcoolisation fut utilisée pour l'asservissement politique des Amérindiens. Plus banalement, l'appétence des autochtones fut utilisée par les envahisseurs pour se livrer à un commerce lucratif en dépit des interdictions officielles. Un Indien alcoolique devenu abstinent en parle fort bien lorsqu'il évoque l'intolérance biologique qu'il intègre dans une vision culturelle : « On aurait tort également de négliger le fait que les Blancs ont eu quelque cinq mille ans pour s'habituer à l'alcool alors que les Indiens n'en ont eu que deux cents[91] »... ou cinq cents pour les descendants des « privilégiés » qui virent débarquer Christophe Colomb. Certes, les Indiens du Canada connaissaient le suc d'érable et ceux du Mexique le pulque fabriqué à partir des agaves. Toutefois, ces boissons fermentées étaient faibles en alcool alors que les colonisateurs fabriquèrent le mezcal obtenu par distillation du cœur des agaves, beaucoup plus alcoolisé que le pulque, et leur apportèrent le rhum et le whisky. On peut penser que les Amérindiens supportaient bien les boissons faiblement dosées en alcool, en particulier lorsqu'elles étaient consommées convivialement ou rituellement. Il est possible qu'un équilibre toxicologique particulier ait été rompu lors de l'arrivée des alcools forts.

LES ALCOOLIQUES ET LES ABSTINENTS

Pendant de nombreuses années de leurs vies, les buveurs excessifs et les alcoolo-dépendants ne posent aucun problème à la société ; ils rapportent beaucoup aux producteurs et aux vendeurs, ils contribuent à remplir les caisses de l'État. Certains consommateurs tranquilles sont une véritable aubaine : ce sont de bons citoyens qui auront travaillé et cotisé toute leur vie. Le malheur est seulement individuel et familial, lorsque, à l'âge de la retraite, ils sont victimes des complications parfois mortelles de leur alcoolisation. Ils restent de bons citoyens jusque dans leur mort prématurée qui fera économiser à la société les retraites qui ne leur seront pas versées.

Après que, souvent par chance, ils ont été bien dirigés et ont pu accéder à des soins, les alcoolo-dépendants doivent cesser toute consommation de boissons alcooliques pour maintenir leur rétablissement après le sevrage d'alcool. Cette règle d'abstinence ne souffre pas d'exceptions : un alcoolo-dépendant a perdu la capacité de maîtriser sa consommation d'alcool, il ne peut la reprendre sans déraper de nouveau vers les problèmes, immédiatement ou plus tard. Souvent, les alcooliques devenus abstinents ne sont pas mieux considérés que lorsqu'ils buvaient trop et de manière dangereuse. Souvent, cette abstinence n'est pas acceptée par leur entourage. Les autres ne les *comprennent* pas : ils ne saisissent pas cette différence et ils ne les contiennent pas dans leur groupe social.

Il est plus surprenant que certains soignants non spécialisés en alcoologie témoignent de la même incompréhension : ils ne peuvent envisager que les alcoolo-dépendants rétablis demeurent abstinents, ils souhaitent qu'ils puissent boire « comme les autres ». Ces soignants méconnaissent la réalité de l'alcoolo-dépendance : l'alcoolisation est réduite par eux à un simple symptôme. Dans cette prise de position théorique, les modèles culturels dominants jouent également un rôle : ces soignants projettent leurs conceptions de l'alcool, de l'ivresse, de la fête et ne comprennent pas que les alcooliques ne boivent pas « comme les autres ». Est-ce si difficile à comprendre ? Une malade me raconta comment son chien faisait bien la différence entre son mode d'alcoolisation et les manières « normales ». Il aboyait dès qu'elle buvait au goulot car il avait compris qu'elle allait moins bien s'occuper de lui. C'est par leurs contacts avec les alcooliques que les soignants peuvent comprendre qu'il ne faut pas confondre l'amour de l'éthanol avec le goût pour les boissons alcooliques. Ils ont constaté, que même lorsqu'un alcoolo-dépendant boit avec les autres, il boit alors un produit complètement différent de celui qu'il boit lorsqu'il est seul.

Du fait de l'incompréhension de leur problème par les autres, les malades alcooliques tirent souvent avantage d'un contact avec les mouvements dits « d'anciens buveurs ». Au cours du sevrage et au-delà, les malades trouvent un réconfort, une aide, un soutien auprès des malades rétablis de ces associations. Alcool-Assistance Croix d'Or, Alcooliques Anonymes (Alanon et Alateen pour l'entourage et les enfants), La Croix Bleue, Joie et Santé, Vie Libre sont les grandes associations nationales. Il en existe d'autres implantées localement. Des associations ont été également créées dans certaines entreprises (elles sont regroupées au sein de la FITPAT) ou dans des lieux de soins (l'URSA au centre hospitalier de Saint-Cloud, l'ACERMA au Centre d'Alcoologie Cap 14). Ces groupes favorisent le partage d'un idéal et permettent une revalorisation avec déculpabilisation grâce à un modèle de comportement où l'abstinence est reconnue comme une valeur. Les malades rétablis rencontrés dans ces groupes renforcent les motivations et déculpabilisent les malades, ces buveurs à la sensibilité particulière portant sur leurs épaules toute la responsabilité d'un problème qui en réalité concerne tout le monde. Par leurs excès ou leur abstinence, les malades de l'alcool font un *mauvais* usage d'un *bon* produit et sont accusés par tout le monde. Lors d'une conférence où j'avais exposé le tabou lié aux problèmes d'alcool en France, des collègues norvégiens me surprirent par leur interprétation : ils comparèrent ma présentation de la problématique de l'alcool – « faire mauvais usage d'un bon produit » – à l'attitude des Norvégiens envers leurs compatriotes qui se comportent de manière dangereuse dans la pratique... du ski. Cette activité, qui pour nous appartient au monde des loisirs, est considérée en Norvège comme une valeur nationale dont il faut avoir la maîtrise, de même qu'en France le « savoir bien boire ».

Le tabou

Nous avons vu comment étaient stigmatisés les excès des esclaves, du peuple ou des ouvriers de l'ère industrielle par ceux qui détenaient le pouvoir, justement pour détourner les regards de leur propre consommation. Nous avons vu également que, parfois, les excès des puissants ont été clairement condamnés comme dans cette recommandation de Salomon dont nous donnons une autre traduction : « Ce n'est point aux rois de boire le vin, ni aux princes de boire la cervoise, de peur qu'ayant bu ils n'oublient ce qui est ordonné et qu'ils méconnaissent le droit de tous les pauvres affligés[92]. »

Toutefois, ces condamnations des « autres » sont souvent masquées par le tabou qui s'attache aux problèmes d'alcool. Paradoxalement, ce tabou peut protéger un buveur des attaques de ses adversaires. Ce fut un motif d'étonnement pour le théoricien et militant révolutionnaire Guy Debord : « Je suis d'ailleurs un peu surpris, moi qui ai dû lire si fréquemment, à mon propos, les plus extravagantes calomnies ou de très injustes critiques, de voir qu'en somme trente ans, et davantage, se sont écoulés sans que jamais un mécontent ne fasse état de mon ivrognerie comme un argument, au moins implicite, contre mes idées scandaleuses. » Debord paraissait être le seul à se dévaloriser du fait de son intempérance. Dans son cas jouait également le cliché qui attribue à l'alcool la créativité ; il nota, par exemple, qu'il avait été « grandement estimé » par des gens qu'il avait connus « rien qu'en fréquentant certains cafés[93] ». Nous pouvons observer des réactions très différentes d'un pays à l'autre : alors que les ivresses d'un président de la République polonaise ont été cachées ou masquées par toute la presse[94] de son pays, une femme politique suédoise[95] a tiré un véritable bénéfice politique en dévoilant son alcoolodépendance.

Même si l'alcoolisation des pauvres et des humbles est quelquefois cachée, ce masque concerne d'abord les puissants. Si on reprend le schéma de Dumézil des trois fonctions du monde indo-européen – fécondité, force, religion – il est possible de décrire l'agriculteur remerciant par ses ivresses le Dieu de la fécondité, le guerrier exaltant la virilité attribuée au boire et le chaman exploitant la fonction mystique de l'alcool. Lorsque dans les sociétés primitives, et jusqu'à la révolution industrielle, le laboureur buvait en excès lors de quelques occasions annuelles, cela ne gênait personne. En revanche, l'alcoolisation des puissants posait déjà un problème : il a toujours fallu justifier ou cacher leurs excès. Ces manœuvres ont contribué au montage d'un véritable tabou. C'est pourquoi nous avons illustré l'étude de ce sujet tabou par des exemples concernant ces représentants du pouvoir : soldats et policiers, responsables de la force et de l'ordre publics, prêtres, enseignants et médecins qui sont les descendants du chaman.

MILITAIRES

« Dans la vie d'un soldat, il y a toujours quelques bouteilles remarquables[96] » : l'alcoolisation du milieu militaire fournit de nombreux exemples de préjugés vivaces, disent les alcoologues militaires. Ils soutiennent, avec une force souvent convaincante[97], que dans l'armée, en temps de paix, la fréquence des troubles dus à l'alcool n'est pas supérieure à celle des populations civiles. En dépit de l'image du sous-officier alcoolique, cette fréquence ne dépasserait pas 5 % chez les militaires de carrière. Elle serait donc comparable à celle d'autres populations car l'armée est à l'image de la société civile, même si elle tire parfois vers sa caricature dans son approche ambivalente du problème entre négation et répression. Comme l'expliqua le médecin-général Maurice Bazot[98], l'écoute de la déviance, voire de la simple différence, est difficile dans cette collectivité, comme dans toute institution hiérarchisée. Le préjugé qui *noircit* le milieu militaire est lié au mythe de l'alcool guerrier. Par ce mythe, l'alcoolisation du soldat est acceptée et même valorisée : ceux qui sont « délégués et sacrifiés par le groupe pour sa survie doivent vaincre à tout prix, fût-ce au prix de tous les excès ».

Nous avons évoqué comment les guerres ont souvent été l'occasion de découvertes de nouvelles boissons ou de nouvelles manières de consommer.

– L'habitude de l'absinthe semble être née lors de la conquête de l'Algérie, lorsque les soldats ajoutèrent de la liqueur d'absinthe à l'eau fournie qui était de médiocre qualité. La campagne d'Italie du Second Empire a popularisé les apéritifs amers italiens. Ensuite, le rite de l'apéritif fut repris par les coloniaux.

– Plus significative fut l'expansion du vin à l'occasion de la Première Guerre mondiale[99]. Les viticulteurs du Midi firent des dons importants à l'armée française dès l'automne 1914 : 20000 hectolitres, la moitié venant de l'Hérault. Ce geste était intéressé car les stocks étaient importants et la récolte nouvelle abondante : il fallait ouvrir un débouché. À la suite de cette « offre », l'administration militaire commanda régulièrement du vin : la ration s'éleva à 50 cl par jour en 1916. C'est au front que les hommes de l'ouest de la France découvrirent le « pinard », dont le degré alcoolique était plus élevé que celui des piquettes ou du cidre de leur village. Ils continuèrent à le consommer après. Les achats de l'armée sauvèrent le marché du vin : à la fin de la guerre, le prix était trois fois plus élevé qu'avant. C'est la viticulture qui bénéficia le plus de ces temps troublés, et cette époque faste se poursuivit après la guerre : pendant les années 1920 et 1930, le vin eut un prestige inégalé.

– Lors des guerres coloniales en Indochine et en Algérie, de nombreux appelés découvrirent ensemble l'horreur et son remède, la bière, boisson encore exotique pour la majorité de la population française.

Nous avons évoqué le rôle des effets de l'alcool dans ces conflits armés depuis l'Antiquité. Lorsque le guerrier se sacrifie pour la survie du groupe, il a souvent recours aux excitants ou aux sédatifs, sans que la consommation de ces drogues ne soit limitée par la peur des conséquences, car, de toute façon, la peur et la mort ne sont jamais loin pour lui.

L'alcoolisation fut dénoncée par les médecins militaires français dès le XIXe siècle. Elle fut mesurée lors des opérations en Algérie où, dans les services psychiatriques, on observa un taux d'admission pour alcoolisme de 15 %. L'augmentation des comportements d'alcoolisation a même été relevée en temps de manœuvres[100]. Avec la réduction des effectifs, les « serviteurs alcoolisés (...) qui ont risqué leur vie pour la Nation ne sont plus là », dit Maurice Bazot. Les derniers appelés les ont vus tout de même dans les bureaux... si l'on en croit leurs propos critiques. Il est vrai que ces hommes connaissent alors les mêmes conditions de travail que dans certains secteurs de la vie professionnelle civile : ennui, répétitivité... parfois en contraste avec une vie antérieure très active.

Bidasses en folie

Il existe un autre préjugé tenace : le service national aurait été le départ de l'alcoolisation. Les rites populaires visibles contribuaient à renforcer cette opinion, alors que des enquêtes ont montré que cette période est située à l'âge où, de toute façon, la consommation d'alcool augmente chez tous et que l'initiation à l'alcool et les premières ivresses avaient lieu en moyenne cinq ans avant l'incorporation. Cette initiation pouvait être réelle autrefois lorsque l'apprentissage n'était pas aussi précoce, lorsque « le service » était l'occasion de nombreuses découvertes : le voyage, la ville ou la mer, la sexualité. Nous savons que l'apprentissage a lieu depuis longtemps à un âge plus précoce, en famille puis avec la bande de copains.

Ces tableaux anciens sont périmés. La disparition du service national avec son folklore des trois jours, des bidasses dans les trains et de la quille fera place à une armée de métier où une grande technicité interdit la consommation excessive d'alcool. Le dépistage, la formation accéléreront l'évolution.

Pour une armée de métier... désalcoolisée

Aujourd'hui, la technologie remplace la force du nombre, et l'ivresse au combat n'est plus que métaphorique.

– L'armée française a expérimenté cette guerre sans alcool au cours des opérations de la guerre du Golfe en 1991, où les psychiatres étaient présents sur le terrain ; c'était une nouveauté. Ils durent procéder à un nombre minime d'évacuations. Les psychiatres militaires et les tranquillisants se sont-ils substitués à l'alcool pour aider les militaires à vaincre leur peur ?

– Dans l'armée américaine, aussi, on a constaté le meilleur comportement des troupes lors de ces opérations désalcoolisées. Ce fut pour certains une bonne expérience de sevrage : « L'alcool me servait à danser en public et à parler aux femmes [101] », expliqua un soldat... Chercher à se faire valoir ainsi était de toute façon inutile en Arabie Saoudite. Si aucune mort n'a été attribuée à l'alcool, des soldats américains ont cependant été intoxiqués par des boissons frelatées à l'alcool méthylique ; huit auraient été hospitalisés sur un navire-hôpital au cours des opérations militaires. Ainsi, pour la première fois peut-être dans l'histoire de l'humanité, fut réunie une armée de cinq cent mille hommes sans consommation d'alcool hormis quelques transgressions. Des observateurs ont constaté une grosse consommation de bière sans alcool comme s'il avait été nécessaire de se rabattre sur l'ersatz le plus proche.

AGENTS DE LA FORCE PUBLIQUE

Nous avons dit que les professions liées à la sécurité favorisaient l'alcoolisation. Dans le cas des forces de l'ordre s'ajoutent souvent le déracinement et, en dehors des heures de travail, la solitude. Comme pour les suicides, dont on parle beaucoup actuellement, il est difficile d'obtenir des chiffres. En leur absence, les fantasmes se multiplient. Est-ce un sujet tabou ? Pas pour le bon peuple ou pour les intellectuels qui en font leurs plaisanteries habituelles en reprenant les classiques du rire, de Fernand Raynaud à Coluche. Il reste que les institutions en question se défendent sur des positions difficiles à tenir. Parfois une affaire éclate. Qu'en est-il vraiment ?

– Prenons d'abord des propos officiels de 1987 : le ministre délégué auprès du ministre de l'Intérieur met en exergue lors d'un congrès « l'action entreprise par l'ANAS pour la prévention et le traitement de l'alcoolisme dans la police nationale. Il s'est agi trop longtemps d'un sujet tabou dans la police [102] ». Il regrette à la fois « les sanctions disciplinaires qui aggravent » et « l'indifférence observée dans le passé ». Il regrette aussi que la plaquette du congrès accueille sur sa dernière page une publicité pour un apéritif anisé.

– Dans les placards de ces administrations, on ne trouve pas seulement des fonctionnaires. Une circulaire du ministre Joxe de 1990, qui limitait la consommation de boissons au vin et à la bière aux heures des repas, fut diversement appréciée et rarement affichée. En 1993 parut dans un journal satirique [103] un article sur la question : après un rappel de quelques excès, l'article expliqua comment la circulaire du ministre avait été détournée. Il annonça la création d'une « Structure d'accueil et de lutte contre l'alcoolisme ». Cet article, relativement modéré pour un journal habituellement « déchaîné », provoqua un branle-bas de combat à la préfecture de police de Paris où quelques képis sentirent le souffle de la colère préfectorale. Quelque temps après, j'eus l'occasion de dire lors d'une réunion en présence du préfet de police de Paris qu'il valait mieux présenter un état objectif de la situation plutôt que de ne pas répondre et de laisser croire qu'elle était dramatique, mais je ne fus guère entendu.

– Comment s'étonner du malaise concernant les problèmes posés par ceux qu'on appelle les « biturins » dans la caserne de la Cité de la préfecture de police ? Veut-on vraiment s'attaquer à ces problèmes ? Le peut-on dans l'« entreprise » police où le travail consiste à régler les problèmes du moment, de l'urgence, alors que tout travail de soin et de prévention en alcoologie demande qu'on intègre la dimension du temps ?

J'eus l'occasion de rencontrer dans un contexte de vacances un grand commis de l'État qui était à l'époque directeur de cabinet du ministre de l'Intérieur. Il m'expliqua qu'il était bien normal que les CRS boivent de la bière en attendant de sortir de leurs véhicules pour une action de maintien de l'ordre afin que la consommation les aide à patienter et, ajouterai-je, afin que l'ébriété les pousse à mener l'affaire plus *rondement,* comme si la bière était une sorte d'outil de travail. Cet outil est agréé sans joie, mais sans problème de conscience... on ne travaille pas sans outil. Nous voyons là un bel exemple de l'ambivalence de l'institution vis-à-vis de ce produit, combattu par ailleurs pour des raisons de sécurité. À l'époque, je n'eus pas le courage de répondre à cet homme sympathique, bon catholique et nullement fasciste. Je ne voulus pas détruire l'harmonie de cette réception familiale, le calme de cette belle soirée d'été. Pourtant, n'aurait-il pas fallu faire un scandale postsoixante-huitard ? Je me suis replié dans mon rôle de modeste réparateur. J'allais continuer à les soigner ces « biturins »... tout au moins les obscurs, les sans-grade, les autres échappant le plus souvent aux services de soins institutionnels. En l'absence de toute évaluation scientifique, il me semble que la situation s'améliore avec le départ en retraite des vieux briscards et l'arrivée des femmes.

PRÊTRES, ENSEIGNANTS ET MÉDECINS

> *Boire à la capucine/C'est boire pauvrement,*
> *Boire à la célestine/C'est boire largement,*
> *Boire à la jacobine/C'est boire chopine à chopine,*
> *Mais boire en cordelier/C'est vider le cellier[104].*

Comme pour les policiers et les militaires, l'humour populaire a brocardé pour leurs excès les prêtres et les moines. Ceux-ci, liés depuis l'origine à la production du vin, de la bière et des liqueurs, sont des personnages comiques, bâfreurs et buveurs, dans de nombreux récits comme Robin des Bois, Gargantua ou encore les contes de Boccace et de Chaucer. Les textes monastiques mêmes laissent des doutes sur la sobriété dans les couvents, et les différents auteurs se sont souvent laissés aller à des critiques des « autres » moines. Ainsi, chaque fondateur d'ordre réformait les habitudes considérées comme relâchées de ses prédécesseurs. Il est vrai que le premier fondateur, saint Benoît, avait établi des règles assez souples pour ses bénédictins : « Chacun a en propre un don de Dieu (...) et c'est pourquoi nous avons quelque scrupule à régler la subsistance d'autrui ; néanmoins, prenant en considération l'infirmité des faibles, nous croyons qu'une hémine de vin [un quart de litre] suffit à chacun pour la journée (...). Que si la nécessité du lieu et du travail demande davantage, que l'affaire soit laissée au gré du supérieur, prenant garde en toutes choses que la satiété ou l'ivresse ne se glissent point. Quoique nous lisions que le vin n'est pas du tout chose de moines, comme toutefois on ne peut le persuader aux moines de notre temps, convenons du moins ceci, de ne pas boire jusqu'à satiété, mais avec réserve[105]. » Bernard de Clairvaux, fondateur de l'ordre cistercien, avait facilement dénoncé les bénédictins « se levant de table les veines gorgées de vin et la tête en feu[106] ». Il souhaitait corriger cette décadence par la sévérité de sa règle. Nous avons vu qu'il s'installa sur les plus beaux terroirs viticoles de Bourgogne. Les moqueries populaires restent encore visibles sur les étiquettes de certains produits, comme des avatars de ces histoires et légendes de moines buveurs.

La maladie et le rite

L'ambivalence de l'Église est bien compréhensible devant la richesse symbolique du vin. C'est cependant de manière tout à fait profane qu'au XIXe siècle un évêque refusait à un prêtre l'autorisation d'aller aux eaux en le congédiant par ces mots : « Allons, rentre chez toi et bois de bons verres de vin, Dieu remettra ton estomac après cette épreuve [107]. » Les prêtres alcooliques existent. Ils posent un problème liturgique particulier : l'abstinence totale, seule garantie de leur rétablissement, est rendue impossible par la célébration de la messe.

Le symbolisme du vin dans la religion chrétienne est bien connu. Après que le vin a été utilisé aux noces de Cana, dans le premier miracle du Christ, le vin devint avec le pain la matière du sacrement fondamental de l'Eucharistie. Saint Thomas d'Aquin l'avait confirmé : « On ne peut consacrer ce sacrement avec du vinaigre et du verjus [108]. » Le problème revient périodiquement en discussion. La « Congrégation pour la Doctrine de la Foi [109] » avait autorisé les conférences épiscopales à concéder individuellement à des prêtres « souffrant d'éthylisme » la possibilité de célébrer la Sainte Messe avec du moût non fermenté au lieu de vin. En 1983, cette autorisation fut annulée. Celles qui avaient été concédées auparavant furent cependant maintenues. La dérogation fut de nouveau accordée en 1989. Un journaliste de la *Journée vinicole* s'en offusqua, feignant de croire qu'il s'agissait « d'attirer vers la prêtrise les jeunes générations (...), moins tentées par le vin que leurs aînés [110] ».

Un problème similaire avait été soulevé pour la communion des fidèles : pour protéger les personnes atteintes de maladie cœliaque par intolérance au gluten, en Irlande, où l'affection est fréquente, les religieuses de Galway avaient fabriqué des hosties sans gluten. Elles furent priées de revenir à une diététique plus *catholique*. Les malades pourraient communier avec du vin de messe, déclara l'archevêque ; tant pis pour les personnes intolérantes aux deux produits.

La maladie et le pédagogue

« Il n'existe pas d'alcooliques dans l'Éducation nationale » est un credo encore officiel dans le monde de l'enseignement. L'alcoolisme fait partie des réalités impossibles à affronter pour une institution responsable de la transmission du savoir et de certaines valeurs, morales à une époque, sociales aujourd'hui : « Être enseignant traditionnellement, cela veut dire être sans peur ni reproche et servir de modèle aux élèves », dit le Dr Bernard Boisset [111]. Ce praticien connaît la difficulté de l'abord de ce problème au sein des institutions de soin pour les enseignants, comme celles de la Mutuelle générale de l'Éducation nationale

La maladie et le médecin

Nous terminerons par l'évocation du problème parmi les soignants, au sujet desquels aucune étude [112] n'a été faite en France. Une étude anglaise avait montré en 1989 que la consommation d'alcool des étudiants en médecine britanniques était comparable à celle des autres populations du même âge, soit la plus élevée de la vie ; pour les étudiantes, cette consommation était nettement plus élevée que celle de la population féminine générale du même âge. Les connaissances médicales de ces étudiants n'avaient donc pas réduit leur consommation, et encore moins chez les femmes. Un médecin [113] avança comme explications la compétition lors des examens, le surmenage, la réaction contre l'angoisse de mort. Un critique se posa la question de l'efficacité de l'information donnée au cours des études médicales et de l'exemple que ces praticiens pourront transmettre à leurs patients.

LA CONSPIRATION DU SILENCE

Les problèmes d'alcool forment de véritables tabous dans ces institutions du pouvoir, même s'ils se révèlent çà et là par le biais de l'humour qui s'exerce contre les représentants de l'ordre, les ministres du culte ou les soignants : « *As drunk as a lord* », se moque le peuple anglais, « *as sober as a judge* », dit-il... peut-être en se moquant aussi.

Dans tous les milieux on peut trouver de nombreux faits divers où le rôle de l'alcool est esquivé. Il est souvent juste évoqué dans une information d'un jour qui disparaît ensuite : une marée noire en Alaska, l'échouage d'un modeste bâtiment au large des côtes du Cotentin, les difficultés d'un navire ferry dans le détroit de Bonifacio une nuit de 31 décembre ont été les conséquences d'excès alcooliques. Mais il est difficile d'en parler longuement dans les sociétés qui valorisent l'alcool.

Le tabou peut se lire dans le vocabulaire, où le problème est masqué par la rhétorique à l'aide d'euphémismes, de métaphores et de métonymies – « il était un peu fatigué... il abuse de sirop... allez, on change de crémerie » – ou encore d'antiphrases : « il était bien ». Nous avons découvert avec étonnement qu'il était souvent difficile de trouver des entreprises acceptant de montrer comment avaient été mises en place des actions de prévention. Ces actions sont perçues comme la preuve du problème plutôt que comme l'illustration des tentatives de solutions. Un autre exemple étonnant du tabou de l'alcool peut se prendre dans l'histoire d'un livre interdit en France en 1995. Après l'interdiction d'un ouvrage concernant le terrorisme islamique et avant celle du livre de l'ancien médecin du président Mitterrand, un autre ouvrage fut retiré de la vente... il concernait l'étude de l'alcool dans les aventures de Tintin !

Tintin et l'alcool

Les aventures de Tintin, traduites en plus de quarante langues, constituent effectivement un ouvrage étonnamment riche en références à l'alcool : 6 % de l'ensemble des dessins concernent la consommation de ce produit. Hergé, auteur et dessinateur, a réalisé consciemment et avec beaucoup de pertinence un véritable manuel d'alcoologie en vingt-deux volumes ; c'est d'autant plus remarquable que pendant la période d'écriture, de 1930 à 1960, la connaissance des problèmes liés à l'alcool était très confidentielle en Europe. Toute l'alcoologie est illustrée dans les albums : convivialité et violence, culpabilisation, frustration et manque... de l'alcool-euphorie à la dépendance. Ce thème est illustré en particulier par le personnage du capitaine Haddock dont l'état s'améliore au fil des albums jusqu'à sa guérison évoquée au dernier, mais on rencontre d'autres buveurs comme Milou vidant parfois les verres subtilisés au capitaine, et encore l'antialcoolique Tintin qui sait cependant utiliser l'alcool lorsqu'il en a besoin pour influencer le capitaine.

Cet aspect de l'œuvre d'Hergé a été révélé voilà quelques années par une équipe[114] thérapeutique parisienne et a été repris et exploité de façon exhaustive par Bertrand Boulin[115] dans un livre, paru au mois de juin 1995, et aussitôt interdit à la vente par jugement à la demande des propriétaires des droits d'auteur de Tintin. Par-delà l'argumentation juridique – le livre devait reproduire de nombreuses vignettes pour faciliter l'intelligence du propos –, il apparaît que les propriétaires des droits veulent corriger l'image de Tintin dans un sens plus politiquement correct où n'existeraient ni alcool, ni drogues, ni armes à feu. Déjà Hergé avait sacrifié au tabou en pratiquant une autocensure, supprimant, par exemple, les dessins montrant le capitaine Haddock buvant au goulot, d'abord pour les albums destinés aux États-Unis d'Amérique, ensuite dans toutes les versions. Les dessins animés réalisés récemment pour la télévision fourmillent également de modifications de l'œuvre pour gommer le rôle de l'alcool. Le livre, détruit, est aujourd'hui introuvable ; en revanche, il est toujours possible de se procurer des plagiats pornographiques des albums de Tintin : cette utilisation semble moins gêner les propriétaires des droits que l'évocation de l'alcool.

Le chauffeur alcoolisé d'un carrosse princier

Nous prendrons comme dernier exemple de la manière dont les problèmes d'alcool forment des sujets tabous un fait divers parisien qui devint un événement mondial : je veux parler de l'accident de la circulation, survenu à Paris à la fin de l'été 1997, qui coûta la vie à la princesse Diana, à son amant et à leur chauffeur. Paparazzi, vitesse, voiture défaillante, aménagement défectueux de la chaussée, attentat organisé par des services secrets... de nombreuses explications de l'accident ont été immédiatement données. L'explication est bien plus simple.

Après deux jours de discussions enflammées éclata soudain l'« info » terrible et banale : le chauffeur avait un taux d'alcoolémie de 1,75 g/l au moment de l'accident. Dans la presse britannique, les réactions furent très vives. De nombreux journalistes s'étonnèrent qu'on ait laissé le chauffeur prendre le volant alors qu'il était ivre et avait défié les photographes. Un correspondant médical expliqua qu'il est impossible de cacher une telle ivresse même à la « vieille tante la plus naïve ». Un député conservateur posa la question : « Pourquoi a-t-on laissé conduire la mère du futur roi par un tel homme ? » Un autre s'étonna en ces termes : « Pourquoi la princesse n'avait-elle pas un chauffeur convenable appartenant aux forces de sécurité ? » Il semble effectivement que tout chauffeur professionnel du nord de l'Europe se serait abstenu de boire ce jour-là, ou bien aurait refusé de conduire si on l'avait rappelé en service !

En France, les conversations sur l'événement ne changèrent pas en profondeur après l'annonce de l'ivresse du chauffeur, elles subirent simplement des déformations intéressantes. Lorsque le rôle de l'alcool était admis, il était tout de suite relativisé : « D'ailleurs, c'était un ancien militaire... il avait donc l'habitude », ai-je entendu dans la bouche d'un chauffeur de taxi. Cela permettait à chacun de continuer à développer son hypothèse préférée. J'ai pu observer *in vivo* ce phénomène de refoulement... au bistrot du coin de la rue. Deux hommes parlaient de l'accident – la vitesse, le stress, les journalistes –, je me tournai vers eux pour leur rappeler le taux d'alcoolémie. Ils accueillirent mon intrusion poliment, acceptèrent mon information, l'un deux la confirma bizarrement : « Oui, il était bien »... Combien l'accident aurait-il fait de victimes si le chauffeur avait été « mal » ? Mais ils repartirent immédiatement dans leurs explications personnelles moins dérangeantes : la vitesse, le stress, les journalistes. On voit là le mécanisme de refoulement à l'œuvre : l'information sur le danger de l'alcool est présente dans l'inconscient collectif, on peut la faire venir en levant la censure. Elle est alors admise, éventuellement masquée pour être mieux acceptée – « il était bien » – puis réenfouie. L'inconscient (collectif ou individuel) sait, mais ne veut pas savoir : chut, sujet tabou !

Les évocations du taux d'alcoolémie du chauffeur disparurent rapidement des titres de la presse française. Seuls « les Guignols de l'info » continuèrent à désigner les vrais coupables : « Maître Kanter, Johnnie Walker et les frères Black and White » En fait, il semble s'agir d'une célèbre boisson anisée. Il est certain que la vitesse excessive aurait « suffi » à provoquer l'accident, mais cette vitesse est assurément liée à l'alcoolisation du chauffeur, comme les autres prises de risque lors de cette soirée : la décision de semer les photographes et l'illusion de le faire ont été également favorisées par l'ivresse, tout cela pour rien puisque le but de la course était connu de tous ! Après la construction fantaisiste d'un complot international, avancée pour éviter de parler de la consommation ordinaire d'un chauffeur français moyen imprudent, certains continuèrent d'élaborer des schémas compliqués pour justifier cette alcoolémie : on parla de production endogène d'alcool après le décès par les réactions chimiques de la décomposition du corps.

Une semaine après l'accident, une seconde expertise confirma le taux d'alcoolémie et donna une nouvelle information : le sang du chauffeur contenait aussi des médicaments agissant sur le système nerveux et en particulier le fameux Prozac®. De nombreux commentateurs saisirent alors l'information, affirmant l'effet potentialisateur de ces « cocktails ». En fait, ce produit n'est pas noté comme particulièrement dangereux dans ces conditions, même si le mélange n'est pas recommandé : on n'observe pas d'augmentation des concentrations sanguines de l'un ou l'autre produit. Il semble même que la prise de ce produit n'augmente pas l'altération de la vigilance due à l'ivresse. L'alcool a bien été le facteur prépondérant car la prise de risque est liée à sa consommation et non à celle des médicaments.

• Une responsabilité partagée

Le chauffeur était-il ivre seulement ce soir-là ? Il porte alors une responsabilité importante, partagée avec l'entourage qui n'a pu empêcher le drame. Souffrait-il d'un problème chronique ? L'entourage porte alors la responsabilité de ne pas avoir réussi à l'aider, du fait de la « conspiration du silence » qui règne autour de l'alcoolisme. Le chauffeur Henri Paul a été longtemps protégé par son employeur, puis soudainement lâché à l'annonce du résultat d'une troisième expertise. Il existe pourtant une responsabilité légale de l'employeur vis-à-vis des tiers du fait du comportement fautif de ses salariés. Nous nous trouvons dans la problématique complexe de l'alcoolisation sur le lieu du travail, rendue encore plus difficile du fait que l'entreprise concernée, hôtellerie et restauration, utilise les boissons alcooliques comme « matière première ». Dans un grand article, le magazine *L'Événement du jeudi* passa en revue les « vraies » causes de l'accident, mais occulta le comportement du chauffeur. Trop banal, sans doute ? Seul, dans une colonne du journal, André Glucksman [116] évoqua le rôle de l'alcool : il affirma que Diana avait été victime de la Cour, du prince Charles, « bien entendu d'un excès de vitesse dû à l'ébriété du chauffeur » et d'elle-même. « Bien entendu », dit-il, mais personne ne l'a entendu. Il faut ajouter à cette liste le rôle de la presse, non pour accuser les paparazzi ou les éditeurs, mais pour souligner la responsabilité collective qui vient de notre propre addiction aux images. Comme pour la prise d'alcool ou de drogue, la consommation de ces reportages à sensation suit un phénomène d'offre et de demande : pourvoyeurs et lecteurs sont également responsables.

• Mythe et vérité

Un mythe est né sous nos yeux : une princesse, poursuivie par la colère de sa famille et une meute de photographes, meurt à 150 km/h en compagnie de son amant. Comme dans les mythes anciens, de nombreuses versions sont apparues et se sont développées pour expliquer l'origine du drame et pour désigner les responsables, voire les coupables : les médias, les proches, les agents secrets d'un complot international. Toutes ces accusations ont aidé à masquer le rôle de l'ivresse du chauffeur. Chacun chercha un coupable moins gênant que l'alcool, c'est pourquoi nous avons entendu comme des soupirs de soulagement à la découverte des médicaments dans les analyses. De même, des rumeurs continuent de circuler à propos de prise de cocaïne, *héroïne* dramatique, plus exploitable que l'alcool. L'agent causal de ce drame est simple, banal ; cependant, au-delà de cette évidence – grâce à la complexité de l'événement – le tabou tient bon. On ne veut pas voir le problème, on l'évacue par des plaisanteries. Il est symptomatique que ce soit la presse satirique qui ait le mieux exploité l'information. Encore une fois, « les Guignols de l'info » résumèrent au mieux l'événement en donnant la recette du cocktail mortel : « Une bonne dose d'alcool, un peu de Prozac ® et un shaker à 600 000 francs... » Habituellement, la version que nous proposons ici est seulement murmurée du bout des lèvres, elle paraît trop simple pour être utile dans la construction mythique dont l'homme a besoin. Pourtant, les rationalistes reconnaîtront que c'est la seule vérité derrière toutes les constructions fantastiques. Cette vérité insiste sur une causalité simple sur laquelle des actions de prévention peuvent agir. Cette vérité sera peut-être reconnue un jour. En attendant, chacun préfère une mise en scène sophistiquée pour expliquer un drame routier si banal : trois morts sur les trois mille liés à l'alcool par an.

L'ALCOOLIQUE, C'EST… L'AUTRE

Nous avons vu comment certaines professions et certaines situations sociales favorisent l'alcoolisation. Les métiers et les situations incriminés sont très nombreux dans les sociétés où la consommation, voire l'ivresse sont culturellement encouragées. Il existe un entraînement et un lien de réciprocité entre les traditions de tel groupe et les attitudes collectives favorables à l'alcool. Certains groupes professionnels expriment de véritables caricatures des attitudes générales. Cela a été bien étudié sur un bâtiment de la marine nationale [117], un lieu constituant une sorte de synthèse des réactions collectives, où le groupe, *uni* et *uniforme*, est stimulé et apaisé grâce à l'alcool, produit à la fois médiateur et anxiolytique. Dans ce groupe, comme dans la société française en général, les conduites d'alcoolisation sont déniées car « le jugement qui peut être porté sur l'autre est aussi un jugement sur soi ». En dépit du tabou général à évoquer les problèmes d'alcool, cette attitude ne peut pas toujours tenir, et le jugement défavorable est souvent projeté sur d'autres groupes. Dans cet aveuglement général, celui qui a un problème d'alcool peut toutefois le dissimuler à condition de respecter les habitudes de son milieu. Mais, un jour, le rejet risque d'être d'autant plus brutal que le malade, soudainement désigné, aura été pendant longtemps accepté et protégé.

« *Et pour vous, ce sera quoi ?* »

Nous avons posé des diagnostics, nous avons combattu des rumeurs, peut-être en avons-nous suscité de nouvelles. Le chemin menant à la connaissance du problème est parsemé d'obstacles :

secrets, tabous, manque de fiabilité des sources. Si on connaît mille détails sur la vie des grands hommes du passé, y compris parfois sur la façon dont ils buvaient, on connaît moins bien la vie du peuple qui vivait autour d'eux. Au contraire, aujourd'hui l'épidémiologie tente de décrire le plus précisément possible les comportements des foules.

DIFFICULTÉS, ERREURS ET BIAIS

Dans ce contexte d'accusations et de stigmatisation, est-il possible de dresser un tableau objectif ? Le veut-on ? S'en donne-t-on les moyens ? Si la dénonciation de l'alcoolisation de l'autre est « populaire », la recherche épidémiologique et sociologique en alcoologie n'est pas appréciée dans les carrières universitaires, en dépit des dénonciations officielles du « fléau », à cause des valeurs positives attachées à l'alcool. Les informations sur la mortalité n'échappent pas à la subjectivité et au tabou. Il semble que le remplissage défectueux des certificats de décès dépende parfois des valeurs attribuées aux boissons alcooliques dans certaines régions productrices. À côté de ces réticences, les difficultés pour obtenir des chiffres de mortalité, de morbidité et de consommation sont réelles. Les causes d'erreurs sont nombreuses :

– Problèmes de définition : qu'est-ce que l'alcoolisme ? Les définitions sont aussi nombreuses et variées que les conséquences sociales et médicales. Où commence une consommation dangereuse ?

– Finesse de diagnostic : le paradoxe tient dans le fait que les chiffres les plus élevés de la consommation ou des différents problèmes se trouvent souvent dans les populations où ont été mises en place des actions de soin et de prévention. On trouve d'abord ce que l'on cherche.

– Biais : tous les consommateurs minimisent leur consommation d'alcool, même ceux qui boivent peu. Cependant, cette sous-estimation semble augmenter avec l'accroissement de la consommation. Essayons nous-mêmes de chercher ce que nous avons bu hier ou la semaine passée. Nous avons vu que, dans le phénomène de la tournée, le nombre exact de verres est oublié. « Donnez-moi un petit verre », entend-on souvent. Ou encore : « On va en reprendre un petit, on se voit une fois par an ». Le punch est souvent « ti » (petit). Il semble que, dans la langue française, le grand verre soit utilisé seulement pour l'eau et le lait, tandis qu'un whisky simple est appelé un « baby ».

– Visibilité sociale variable : à travers toutes les époques, la consommation conviviale d'alcool des classes privilégiées est mieux connue du fait de l'importance des traces littéraires ou artistiques. Cependant, la consommation à problème et l'alcoolisme sont oubliés quand il s'agit de ces privilégiés, alors que les ivresses de certains marginaux et exclus sont montrées du doigt. On veut croire que le problème social est alors plus grave que pour ceux qui ont des modes de consommation plus tranquilles. Toujours depuis le banquet grec, même l'ivresse groupale des hommes est le plus souvent excusée, voire justifiée, alors que les femmes, les domestiques et les marginaux qui boivent dans la solitude sont devenus des clichés des répertoires comiques ou tragiques.

Cette visibilité dépend donc de l'imaginaire qui cultive les clichés du clochard sous les ponts de Paris, du fêtard accroché au réverbère et du buveur mondain qui cherche dans l'alcool les bons mots. Reprenons encore une fois l'exemple de la différence sexuelle illustrée ainsi par un clinicien[118] : « L'homme alcoolique a sa place dans nos imaginations. On s'attend à le trouver, il manque même si on ne le voit pas (...), alors que la femme alcoolique est entrée en quelque sorte dans les mœurs plutôt par les films, d'ailleurs, puisqu'il est bien connu qu'on ne la voit pas (...), l'un est le type même de ce qui est visible, du spectacle qui s'impose (...), l'autre est à l'inverse l'illustration même du caché, du secret de l'intime, de l'invisible. »

Secrets, tabous et indulgence se mêlent différemment selon les buveurs, comme le note encore Véronique Nahoum-Grappe[119] : « Le buveur au nez rouge (...) est une figure corporelle familière qui déclenche tendresse sociale et rire complice ou haine sociale et rire cruel, ce qui n'est pas contradictoire avec la constitution historiquement plus récente de l'alcoolique dangereux et repoussant (...) Notons que ce rire tout à coup devient rictus de gêne lorsqu'il s'agit d'une buveuse. »

La « définition » la plus révélatrice du tabou qui enferme les problèmes d'alcool pourrait être : « L'alcoolique c'est celui qui boit plus que moi. » Cette définition subjective est en quelque sorte confirmée par les résultats des sondages d'opinion sur la dose considérée comme dangereuse par chaque buveur : c'est la dose juste supérieure à sa propre consommation.

SYSTÈME D ET FRAUDES FISCALES

Il existe encore d'autres causes d'incertitude sur la production et la vente des boissons alcooliques :

– Les achats frontaliers *(cross border shopping)* effectués massivement de nos jours par les Danois en Allemagne entraînent pour ce pays une majoration factice des chiffres de vente et, au contraire, minimisent les chiffres danois de consommation.

– Ce tourisme alcoologique est apparu également entre l'Angleterre et la France avec l'ouverture de la liaison routière et ferroviaire sous la Manche : les Britanniques viennent acheter en France, outre des produits français, les bières anglaises et les whiskies écossais qui y sont vendus moins cher que dans leur pays du fait d'une taxation inférieure.

– Depuis quelques années, la vente d'alcool en « hors-taxe » au Luxembourg a placé ce pays au premier rang. Vendu à des consommateurs de passage, l'alcool est consommé ailleurs, ce qui implique une minimisation dans plusieurs statistiques nationales des pays riverains mais surtout un excédent dans les chiffres de ce petit pays au centre de l'Europe, devenu un supermarché intéressant pour les voyageurs. Rapidement, la rumeur s'est emparée de cette découverte... Lorsqu'on peut trouver des buveurs à montrer du doigt, on en profite.

– En Andorre, les touristes profitent depuis longtemps des mêmes conditions commerciales, mais lorsque les autorités grecques accusent les touristes d'être responsables de la consommation nationale, cela apparaît comme l'alibi d'un pays qui ne veut pas reconnaître le problème et qui continue, par exemple, à ne pas taxer le vin.

Les erreurs peuvent venir aussi des fraudes, parfois dans les régions où on ne s'y attend pas, comme en Scandinavie du fait de l'importance de la flottille de bateaux de plaisance. Les consommateurs profitent des différences de taxation entre pays pour leurs achats familiaux ou pour un commerce illégal sur une plus grande échelle.

Les erreurs d'estimation ou les fraudes les plus nombreuses sont dues à la production non déclarée des pays agricoles. Ces incertitudes disparaissent aujourd'hui, du fait de la modernité, comme les pieds de vigne et les arbres fruitiers familiaux. Cependant, une partie de la distillation reste encore clandestine. Notons que le renforcement des contrôles de la production et des ventes entraîne une meilleure connaissance mais augmente en même temps les fraudes.

TABLEAUX OBJECTIFS

Nous avons donné quelques exemples de l'évolution de la consommation dans l'histoire. Pour approcher le plus possible de la réalité, nous avons essayé de saisir cette consommation incidemment, dans des textes qui n'étaient ni moralisateurs ni hygiénistes, mais la description restait le plus souvent qualitative. Pour une étude quantitative de la consommation actuelle, il est nécessaire de mettre en œuvre des enquêtes à la méthodologie complexe. Pour minimiser les risques d'erreur, les questions concernant l'alcool doivent être placées (dissoutes, noyées !) dans des enquêtes générales sur la consommation. En dépit des précautions prises aujourd'hui par les enquêteurs, certains disent que les données fiables manquent toujours. Cette argumentation convient bien aux producteurs. Ils peuvent ainsi demander des études supplémentaires, sans manque à gagner puisque « la vente continue pendant l'inventaire (des dégâts) ».

Il est assez facile de donner des chiffres fiables des volumes de boissons alcooliques vendues puisque la vente de ces produits taxés est bien contrôlée. Les consommations sont estimées par des enquêtes de consommation auprès d'échantillons représentatifs ; cependant, lorsqu'on extrapole ces chiffres à l'ensemble de la population, ils atteignent rarement 60 % de l'alcool vendu : la sous-déclaration des consommations est donc générale. Il est encore plus difficile de connaître les habitudes de consommation, comme la fréquence et les caractéristiques des excès.

La consommation française

En considérant les chiffres de production et de vente, on a calculé qu'en 1997 le total de la consommation française s'est élevé à 11 litres « d'équivalent alcool pur par habitant et par an » ou 18 litres par adulte de plus de vingt ans et par an. (Ce total correspond à la quantité d'alcool contenue dans l'ensemble des boissons consommées : il est calculé en utilisant un degré moyen pour chaque boisson alcoolique – 12 pour le vin, 5 pour la bière et 40 pour les spiritueux.) Ce total se répartit entre les consommations de 60 litres de vin, 38 litres de bière et 2,5 litres de spiritueux.

En utilisant les résultats des enquêtes de consommation, on peut donner des estimations des variations de la consommation selon les buveurs. On peut dire en simplifiant que :

1 homme sur 3 boit plus de 3 « verres » par jour, soit 30 g d'alcool ;

1 femme sur 10 boit plus de 2 « verres » par jour, soit 20 g d'alcool.

Les consommateurs quotidiens représentent seulement 60 % des hommes et 30 % des femmes ; cependant, 90 % des hommes et 60 % des femmes ont bu au moins un « verre » dans la semaine et seulement 3 % des hommes et 8 % des femmes sont totalement abstinents.

Parmi les buveurs, les hommes ont consommé en moyenne 13 verres pendant la semaine, et les femmes 5 verres. Le pourcentage de buveurs s'élève sensiblement avec le niveau d'études et la catégorie socioprofessionnelle : plus de 80 % des cadres, artisans, commerçants et chefs d'entreprise consomment, mais seulement 73 % des ouvriers et 68 % des agriculteurs.

De 1970 à 1997, de grands changements sont survenus : la consommation globale a diminué de 16 à 11 litres d'équivalent alcool pur par habitant et par an, c'est-à-dire de 25 à 18 litres par adulte de plus de quinze ans et par an, soit 7 litres en vingt-cinq ans, une diminution de 1 % par an.

– La consommation de vin a été divisée par deux en trente ans, passant de 125 à 60 litres par habitant et par an.

– La proportion de buveurs réguliers a diminué de 3 % pour les hommes et 24 % pour les femmes depuis 1980.

Régulièrement, les médias, l'opinion publique et des particuliers, naïfs ou habituellement bien informés sur d'autres sujets, s'étonnent ou feignent de s'étonner que les Français soient toujours en haut du classement des consommateurs d'alcool. Il est vrai que les ivresses russes – dans les palais officiels – britanniques – autour des stades – et espagnoles – au cours des ferias – sont plus visibles que nos excès. Il faut se souvenir que la consommation française est partie d'un extrême au début des années 1960, lorsque la moyenne nationale était supérieure d'un tiers à celle des autres pays méditerranéens et le triple de celle des pays anglo-saxons. Certes, la consommation des pays du nord de l'Europe a augmenté mais, dans les autres pays les plus consommateurs, ceux de l'Europe du Sud, la consommation de vin a également diminué. Ainsi, notre pays n'a guère amélioré sa position, même si les Français ont diminué leur consommation.

Variations régionales

Il est difficile de connaître avec précision la répartition géographique de la consommation. Les chiffres de vente ne permettent pas d'obtenir ces données, seules des enquêtes de consommation ont fourni quelques résultats résumés dans ces cartes (d'après Got C., Weill J., *op. cit.*, p. 99).

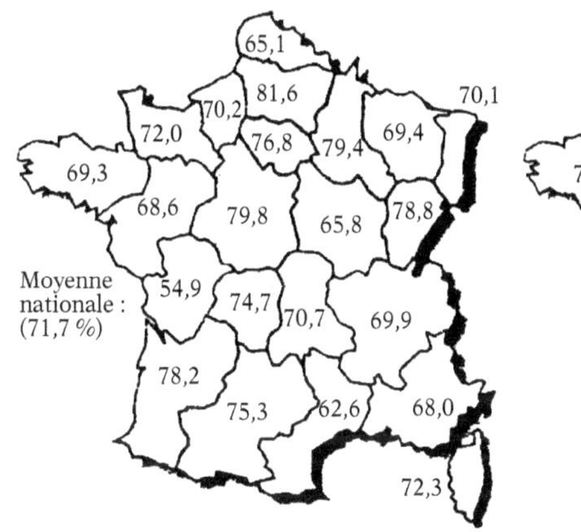

Consommateurs d'alcool pendant la semaine écoulée (en pourcentage)

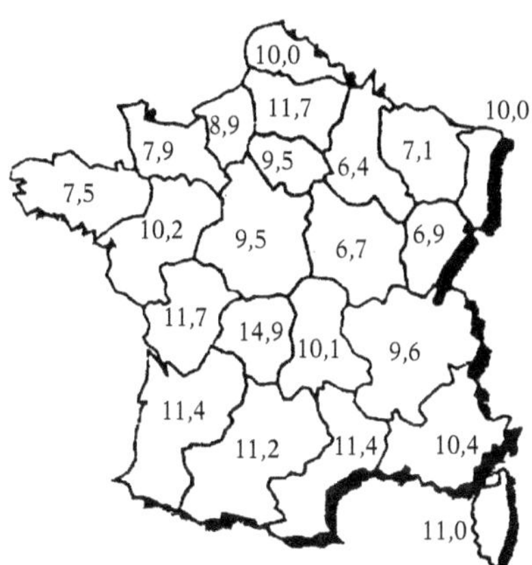

Nombres de verres d'alcool consommés en moyenne pendant la semaine écoulée

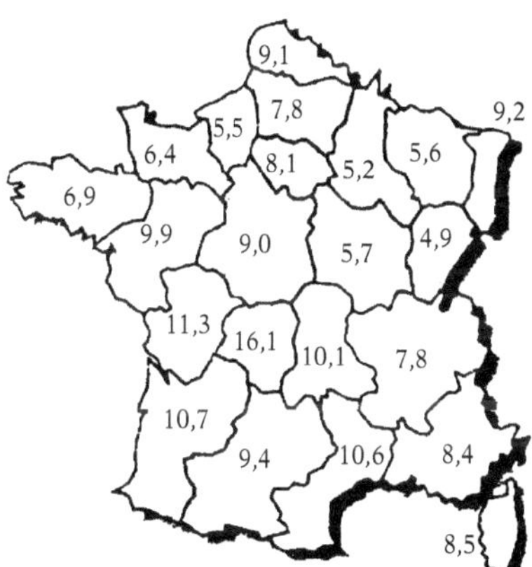

Nombres de verres de vin consommés par semaine en fonction de la région de résidence

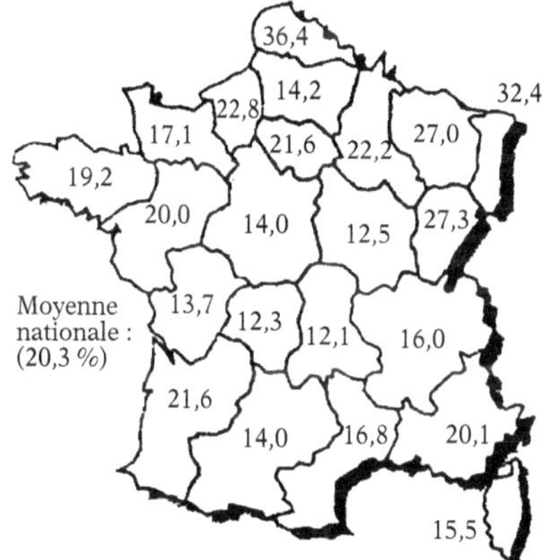

Consommateurs de bière pendant la semaine écoulée (en pourcentage)

En dépit d'un affadissement des habitudes traditionnelles, les variations sont encore grandes d'une région à l'autre. Les conséquences médicales varient également fortement à travers le territoire national, parfois d'un département à l'autre à l'intérieur d'une même région. La Guadeloupe est le département français le plus alcoolisé. On y importe 17 litres d'équivalent alcool pur par personne et par an, dont plus d'un million de bouteilles de champagne : les Guadeloupéens en sont le premier consommateur mondial. Ils consomment par ailleurs le tiers de leur production de rhum.

Changements européens

Nous avons vu combien il était facile d'accuser l'autre. Cependant méfions-nous, le monde change, nous l'avons évoqué à propos de l'Europe de l'Est. Les changements d'attitudes touchent aussi les jeunes Européens de l'Ouest. Nous avons vu à quel point les manières de boire étaient enracinées dans les traditions et le nationalisme. Parfois cependant, une seule génération suffit pour tout changer : l'Espagne est devenue le deuxième marché européen pour le whisky. Il est vrai que ce pays a connu d'autres changements profonds : la « movida » a apporté, après la fin du franquisme, liberté, drogues et alcools du Nord.

Plusieurs études montrent que c'est dans le nord de l'Europe que les jeunes consomment aujourd'hui le plus fréquemment du vin. Les Britanniques, les Allemands et les Danois viennent avant les Français : 50 % des jeunes Français n'en consomment pas, de même que 67 % des Espagnols ; par ailleurs, on constate qu'au Portugal et en Italie les jeunes sont plus souvent consommateurs de bière que de vin. Ce phénomène de génération, comme un refus de la boisson des ancêtres et des parents, intéresse de près les producteurs : l'avenir du vin serait dans le Nord, s'étonnent certains. En fait, ce serait un retour à un goût ancien pour le vin des Européens du Nord. Parallèlement, les producteurs de bière s'attaquent au marché des jeunes consommateurs du sud de l'Europe.

Ces changements ne sont pas spécifiques de l'époque actuelle, même si l'Union européenne les accélère. Les boissons circulent depuis toujours, et depuis longtemps les manières de table passent au-dessus des frontières. Les noms des contenants soulignent aussi ces échanges : ils viennent du monde entier. Le mot *pichet* vient du grec « *bikos* », les mots *coupe, bouteille* et *broc* viennent du latin, *tonneau* est un des rares mots de « nos ancêtres les Gaulois », *chope* est tiré de l'alsacien « *schoppe* », dérivé lui-même du francique « *skopa* », l'allemand a donné *cruche* (« *kruka* ») et *bock*, enfin *carafe* vient de l'arabe « *gharraf* ». Les invitations à boire s'échangent aussi d'un pays européen à l'autre « *cheers... skal... santé... prosit* » ; « tchin-tchin » vient de plus loin, du pidgin, le dialecte anglo-chinois d'Extrême-Orient.

La consommation mondiale

Depuis le XVIIIe siècle, tous les alcools – eaux-de-vie de vin, alcools de grains, rhum – convergent vers la Hollande et sont cotés à la Bourse d'Amsterdam. Il n'est donc pas étonnant que les seules statistiques disponibles viennent d'un organisme basé en cette ville.

Consommations de boissons alcooliques dans le monde.
Données de la dernière année disponible.

Pays	Total [1]	Vin [2]	Bière [3]	Distillés [4]
Portugal	11,3	61	62,6	0,8
Luxembourg	11,2	52	110,8	1,60
France	10,9	60	37,5	2,43
Hongrie	10,1	29	70	3,25
Espagne	10,1	34,8	65,7	2,6
Rép. tchèque	10	16,9	158,8	1,65
Danemark	9,9	29,32	113,65	1,11
Allemagne	9,5	23	131,1	2
Autriche	9,5	30	113,2	1,5
Suisse	9,2	43,5	159,3	1,47
Roumanie	9,2	23,5	37,2	4,49
Irlande	9	15	140	1,7
Belgique	8,9	25	102	1
Grèce	8,8	34,9	39	2,7
Rep. slovaque	8,6	15,1	94,8	4,49
Pays-Bas	8,2	17,5	86,3	1,72
Italie	7,9	53,5	25,4	0,7
Chypre	7,9	13,6	52,6	3,6
Royaume-Uni	7,7	14,3	103,6	1,37
Australie	7,6	18,4	94,7	1,36
Russie	7,3	5,9	25	5,5
Nouvelle-Zélande	7,3	17	84,1	1,03
Finlande	7	13,08	83,9	2,07
Argentine	6,9	40	35	0,3
USA	6,6	7,38	83,2	1,87
Japon	6,6	1,09	54,70	2,2
Pologne	6,3	6,5	41,8	3,4
Canada	6	7,38	66,9	1,68
Suède	5,1	14,50	61,7	1,09
Afrique du Sud	4,8	8,7	57,8	0,85
Norvège	4,3	8,63	53,98	0,87
Brésil	4,1	1,9	46,8	1,5
Chine	3,7	0,2	14	3
Pérou	1,1	0,9	20	0,1 ?
Turquie	1,1	0,7	13,1	0,4
Israël	0,9	3,1	11,5	0,04 ?

1. Exprimé en litres d'alcool pur par habitant et par an.
2. Exprimé en litres par habitant et par an.
3. Exprimé en litres par habitant et par an.
4. Exprimé en litres d'alcool pur par habitant et par an.

Les consommations sont très variables selon les pays. Les chiffres disponibles montrent de grandes vagues de variations. On a parlé aux États-Unis d'un « *alcoholic boom* » en même temps que le « baby-boom ». En France, nous avons connu les mêmes faits pendant la période dite de « société de consommation ». Les variations suivent les circonstances économiques et sociales, et l'attitude des générations précédentes. Les excès entraînent, par réaction, un contrôle des autorités publiques et une diminution de la consommation. Les périodes de pénurie et les excès du contrôle provoquent souvent une révolte des consommateurs : tricherie générale lors de la prohibition américaine et bagarres de rue en Russie au début des années 1990.

Nous avons déjà dit que la consommation d'alcool augmente dans de nombreux pays en voie de développement. Nous renvoyons aux études citées dans la bibliographie ; nous nous limiterons à évoquer un cas particulier, celui du plus grand marché de la planète.

Le rêve des producteurs : quand la Chine boira

Les civilisations (des buveurs) d'alcool restent minoritaires dans le monde par rapport aux sociétés du thé ou du café. Si les producteurs n'espèrent pas changer les règles de l'islam, ils rêvent au marché chinois. Comme en Europe, ce sont les moines catholiques qui introduisirent la vigne en Chine. Marco Polo constata au XIIIe siècle que tous les monastères possédaient un vignoble. Mais en 1373, T'ai Tsan, fondateur de la dynastie des Ming, interdit le vin et ordonna l'arrachage des vignes. Au XIXe siècle, des missionnaires isolés replantèrent, mais les vignobles furent détruits lors de la guerre contre le Japon. De nouveau, les agronomes soviétiques tentèrent de développer la vigne. Aujourd'hui, de nouveaux viticulteurs sont plus efficaces, ce sont des producteurs de boissons spiritueuses, comme Rémy Cointreau ou Pernod-Ricard, associés à des partenaires chinois. Par ailleurs, Danone, second brasseur européen, est devenu le quatrième vendeur de bière en Chine[120].

La Chine possède donc une tradition ancienne du vin. Avec une progression annuelle de 10 %, le marché chinois de la bière augmente chaque année de l'équivalent du marché français, et, avec l'ouverture de la Chine, les nouveaux bourgeois suivent désormais le modèle du Japon et de Taiwan où le cognac est depuis longtemps la boisson symbole de la prospérité capitaliste. Certes, la crise économique sévissant en Extrême-Orient freine le développement des boissons alcooliques, mais en Chine, les investisseurs occidentaux bénéficient de l'absence de prévention longtemps justifiée par l'absence de pathologie aussi bien dans le pays même que dans les communautés chinoises du monde entier. Comme pour les juifs, on a évoqué le rôle protecteur de la religion – grâce à la mesure et à l'harmonie proposées par le confucianisme – et l'intérêt pour d'autres drogues ou d'autres dépendances (le jeu). Mais, comme pour certaines populations juives, l'ouverture au monde extérieur et la perte des traditions sont des facteurs de risque qui se révèlent aujourd'hui.

Chapitre V

LORSQUE LE MOI S'ISOLE : L'IVRESSE

Il rugit il déconne
il a bu trop d'alcool
il sombre il est dément
il hurle à tout vent
voici le petit vin blanc
des matins brumeux
voici la verte absinthe
des midis fumeux
voici le jaune ouisqui
des soirées inertes
voici les ocres demis
des nuits désertes
Il rugit il déconne
il a bu trop d'alcool
il sombre il est dément
il hurle à tout vent [1].

Les savants diront autrement. Ils définissent l'ivresse comme un trouble mental organique, consécutif aux effets de l'alcool sur le système nerveux central, entraînant des perturbations ou des modifications physiologiques, psychologiques et comportementales.

Le déroulement de l'ivresse

Ce terme décrit mal un processus chaotique, émaillé d'incidents et de complications. On peut décrire cependant trois phases de l'ivresse correspondant à un effet apparemment stimulant de l'alcool pour des alcoolémies faibles, puis un effet dépresseur lorsque le taux augmente.

PHASE D'EXCITATION PSYCHIQUE ET MOTRICE

L'excitation de cette première phase est bien rendue par certaines expressions classiques : « avoir du vent dans les voiles, marcher vent debout[2] ». L'effet désinhibiteur de l'alcool permet alors de se jouer de la peur, peurs variables de l'homme sur terre, peur d'oser inviter une fille à danser, peur de soi-même, peur de la mort. Il permet encore de masquer la honte : « Faut que je sois défoncé pour mendier, sans ça, j'en ai pas le courage », disait cet homme de la rue.

Les signes de cette désinhibition sont bien connus : expansivité et familiarité de celui qui ne tient plus sa langue et qui en profite parfois pour dire ce qu'il tait habituellement, impression de toute-puissance. Tout paraît facile, aussi bien l'éclosion des idées géniales que le contact avec les autres... ce qui permet de refaire le monde aisément : le café du commerce fonctionne sur ce principe. La libération des pulsions avec abolition du contrôle supérieur peut survenir : « Le Surmoi est soluble dans l'alcool », selon une formule fréquemment citée. Dans cette première phase, l'ivresse s'exprime le plus souvent sans agressivité, mais avec la brusquerie involontaire due aux premières atteintes motrices. Cependant, l'humeur devient rapidement instable avec affects dépressifs et agressifs. L'expansivité due à l'ivresse fait place alors à un enfermement progressif, « digne... comme le Cid dans son armure[3] », dit un poète des bistrots parisiens.

Les troubles sensoriels – vision mais aussi audition et même goût et odorat – se manifestent dès que le taux d'alcoolémie atteint 0,2 g/l. Ils font perdre l'intérêt de toute dégustation, bien avant de rouler sous la table. Boire beaucoup se disait « charmer les puces[4] » à l'époque de la Renaissance, puisque l'anesthésie procurée par cette ivresse permettait de ne pas sentir les morsures de ces parasites, qui étaient habituels dans la literie.

Si l'ivresse est dangereuse, c'est précisément parce que le sujet, dans son euphorie, surestime ses capacités alors même que celles-ci diminuent. Antoine Blondin, un professionnel de l'écriture et de l'ivresse pourrait-on dire, décrit ces buveurs partis comme « des funambules persuadés qu'ils continuent d'avancer sur le fil alors qu'ils l'ont déjà quitté (…). Ainsi la boisson introduit une dimension supplémentaire dans l'existence, une sorte d'embellie[5] ». C'est pourquoi la première phase de l'ivresse est souvent recherchée. C'est bien malgré lui que le buveur dérape dans les phases suivantes qui deviennent alors dangereuses pour lui-même ou pour les autres.

PHASE D'INCOORDINATION

À ce stade sont atteintes nettement la vigilance et la coordination des mouvements car le cervelet est touché – ce que révèlent la parole et la démarche. La voix pâteuse est due à cette incoordination des muscles de la bouche et du larynx : on disait « avoir la langue double » dans le dialecte lyonnais du XIXe siècle. Le buveur va de guingois pour avoir trop bu à la guinguette du petit vin, du « guinguet ». La force musculaire diminue, les fonctions intellectuelles sont nettement atteintes, ce qui entraîne un ralentissement de l'idéation et des erreurs de jugement. Le tableau se complique de vertiges, de vomissements et d'une aggravation des troubles visuels et auditifs. Les langues illustrent cet état par des locutions[6] exprimant l'incertitude : « être entre deux vins, entre le blanc et le clairet, entre la vergue et le raban », pour les marins bretons. De la même façon, le buveur est « allumé » ou « éteint ». Le plus souvent alors apparaît une humeur dépressive avec repli et agressivité pouvant entraîner des actes de violence. Le sujet peut accomplir des actes simples jusqu'au moment où il s'effondre. Il est « schlass », d'un mot allemand et alsacien signifiant mou et avachi, puis il est « poissé », comme si l'ivresse l'engluait dans une matière épaisse. Un sommeil profond survient alors. Il annonce la phase suivante.

PHASE COMATEUSE

La dangerosité pour autrui disparaît alors, mais le sujet est en risque mortel pour lui-même : il est ivre mort, il « dort comme un égorgé » dit-on en serbo-croate[7]. C'est un coma avec chute de la tension artérielle et baisse de la température corporelle. Chacun a une résistance personnelle : le coma peut survenir pour un taux d'alcoolémie de 3 g par litre de sang, mais certains sujets peuvent tenir debout et être encore capables de gestes automatiques avec des taux de 5 à 7 g/l. Des morts pour des taux faibles peuvent survenir chez les sujets non habitués à la consommation d'alcool : c'est arrivé pour des taux d'alcoolémie inférieurs à 2 g/l. Une alcoolémie supérieure à 5 g/l – où le risque de mort par paralysie des centres respiratoire et cardiaque est grand – nécessite en général une épuration extra-rénale. Tous les services de réanimation pos-sèdent leurs records de sujets ayant survécu à des taux plus élevés, mais les séquelles de ces comas prolongés sont inévitables, elles sont dues en particulier à la baisse du taux de sucre dans le sang. Même à ce stade, on ne peut accélérer le métabolisme de l'alcool, il est seulement possible de compenser les troubles vitaux par la réanimation, pour permettre de passer ce cap difficile.

L'évolution est le plus souvent favorable. Le réveil a lieu en général avec une amnésie, souvent totale, de l'ivresse et des heures qui l'ont précédée.

LA MESURE DE L'IVRESSE

Les Aztèques mesuraient les degrés de l'ivresse en « lapins[8] » : « dix lapins » signifiaient « gai » ; à quatre cents, le buveur tombait mort. Ces lapins étaient les fils de la déesse Maiahuel associée au cactus. Ces petits dieux étaient dénommés « Un-lapin », « Deux-lapin » jusqu'au « quatre centième. Cette unité de mesure est bien étonnante ; cependant, on dit bien aussi en français : « fou comme trente-six lapins ». Certes, on peut mesurer l'ivresse plus objectivement. Autrefois, un examen clinique suffisait pour diagnostiquer l'ivresse ; aujourd'hui, comme souvent en médecine, le dosage biologique du taux d'alcoolémie sert de preuve légale de l'intoxication.

On indique souvent des limites précises pour les phases de l'ivresse : jusqu'à 2 g/l pour la phase d'excitation, 2-3 g/l pour la phase d'incoordination. Ces chiffres ont peu d'intérêt car les réactions des individus sont variables. La première phase de l'ivresse est déjà dangereuse dans les situations suivantes :

– Prises de médicaments, tranquillisants et anxiolytiques bien sûr, mais aussi de certains antibiotiques, tous peuvent augmenter l'effet de l'alcool.

– Conduite de véhicules, utilisation de certaines machines, activités sportives.

Les ivresses ne se déroulent pas linéairement : le taux d'alcoolémie résulte à la fois de l'accumulation des différentes prises d'alcool dans le temps et de l'élimination lente et continue de cet alcool. Par ailleurs, les effets varient avec l'ambiance de la consommation. L'euphorie est plus marquée dans les consommations conviviales et festives. On retrouve ainsi l'effet placebo, étudié plus haut. On constate surtout que les réactions individuelles des buveurs partageant le même pot sont très variables. Nous allons étudier ces variations.

Variations individuelles

Les troubles de l'ivresse varient beaucoup avec les caractéristiques du buveur.

DIFFÉRENCES D'ORIGINE BIOLOGIQUE

Nous avons vu au chapitre II qu'il n'existait pas de relation simple entre les doses consommées et le taux d'alcoolémie. Nous avons découvert la variabilité des taux selon les modes d'ingestion de l'alcool et selon les individus, en fonction du poids, du sexe, de l'âge et surtout des caractéristiques biologiques des buveurs, qui éliminent l'alcool plus ou moins vite.

Ce tableau se complique du fait qu'il n'existe aucune relation simple entre le taux d'alcoolémie et les troubles. Là encore, les variations sont nombreuses selon les circonstances et les individus.

– Les signes d'intoxication sont plus importants lorsque le taux augmente, lors du « décollage », comme disent les Antillais. Cette différence peut donner une impression trompeuse quand le taux commence à baisser par rapport au vécu des troubles antérieurs, alors que le sujet n'est pas encore capable d'une meilleure maîtrise. Il existe, de plus, un effet biphasique sur l'humeur avec une euphorie transitoire, au cours de l'absorption, suivi, lors de l'élimination, de fatigue et de somnolence. Nous avons vu que cet effet est différent chez les alcoolo-dépendants.

– Ces variations individuelles sont innées ou bien acquises par le développement d'une tolérance à l'alcool : elles ne dépendent plus du poids et du sexe du buveur mais, pour des raisons biologiques mal connues, de la sensibilité des cellules cérébrales. Cette tolérance, variable avant l'initiation à l'alcool, varie aussi en fonction de la consommation habituelle : lorsque la consommation augmente, les cellules nerveuses deviennent de moins en moins sensibles à l'alcool. Des doses de plus en plus élevées sont alors nécessaires. C'est pourquoi l'ivresse peut surprendre des sujets sobres lors des occasions qui les sortent de leur ordinaire. Ainsi, à consommation égale, un sujet habitué à l'alcool souffrira de troubles moins importants qu'un sujet ordinairement sobre qui se trouvera piégé par l'ivresse plus rapidement.

– L'âge est encore un facteur important : chez les enfants, la consommation d'alcool entraîne une hypoglycémie importante, à l'origine parfois d'un coma. Chez les personnes âgées, les troubles psychiatriques de l'ivresse peuvent être aggravés par une atteinte neurologique et vasculaire latente : on peut observer une confusion psychique et un délire, les atteintes auditives et visuelles peuvent faciliter les hallucinations.

– L'état général ou les maladies préexistantes peuvent encore modifier le comportement au cours de l'ivresse. La fatigue est souvent avancée comme facteur aggravant ; notons bien qu'elle ne modifie pas le taux d'alcoolémie, ses effets peuvent simplement s'ajouter à ceux de l'ivresse. Souvent, elle sert d'alibi pour justifier des troubles dus à l'alcool. « Il était un peu fatigué », dira-t-on pudiquement pour exprimer l'ivresse et ses suites à mots couverts. Certains sujets porteurs d'une épilepsie, parfois non révélée cliniquement, ou de séquelles d'accidents cérébraux peuvent être plus sensibles.

DIFFÉRENCES D'ORIGINE PSYCHIQUE

Les troubles varient encore avec la personnalité. Alors, l'ivresse sert de révélateur. C'est pourquoi les troubles du comportement sont variables. Les clichés suggèrent que les hommes se retrouvent au poste de police et les femmes « dans un lit de hasard », circonstance filmée dans un film de prévention où une belle jeune femme se réveille dans le lit d'un homme peu séduisant. Nous avons évoqué la désinhibition des premières atteintes et le fait qu'elle soit utilisée comme alibi pour justifier certains comportements. Lorsque le taux d'alcoolémie s'élève, il peut survenir des troubles graves du comportement avec amnésie (perte de mémoire) des événements. Dans tous les cas, l'alcoolisation permet d'aller dans le sens souhaité par le buveur ou le groupe, avec un effet sur la sexualité ou l'agressivité par exemple. La sensibilité est exacerbée au moment où la perception est embrumée par l'alcool. Alors, ceux qui s'affrontent dans des bagarres solitaires ou rangées avec une susceptibilité exacerbée sous-évaluent leurs adversaires et les dangers de la situation. Comme lors de la conduite automobile, c'est au moment où ils sont le moins capables de faire face qu'ils foncent. Le combat est souvent incertain. Parfois, il s'arrêtera seulement lorsque les adversaires tomberont dans les bras l'un de l'autre pour se réconcilier devant un verre.

Certains cliniciens parlent d'ivresses pathologiques, d'autres soutiennent que l'ivresse dite normale est déjà pathologique. L'ivresse fait partie de ces comportements pouvant être considérés comme anormaux durant un temps limité. Comme dit Antoine Boustany, « on peut toucher à l'anormalité sans néces-sairement s'y installer [9] ». Ces ivresses, que nous appellerons aggravées avec une exacerbation des signes d'atteinte cérébrale, impliquent des risques supplémentaires. Elles peuvent être excito-motrices – avec agitation –, hallucinatoires ou encore délirantes – avec des thèmes de persécution et de jalousie en particulier. Les plus communes sont les ivresses dépressives, dont les troubles de l'humeur ont disparu le lendemain matin : elles forment une proportion importante des urgences médico-psychiatriques. Effectivement, de ces ivresses compliquées il ne reste souvent rien le lendemain. De nombreux médecins regrettent ce temps perdu, lorsque le psychiatre ou le généraliste de garde « perd sa soirée », disent-ils parfois. Cependant, ces ivresses peuvent aussi aboutir à un passage à l'acte suicidaire : elles sont responsables d'une certaine proportion des onze mille décès par suicide touchant la population française chaque année. Les ivresses pathologiques des psychopathes sont nombreuses. Certains cliniciens considèrent que l'alcoolisation est déjà un passage à l'acte, d'autres estiment que ce sont les mêmes sujets déséquilibrés, immatures et impulsifs qui prennent de l'alcool et passent facilement à l'acte.

SITUATIONS DÉLICATES

L'ivresse pose des problèmes difficiles dans de nombreuses situations, même lorsqu'une prise en charge médicale peut être assurée.

Ivresses méconnues ou minimisées

– Ivresses dont la gravité a été mal évaluée, par exemple lorsqu'elles provoquent des troubles métaboliques (hypoglycémie en particulier).

– Ivresses dont les complications n'ont pas été repérées : traumatismes crâniens, épilepsie.

– Ivresses de l'enfant ; elles sont particulièrement dangereuses, car on ne pense pas toujours à ce diagnostic. Elles entraînent rapidement une hypoglycémie. Elles provoquent plusieurs décès chaque année en France.

Ces risques existent encore chez l'adolescent et encore bien davantage lorsque l'ivresse est « partagée » au cours de la grossesse entre la mère et l'embryon « alimenté » par le sang maternel. Une consommation d'alcool excessive, même unique, peut avoir des complications graves si elle survient à certains moments du développement de l'embryon, en particulier au début de la grossesse, lorsque « l'heureux événement » est fêté.

Erreurs de diagnostic

Paradoxalement, le danger peut venir aussi d'une ivresse diagnostiquée à tort, ou dont l'évidence a fait négliger la recherche d'une pathologie associée : ces erreurs peuvent survenir facilement si l'aspect du sujet évoque l'existence d'une alcoolisation chronique ou habituelle (parfois seulement dans les idées préconçues de l'observateur).

– L'ivresse peut simuler d'autres pathologies, car les symptômes peuvent être confondus avec ceux de nombreuses pathologies : épilepsie, hémorragie méningée, hématome crânien, hypoglycémie, coma dû à un autre toxique.

– L'ivresse peut être due à une autre substance que l'alcool, par exemple un produit industriel présent, normalement ou non, dans l'atmosphère : solvants en milieu industriel, insecticides en milieu agricole, oxyde de carbone ou autres gaz.

– L'ivresse perturbe encore de nombreux diagnostics d'urgence psychiatrique : « Passé 20 heures, la psychiatrie d'urgence baigne dans l'alcool », dit un spécialiste de ces urgences. Il est difficile de faire la différence ou de faire la part de responsabilité de l'alcool et du trouble psychiatrique.

Circonstances associées

Si l'ivresse alcoolique peut être diagnostiquée à tort, elle peut aussi s'ajouter à toutes ces autres pathologies. Cela rend le diagnostic et le traitement plus difficiles. Citons une autre situation plus fréquente qu'on ne pense : le froid ; c'est un facteur d'aggravation des troubles de l'ivresse. On pouvait déjà le lire sur un monument funéraire grec dont l'inscription évoquait la mort d'un voyageur une nuit d'ivresse : « Passant, écoute le conseil d'Orthon de Syracuse. Ne voyage jamais par les nuits d'hiver quand tu es gris. Car tel fut, vois-tu, mon mauvais destin. Au lieu de reposer dans ma patrie je suis couché ici sous la terre étrangère [10]. »

« Buvez, mais buvez chez vous », lancent tous les ans les autorités sanitaires moscovites pour que les ivresses des fêtes de fin d'année ne se compliquent pas du fait de la rigueur de l'hiver. En 1995, il y eut dix-sept victimes en dépit de cet appel. Lors des vagues de froid de ces dernières années, le rôle de l'alcoolisation a été relevé en Europe occidentale également avec la crise économique et l'augmentation du nombre de personnes sans abri. Nous avons vu que la prise d'alcool provoquait une vasodilatation périphérique qui diminuait la température interne tout en donnant une impression de réchauffement. De plus, l'ivresse empêche l'accomplissement des gestes nécessaires à la survie et entraîne une dépression psychique. L'effet du froid est exagéré par l'état des personnes vivant dans la rue, épuisées, dénutries, souvent fragilisées par des maladies.

Ivresses dangereuses

En de nombreuses circonstances, la consommation d'alcool devrait s'arrêter longtemps avant l'ivresse, car l'alcool est un facteur d'accident et un facteur aggravant qui participe souvent à une réaction en chaîne transformant un simple incident en accident ; notons d'emblée que le sujet alcoolisé peut être auteur ou victime.

« COCKTAILS »

– Certains médicaments psychotropes peuvent entrer en interférence avec l'alcool. Le métabolisme de ces médicaments ou de celui de l'alcool peut être modifié : en général, l'élimination est plus lente, et les effets des médicaments ou de l'alcool, ou des deux, seront prolongés. Il peut exister, de plus, une potentialisation des effets, également d'un des produits ou des deux. Selon les cas, des troubles de la conscience ou de la coordination des mouvements pourront apparaître. La prise de certains tranquillisants ou somnifères peut même provoquer des troubles du comportement où la conscience du buveur dimi-nue : cela peut entraîner des « conduites automatiques » aberrantes auxquelles succédera souvent une amnésie. Certains mélanges ont pu être utilisés pour obtenir ainsi une « soumis-sion médicamenteuse ». N'acceptez jamais une boisson alcoolisée d'un inconnu, disent certains depuis longtemps sans connaître ce risque particulier. Il faut néanmoins que la personnalité du buveur s'y prête. Par ailleurs, ces phénomènes sont rares par rapport à la fréquence de consommation de ces produits. Pour prévenir ces incidents, le fabricant d'un des produits incriminés a ajouté un composant qui modifie la couleur d'origine de la boisson dans laquelle il pourrait être dissous, et donne par exemple une couleur verte à un jus d'orange.

– Plus dangereux encore sont les mélanges avec les drogues illégales, car l'alcool augmente les effets confusionnels et anesthésiants de ces produits.

– D'autres intoxications peuvent être aggravées par l'ivresse. C'est le cas des solvants industriels ou de certains gaz. L'empereur romain Jovien mourut intoxiqué par l'oxyde de carbone une nuit d'ivresse, avant bien d'autres dormeurs intoxiqués par un poêle tirant mal dans un logement insalubre.

– D'autres mélanges sont aussi dangereux car ils associent alcool, racisme et comportements antisociaux, « cocktail » redoutable à l'origine de nombreux crimes ou délits.

SUR LA ROUTE

La circonstance d'accidents la plus commune est la conduite de véhicules. L'ivresse amoindrit la capacité à la conduite automobile. L'alcool perturbe l'ensemble du comportement par son action sur le système nerveux central, provoquant un dérèglement moteur, sensoriel et psychique. Il joue sur la force et la coordination musculaire, l'équilibre et les organes des sens. La vision est atteinte. La fameuse diplopie (« il voit double ») survient pour des taux d'alcoolémie supérieurs à 1,5 g/l. Mais même pour des taux bien inférieurs, dès 0,3 g/l, des perturbations particulièrement gênantes pour la conduite apparaissent. La vision nocturne, l'appréciation des distances et la vision périphérique sont altérées : le champ visuel se rétrécit.

– Des expérimentations ont montré depuis longtemps que les conducteurs alcoolisés évaluent mal l'écartement des obstacles devant eux : ils essaient de passer même lorsque l'écart entre ces obstacles est inférieur à la largeur de leur véhicule. La vision nocturne est modifiée, avec difficulté d'accommodation (mise au point) et augmentation de la sensibilité aux variations lumineuses et à l'éblouissement. Les autres organes sensoriels sont également atteints. L'audition et le toucher sont perturbés – ce qui peut jouer aussi lors de la conduite automobile.

– L'habileté du conducteur pour exécuter toutes les manœuvres nécessaires à la conduite est diminuée. Le danger le plus redoutable provient de la perturbation des réactions et des gestes nécessaires lorsque le véhicule roule à grande vitesse. Le temps de réaction moyen d'un conducteur, habituellement égal à 1 seconde, est augmenté par ces atteintes sensorielles et motrices. Il a été mesuré que ce temps s'élevait à 1,6 seconde avec un taux de 0,5 g/l et à 3 secondes pour un taux de 0,8 g/l. Cet allongement bien connu des « réflexes » augmente la distance parcourue avant l'arrêt après le début du freinage.

À côté de ces perturbations motrices et sensorielles, l'effet le plus important se déroule au niveau psychique : la consommation d'alcool entraîne une désinhibition avec perte du sens des réalités et altération du jugement. L'élaboration des décisions est donc modifiée. Le sujet n'a peur de rien et se croit devenu un surhomme alors qu'il est « diminué ». Cette « mégalomanie » passagère entraîne des comportements aberrants avec agressivité et prise de risque. Les risques sont mal évalués en raison de l'atteinte des facultés intellectuelles ; de plus, ces risques sont acceptés, voire délibérément recherchés, du fait de la désinhibition psychique.

La consommation d'alcool est à l'origine d'un accident corporel sur cinq et d'un accident mortel sur trois. Sur les dix mille décès annuels, trois mille sont donc imputables à l'alcoolisation.

Notons que les accidents avec alcoolisation sont plus violents et font plus de victimes. Chez les jeunes conducteurs, certains facteurs aggravent les conséquences des accidents : sont souvent en cause des véhicules à deux roues ou des véhicules légers, parfois mal entretenus, où le conducteur et les passagers, souvent nombreux, sont moins bien protégés. Peuvent s'y ajouter les circonstances de la conduite, la nuit, avec la fatigue de la soirée et éventuellement la prise d'autres produits psychoactifs.

À toutes les époques, on a dénoncé également des accidents ferroviaires, maritimes et aériens provoqués par l'ivresse ; les circonstances sont souvent passées sous silence. Relevons dans les années récentes l'accident d'un train de banlieue à l'arrivée en gare de Lyon à Paris, l'avarie d'un ferry transmanche dont les portes avaient été mal fermées, un crash aérien sur la ligne Bruxelles-Bordeaux. De nombreux observateurs [11] ont affirmé que le capitaine du pétrolier *Exxon Valdez*, qui a provoqué la marée noire d'Alaska en 1989, était ivre au moment des faits... le tribunal n'a pourtant pas retenu cette faute contre lui.

Les responsables peuvent commander un pétrolier ou conduire un car de ramassage scolaire, l'événement peut être mondial ou réduit à la rubrique *faits divers* d'un journal local. Sur tous ces accidents, les informations sont habituellement fournies, mais parfois aussitôt contestées. Le plus souvent, les taux d'alcoolémie des responsables apparaissent dans les médias puis disparaissent, comme si la collectivité ne voulait pas être obligée d'en tirer les conséquences. Peu connus également sont les troubles provoqués par les passagers [12]. Certaines compagnies aériennes ont obtenu la condamnation des perturbateurs ; elles n'envi-sagent pas pour autant de réduire l'offre gratuite d'alcool aux passagers de certaines classes et à ceux de toutes classes sur les longs-courriers. La distribution de boissons est un argument commercial, parfois un symbole national, toujours un signe de luxe, et aussi un anxiolytique apprécié pendant les vols.

Tous les moyens de transport sont concernés ; plus ils sont rapides, plus les conséquences des accidents peuvent être graves ; d'autres circonstances peuvent encore jouer. En Finlande, deux tiers des accidents de motoneige, soit trois cents par an, sont provoqués initialement par l'ivresse et aggravés par le froid, le terrain et la solitude du voyageur ; ils sont à l'origine de vingt décès par an.

« HOME SWEET HOME »

Encore moins connus sont les accidents survenant à la maison ou au cours d'activités de loisirs.

Dans une étude[13] de 1985, le rôle de l'alcool avait été mesuré dans les différents types d'accidents survenus en France. On avait relevé les accidents où les victimes avaient une alcoolémie supérieure à 0,8 g/l, taux « légal » à l'époque. La fréquence avait été mesurée de 3 % pour les accidents du sport jusqu'à 28 % pour les accidents survenus sur la voie publique et concernant les conducteurs d'automobiles et leurs passagers ainsi que les cyclistes et les piétons.

– Pour les accidents du travail, on trouva une alcoolémie supérieure à 0,8 g/l dans 7 % des cas, soit 50 000 sur 700 000 cas. Ce fut une heureuse surprise. Il faut probablement y voir le rôle joué dans ce milieu par la prévention et la législation depuis plusieurs dizaines d'années.

– Une autre surprise, mauvaise celle-là, fut de découvrir qu'une alcoolémie supérieure à 0,8 g/l avait été retrouvée dans 20 % des accidents domestiques (25 % pour les hommes). La liste est longue : chute d'une échelle, blessure à la perceuse... Ils peuvent aussi toucher l'entourage ; ajoutons-y, pour alerter les lecteurs, l'exemple des noyades des jeunes enfants dans les piscines privées, qui surviennent le plus souvent à l'heure de la sieste ou... de l'apéritif.

Dans cette étude ancienne, qui mériterait d'être refaite, un blessé sur trois présentait des signes d'intoxication chronique. Notons que l'importance du rôle de l'alcool pourrait être encore plus grande si on y ajoutait les petits accidents non enregistrés, coupures, brûlures, traumatismes osseux comme les fractures de côtes, fréquentes après des chutes et qui passent inaperçues. Des études plus récentes ont confirmé que les accidents survenant pendant les loisirs sont souvent provoqués ou favorisés par l'alcool : à l'hôpital d'Innsbruck, en Autriche, les études[14] révèlent régulièrement que 20 % des accidentés de ski présentent un taux d'alcoolémie réduisant leurs capacités physiques et intellectuelles, taux aggravé parfois par la prise de tranquillisants. Une étude[15] nord-américaine a révélé que, chez les hommes âgés de quinze à trente ans, la moitié des accidents de plongée et de natation sont liés à l'ivresse. On voit aussi apparaître dans les rubriques *faits divers* des accidents provoqués par des conducteurs de bateaux de plaisance rapides mal maîtrisés. En rapportant les enquêtes réalisées par l'Office national de la chasse, quelques journalistes[16] osent enfin évoquer l'ivresse, mais de manière allusive, à propos des accidents de chasse.

FOULES DANGEREUSES

Les troubles de l'ivresse sont graves dans bien d'autres circonstances. Évoquons celles du rassemblement de grandes foules. Effectivement, à l'occasion de cortèges, de spectacles, de manifestations sportives ou de tout autre événement, le danger peut provenir du nombre de buveurs ou de « spectateurs » pris au piège.

Au XVIIIe siècle et au début du XIXe siècle, des distributions de vivres et de vin avaient lieu en certaines occasions, par exemple pour la Saint-Louis ou lors d'une célébration militaire. Certaines de ces grandes fêtes urbaines de l'Ancien Régime furent à l'origine d'incidents dramatiques. Mercier, le grand témoin du XVIIIe siècle, le raconta : « Dans une fête publique que l'on donna (...) sur le bord de la Seine gonflée par les grosses eaux, le désordre et l'intempérance ayant fait tomber dans la rivière plusieurs personnes, le nombre s'en trouva si considérable qu'on leva les filets de Saint-Cloud afin que rien n'attestât la multitude des malheureuses victimes[17]. » Les filets de Saint-Cloud étaient disposés en aval de la grande ville pour recueillir tous « les débris » – c'est le terme de Mercier –, « les singuliers débris que le hasard entasse pêle-mêle et que la Seine a charriés de la capitale ». Il avait donc fallu retirer les filets afin qu'on ne se rende pas compte du nombre de victimes, mortes noyées des suites d'une alcoolisation excessive. Aujourd'hui, les cadavres ne dérivent plus dans les eaux de la Seine, mais il s'en trouve encore parfois en certains lieux de rassemblement de grandes foules.

– En 1989, le Bol d'or disputé sur le circuit du Castellet, dans le Var, se termina par la mort de trois motards. Le commandant de gendarmerie de Toulon commenta la consommation d'alcool en ces termes : « Les motards allemands et autrichiens se lancent des défis à la bière. C'est à qui en boira le plus (...). Dès le jeudi soir, les canettes alignées s'élèvent à un mètre de hauteur. Dimanche soir, ce mur de bouteilles vides atteint 1,50 m de haut sur 1 mètre de large pour une longueur d'une dizaine de mètres environ[18]. »

– En 1992, les 24 Heures du Mans à moto se terminèrent avec neuf morts dues à l'alcoolisation[19].

– C'est surtout à l'occasion des matchs de football que l'alcool a été cause de morts d'hommes dans des bousculades où l'agressivité des supporters avait été exacerbée par l'ivresse (40 morts au stade du Heysel, en Belgique en 1985, 95 morts à Sheffield en 1989).

L'alcooliganisme

Dans certains pays en voie de développement, les troubles liés à l'alcool sont habituels à l'issue des matchs de football. Les supporters manifestent de cette façon aussi bien leur joie que leur tristesse. Dans les pays européens, certains supporters consomment parfois des cocktails très dangereux : bière-nationalisme-racisme, voire néo-nazisme. Après les accidents survenus pendant les années 1980, des mesures de contrôle et de surveillance ont été prises dans les tribunes, mais la violence est souvent sortie des stades. Il n'est pas question de confondre les vrais supporters et les hooligans. Cependant, les responsables de l'ordre public insistent sur la dangerosité d'une fraction importante de supporters, classés dans la « catégorie B », ceux qui deviennent agressifs lorsqu'ils se sentent « provoqués » alors qu'ils sont en état d'ivresse.

Lors de la Coupe du monde de football de 1998 en France, l'alcool a fait partie du cocktail explosif qui a allumé le feu des violences urbaines autour de certains stades, nous incitant à forger ce mot : alcooliganisme. Les pouvoirs publics ont réagi après les premières violences graves... d'abord avec modération, en interdisant la vente d'alcool pendant les nuits suivant les matchs. Il fallut attendre les événements de Lens, et le coma d'un gendarme, pour que les préfets responsables décrètent l'interdiction de vente d'alcool dans les débits de boissons dès le matin précédant le match. Il restait toujours possible de s'approvisionner dans certains magasins, parfois en profitant de promotions spéciales, et surtout sur la route – pour les Anglais dès le ferry dans les boutiques *duty free* – dans les villes voisines avant d'arriver à destination. Il a été remarqué que de nombreux supporters violents sont bien insérés dans la société avec famille et emploi. Ils sont simplement venus « s'éclater » loin de leur patron et de leur famille. Certains l'ont dit crûment lorsqu'ils protestaient contre les mesures prises pour la sécurité publique : « On a juste envie d'une bonne virée d'enfer avec les copains. On a laissé nos femmes, nos gamins à la maison, c'est pas pour se faire engueuler dès qu'on arrive quelque part[20]. »

Nous avons déjà parlé de la troisième mi-temps des matchs de rugby. Elle est considérée comme un modèle de convivialité par rapport aux violences qui surviennent à l'occasion des matchs de football où s'exaspèrent les nationalismes. Toutefois, nous avons assisté aussi à des dérapages. Ce fut le cas en septembre 1997 à Brive. Après un match violent entre l'équipe locale et les Gallois de Pontypridd, et un banquet d'après-match où les traditionnels cadeaux furent échangés, une cinquantaine de Gallois, joueurs et supporters mêlés, firent une descente la nuit dans un bar de la ville. La bataille rangée se termina seulement à l'arrivée de la police et laissa plusieurs blessés graves [21]. L'équipe de Brive s'était manifestée bruyamment l'année précédente, après sa victoire en coupe d'Europe, dans une ivresse collective aérienne peu élégante, d'après les témoins.

En football, la troisième mi-temps pratiquée par les spectateurs des deux premiers temps de jeu dégénère depuis plus longtemps. Elle sert de défoulement collectif, non pas pour éliminer le stress du match, mais comme compensation aux difficultés quotidiennes. Nous sommes déjà loin de l'époque où Kléber Haedens avait magnifiquement décrit ces mouvements de foules enthousiastes et pacifiques après les matchs de rugby : « À Cardiff, après l'Arm's Park, un peuple entier déferle dans les rues, ronge les trottoirs, engloutit les voitures, tombe des fenêtres, enfonce les portes des bars (...). Le pays de Galles des usines et du charbon oubliait un instant sa vie dure et flottait des villes aux villages, accroché à ses pintes de bière, à son rêve et à ses chants [22]. » Aujourd'hui, alors que les usines et les mines sont fermées, la troisième mi-temps des matchs de football ne permet plus d'oublier un quotidien sans espérance. Après le pain et les jeux du cirque de Rome, aujourd'hui, c'est un nouveau mélange – bière et foot – qui semble nécessaire pour supporter la vie quotidienne en temps de crise économique, celle où de nombreux travailleurs ont le choix seulement entre l'exploitation et le chômage.

DÉLITS ET CRIMES DE L'IVRESSE

« Eau-de-vie ; cordial composé comme suit : une partie de tonnerre-et-éclairs, une partie de remords, deux parties de meurtre, une partie de mort-enfer-et-damnation, quatre parties de Satan clarifié. Dose : une pleine tête [23]. » C'est la recette d'un humoriste américain. En français le mauvais vin a été appelé du « brouille-ménage », et l'alcool fort du « pousse-au-crime » : le lien entre l'ivresse et les violences est ainsi fréquemment inscrit dans les langues et les littératures.

– De nombreuses études anciennes ont tenté de mettre en évidence ce lien. De nombreuses campagnes contre l'alcoolisme l'ont illustré dans tous les pays.

– Le dernier recensement général français remonte aux années 1970 : il avait été établi que l'alcoolisation était retrouvée dans 70 % des homicides involontaires, 50 % des incendies volontaires, 30 % des coups et blessures volontaires, 40 % des crimes et délits contre les enfants et 30 % des crimes et délits sexuels. On avait dénombré 420 000 personnes touchées en un an dont 1 300 victimes décédées.

– Des études [24] étrangères récentes ont confirmé le rôle de l'alcoolisation lors des homicides : 60 % au Canada, 50 % au Chili, 60 % en ex-URSS.

– Aujourd'hui, la relation entre ivresse et violences est étudiée scientifiquement par des analyses statistiques. Une étude [25] récente a même démontré l'existence d'une relation statistiquement significative entre la consommation moyenne d'alcool et le taux d'homicides dans huit pays d'Europe et d'Amérique du Nord.

Il est plus difficile d'évaluer précisément le rôle de l'alcool. Il n'est pas possible de savoir dans quelle proportion le crime ou délit survient au cours d'une ivresse ou dans le cadre d'une intoxication chronique. Notons que les sujets alcoolisés peuvent être auteurs ou victimes. Par plusieurs études, on a mesuré que près de la moitié des victimes étaient en état d'ébriété. Pour les homicides étudiés à Lyon [26] au début des années 1980, un taux d'alcoolémie supérieur à 1 g/l était retrouvé chez 40 % des victimes.

Depuis le XIXe siècle, en particulier après les travaux du criminologue Lumbroso, de nombreux observateurs ont insisté sur le rôle de l'alcool comme facteur criminogène. Cela justifiait pour certains les conférences antialcooliques organisées dans les prisons. En fait, la population des détenus n'est pas représentative de la délinquance ordinaire ni de l'alcoolisation moyenne :

– Les délinquants sont plus souvent appréhendés lorsqu'ils sont en état d'ivresse.

– L'alcoolisation aiguë ou chronique ne se retrouve pas dans le grand banditisme ou lors des actes crapuleux prémédités qui nécessitent une grande vigilance et une excellente organisation : le grand crime ne se prépare pas avec de l'alcool. Souvenons-nous de Rico, « le Petit César », buvant du lait dans un film policier américain.

On estime au quart des soixante mille personnes incarcérées en France les sujets présentant des problèmes d'alcool. La consommation d'alcool, sédation banale de l'homme libre, devient pour le sujet incarcéré une recherche d'évasion tolérée ! En dépit de ce bénéfice institutionnel, il est pourtant nécessaire d'intervenir pendant ce temps et en ce lieu d'exclusion[27]. Des équipes médico-sociales ont commencé à se mettre en place, non sans difficulté.

La recherche illusoire d'un traitement de l'ivresse

On raconte que les Spartiates cerclaient leur front pour éviter que les vapeurs d'alcool ne montent trop vite au cerveau. Il ne semble pas que ce procédé soit encore utilisé : tous les buveurs savent aujourd'hui que l'alcool monte à la tête, sans qu'il soit possible d'y faire barrage. À Rome, les branches de safran tressées dans les couronnes des banquets étaient censées préserver le buveur de l'ivresse et des mauvais esprits. Dans les salles à manger tombaient également des fleurs ou des parfums, pour garder les convives à l'abri des forces mauvaises.

Nous ne ferons pas l'inventaire des procédés imaginés par l'homme pour lutter contre l'ivresse. Parmi tant d'ouvrages prétendus pratiques qui accumulent les recettes, signalons l'excellent petit livre de Rudder[28] qui traite la question avec humour et sans trop croire à l'efficacité des trucs proposés. L'auteur se laisse davantage piégé par les préjugés lorsqu'il aborde la question de l'intoxication chronique et de l'alcoolo-dépendance. Il a dressé cependant un beau catalogue de l'inventivité humaine pour survivre... avant, pendant et après boire. Relevons d'abord le prestige ancien de la pierre améthyste dont le nom grec signifie « sans ivresse ». L'explication est mythologique bien sûr : Dionysos poursuivant la nymphe Améthyste, elle implora l'aide de la déesse Diane qui la transforma en un cristal froid et limpide. Le dieu furieux versa sa coupe de vin sur ce cristal et lui donna ainsi sa couleur et le pouvoir de protéger de l'ivresse. On raconte encore que ce pouvoir aurait été accrédité par les Romains : tous devaient boire dans des coupes de cristal chaque fois que le maître du banquet buvait. Mais celui-ci buvait dans une coupe d'améthyste, dissimulant ainsi que son breuvage n'était que de l'eau. Il était donc assurément protégé de l'ivresse ! Il a été suggéré que cette réputation pour prévenir l'ivresse explique que la pierre soit portée par les évêques qui ont adopté aussi sa couleur : le violet est la couleur de la tempérance. Une pierre précieuse est-elle nécessaire ? Récemment, la prévention était moins coûteuse en Belgique où il suffisait d'une pièce de 5 francs belges. Il fallait cependant sucer cette pièce en laiton et c'était seulement avec l'intention de déjouer l'appareil de mesure du taux d'alcoolémie... Les recettes apprises sur le zinc sont souvent des « histoires belges ». Pline l'Ancien[29] en raconta certaines en rapportant la croyance en l'efficacité de la poudre de pierre ponce, du chou cru et du poumon de chèvre ! D'autres auteurs[30] anciens avaient affirmé l'efficacité des amandes. Notons que les amandes grillées sont données au cours des dégustations officielles de vintages à Porto. Est-ce pour lutter contre l'ivresse qui est obligatoire au cours de ces épreuves, même si les vins dégustés ne sont que très partiellement avalés ?

LES REMÈDES DE BONNE FEMME

La médecine populaire ne manque donc pas de recettes remontant à la nuit des temps pour prévenir l'ivresse en diluant l'alcool absorbé et en ralentissant son passage dans le sang. Ce procédé peut aplanir le pic d'alcoolémie et donc diminuer les troubles immédiats. Il est également possible d'accélérer l'élimination par le foie, voire l'évacuation dans les urines, ce qui permet une diminution un peu plus rapide du taux d'alcoolémie. Mais cela ne modifiera pas les effets retardés de l'alcool absorbé qui devra être métabolisé de toute façon. L'efficacité de ces procédés est limitée ; ils peuvent apporter un certain soulagement mais ne constituent pas un traitement de l'ivresse, car ils ne peuvent modifier les grands troubles. Nous résumerons néanmoins ces possibilités diététiques pour expliquer et relativiser les conseils habituellement donnés.

Manger

Les aliments accompagnant les boissons entrent en compétition avec l'alcool pour l'évacuation gastrique qu'ils ralentissent. Ils abaissent donc le pic d'alcoolémie. Si l'on n'est pas à jeun lorsqu'on boit, l'ivresse est moins profonde. Les Anciens le savaient déjà, et les Grecs utilisèrent ce phénomène dans leurs « symposion » – réunions pour boire et parler – qui prenaient place après les banquets proprement dits.

– Cet effet est maximal pour les lipides : ils sont utilisés sous plusieurs formes dans des recettes traditionnelles. Là encore, il est probable que les Anciens[30] avaient repéré ce phénomène. Aujourd'hui, nous connaissons, selon les pays : la cuillerée d'huile d'olive qui nappe l'estomac, les olives et cacahuètes de l'apéritif ou bien le jaune d'œuf ajouté dans les cocktails ou encore les zakouskis et autres aliments gras.

– D'autres « recettes » utilisent différents sucres. Nous détaillerons plus loin les caractéristiques de certaines préparations à base de fructose. Ce sucre ralentit le passage intestinal, il provoque donc un abaissement du pic d'alcoolémie ; par ailleurs, il accélère le métabolisme de l'alcool. Le saccharose contenu dans les apéritifs sucrés (jusqu'à 40 g par litre parfois) peut aussi agir. On peut espérer ainsi diminuer légèrement le taux d'alcoolémie, mais cet ajout de sucre entraîne une surcharge calorique. Notons, de plus, que si la prise de sucre compense temporairement l'hypoglycémie provoquée par l'alcool, elle peut entraîner en retour une nouvelle chute de la glycémie.

– Certaines épices ralentiraient aussi l'absorption. Certains médicaments, appelés pansements gastriques, peuvent agir : en tapissant l'estomac comme un film, ils ralentissent le passage de l'alcool. Il vient d'être démontré, sur un petit nombre de sujets – mais l'étude a été publiée dans une revue réputée[31] –, que la prise d'aspirine ralentit également ce passage de l'alcool dans la circulation sanguine.

Bien choisir sa boisson

De nombreux buveurs sont persuadés de connaître des différences fondamentales entre les effets des différentes boissons. Athénée attribuait un diagnostic différentiel d'importance à Aristote ; « Les gens ivres de vin tombent sur la face, tandis que ceux qui ont bu de la bière se couchent la tête en arrière : c'est que le vin rend la tête lourde, et la bière assoupit[32]. » Les connaissances actuelles ne sont guère plus sérieuses. Certes, des différences minimes existent :

– Les vins forts en alcool ont été appelés « capiteux[33] » parce qu'ils portent à la tête. De nombreux modes de consommation traditionnels ont pour objectif de diminuer la teneur en alcool : on peut « baptiser son vin », c'est-à-dire le couper avec de l'eau, mélanger la bière à la limonade pour obtenir un panaché, boire un alcool fort sur des glaçons, diluer l'alcool par des sirops sucrés pour fabriquer un cocktail.

– Les boissons sucrées ont la réputation de soûler moins vite et moins longtemps. Il est exact que le pic est abaissé et que l'élimination est plus rapide, comme avec les sucres des aliments.

– Les boissons gazeuses, d'absorption plus rapide, raccourcissent le délai d'apparition du pic d'alcoolémie et augmentent ce taux maximal. Elles augmentent donc les signes d'ivresse. C'est le cas du champagne qui est paradoxalement mieux supporté du fait de sa valeur culturelle positive. Au XVIIIe siècle, le biologiste Lamarck avait déjà signalé cette différence à propos des vins nouveaux riches en gaz carbonique, mais il en avait donné une interprétation fausse : « Les vins nouveaux (...) déterminent aisément l'ivresse ; ce qui tient à la quantité d'acide carbonique dont ils sont chargés. Cet acide, en se dégageant de cette boisson par la température de l'estomac, éteint l'irritabilité des organes et jette dans la stupeur [34]. » En fait, le gaz carbonique ne touche en rien les organes sensibles, mais il accélère légèrement l'effet de l'alcool.

– Le degré des boissons a un rôle très complexe, car il agit à la fois sur l'évacuation gastrique et sur la dilution.

Toutes ces différences sont peu étudiées scientifiquement. Il est vrai qu'elles ont peu d'intérêt pratique lorsque le buveur a atteint le stade de l'ivresse. La faible diminution du taux d'alcoolémie qu'elles pourraient entraîner ne modifiera pas le comportement. Mais les réputations de chaque boisson jouent un rôle important dans la vie quotidienne. « C'est un vin merveilleusement subtil qui vous a envahi les sangs avant que vous ayez pu dire ouf [35] », apprend-on dans Shakespeare d'un certain vin des Canaries : du fait de son origine, il était probablement fort en alcool et sucré, deux qualités qui jouent en sens contraire sur l'absorption et le métabolisme... mais les réputations restent.

Bouger

On peut augmenter légèrement la part d'alcool éliminée en favorisant l'évacuation de l'alcool par la peau et la respiration. Cette élimination par la sueur et l'air expiré augmente lors des efforts physiques du travail ou de certains loisirs sportifs. Cependant, même si cette élimination est doublée, elle représente au maximum 10 % de l'alcool absorbé, ce petit changement ne peut modifier les grands troubles de l'ivresse.

Boire de l'eau

L'effet sur l'élimination urinaire est négligeable ; l'eau absorbée sert cependant à diluer et à prévenir la déshydratation qui déclenchera les maux de tête du lendemain. Il ne faut pas croire, cependant, que l'eau coupe l'effet de l'alcool, il n'existe aucun « contrepoison ».

> ### « *Surtout pas de mélange* »
>
> « *Never mix, never worry* », dit Liz Taylor jouant la furie Martha dans le film *Qui a peur de Virginia Woolf* ? Une malade épileptique m'assurait récemment que seul le mélange de vin rouge et de vin blanc lui provoquait des crises. De nombreux buveurs ont des théories bien établies sur ces mélanges. En fait, dans les mélanges, c'est la quantité qui est en cause. Une consommation avec mélanges implique que la dose totale d'alcool absorbée soit supérieure à celle d'une consommation simple. Éviter les mélanges d'alcools sert donc seulement à diminuer la consommation globale : ce n'est pas le mélange des différents alcools ou des différents congénères des boissons qui font du mal, mais le contenu total en éthanol. C'est l'alcool qui est toxique. Ne cherchons pas à nous dissimuler cette vérité.

« AVEC LE TEMPS... »

Un poète chinois appelait en vain la brise pour se dégriser :

> *Seule la brise venue des précipices*
> *De son souffle saura me tirer de l'ivresse* [36].

En fait, seul le temps contribue, lentement, à l'amélioration des troubles. Le foie peut éliminer en moyenne 100 mg d'alcool pur par kilogramme de poids (du buveur) et par heure, soit 7 g par heure chez un buveur pesant 70 kg. Il faudra donc dix heures à ce buveur pour éliminer l'alcool contenu dans une bouteille de vin.

En dépit de la persistance d'anciennes recettes, nous pouvons donc affirmer tout simplement que la prévention magique n'existe pas... cette prévention qui permettrait de rouler vite et de se sortir tout de même d'un accident grâce aux aménagements de sécurité de sa voiture. Vingt siècles après l'usage du safran à Rome, la science n'a pas trouvé de produit plus efficace sur les troubles du comportement de l'ivresse. Il n'existe pas non plus de procédé permettant d'accélérer l'élimination de l'alcool de façon importante : le buveur est abandonné à son « destin métabolique » qui lui permet d'éliminer plus ou moins rapidement et de supporter plus ou moins bien son taux d'alcoolémie.

« Mais tout de même, faut-il donner de l'eau, du café salé ou une gifle ? Pour l'eau c'est trop tard : il fallait en boire avant. Le café salé est un des moyens destinés à faire vomir. Certes, vider l'estomac peut être une solution s'il est encore temps. En fait, l'assimilation de l'alcool par l'organisme est si rapide que ce geste est le plus souvent inutile. Il peut même devenir dangereux si l'état de conscience est déjà perturbé : les aliments peuvent alors refluer dans la trachée et les poumons, et provoquer un étouffement ou une infection pulmonaire. Quant à la gifle, elle ne changera rien, sinon sur vos relations avec la personne giflée. »

L'absence de traitement efficace sur l'ivresse justifie les mesures de contrôle et de répression que nous évoquerons au chapitre suivant, d'autant que l'ivresse est considérée aujourd'hui comme une circonstance aggravante des délits provoqués par le buveur.

Nous avons appelé les trucs rapportés plus haut des « remèdes de bonne femme », étymologiquement de « *bona fama* », c'est-à-dire de bonne réputation. Nous allons parler maintenant des procédés usurpant cette réputation.

ATTRAPE-NIGAUDS

Depuis de nombreuses années, une poudre contenant du sucre avait été mise en vente par des marchands prétendant « sauver l'automobiliste de l'alcootest ». Le résultat très maigre avait surtout pour conséquence de faire absorber des calories non amincissantes. Aujourd'hui, de nombreuses potions sont présentées comme miraculeuses ; ces « spécialités » sont vendues avec la caution de certains pharmaciens ; elles contiennent toutes des sucres et souvent des herbes.

« *Poudre aux yeux* »

Alsaver ®
C'est l'ancêtre de ces produits. Il était composé de fructose et d'extraits végétaux. Cette poudre avait été autorisée à la vente en France comme « aliment de l'effort dynamisant ». En Belgique, où l'on trouvait aussi l'Alsaver ®, la rédaction de l'étiquette était moins hypocrite : « réduire l'action de l'alcool ».

Neutralizer ®
Le discours publicitaire en faveur de ce produit est simple : « réduit rapidement le taux d'alcoolémie à zéro ».
Origine : fabrication en Belgique ; commercialisation au Benelux et en Allemagne. Il a été interdit en Suisse.

Security ®
Le slogan affirme : « L'ami des gens qui roulent (...) un digestif sans alcool qui facilite la digestion des aliments et des boissons dont

notamment l'alcool. » Il « aide le foie à libérer les enzymes qui oxydent l'alcool ». L'efficacité annoncée est impressionnante : selon les différents prospectus, il « réduit de 4 heures à trois quarts d'heure le temps nécessaire pour faire descendre le taux de 1 g/l à 0,5 g/l » ou simplement il permet de « regagner les limites légales en 3/4 heure ».

Annoncé comme un digestif à base de plantes, il contient principalement de l'artichaut : ce légume à la réputation d'être protecteur et régénérateur de la cellule hépatique. Cependant, même si cette action s'exerce à la longue, elle est nulle sur les troubles de l'ivresse.

Cette potion contient probablement du sucre. Quoi qu'il en soit, le fabricant n'en fait pas mention. La posologie nécessaire n'est pas indiquée... et pour cause !

Desalco ®

Ce produit, mis au point par un pharmacien de la Vienne, était en vente localement. Il avait eu les honneurs de la presse régionale et de deux quotidiens nationaux, l'un médical, en panne de copie. À la suite du rachat du brevet, ce produit bénéficie aujourd'hui des services d'une vraie entreprise de commercialisation.

Présenté comme une invention nouvelle, il utilise essentiellement l'effet connu du sucre. L'innovation serait l'ajout d'acide citrique. L'acide citrique ralentirait la vidange gastrique (sortie du bol alimentaire de l'estomac dans l'intestin grêle). Le sucre ralentit le passage de l'alcool dans la circulation générale et accélère son métabolisme. Les deux effets s'additionnent. La preuve aurait été obtenue par des essais effectués sur l'inventeur par lui-même... ce qui n'est pas la meilleure situation pour éliminer l'effet placebo. Les essais auraient permis de « réduire l'alcoolémie de moitié, en particulier pour une alcoolémie de 0,5 g/l », ce qui n'est pas très intéressant puisque c'est le taux d'alcoolémie autorisé. On ne peut en conclure que le même résultat sera obtenu pour des taux plus élevés.

Moderalco ®

Ce dernier-né se présente comme « le premier complément nutritionnel » !

Il annonce son principe actif, le pirofructol, comme un « complexe vitamino-végétal ». Voilà pour rassurer les écologistes.

Ce « complexe essentiellement naturel » est formé d'un dérivé acide « issu de végétaux alimentaires » et de cétohexose, sucre extrait de l'amidon. Comme d'autres, ce produit agirait donc à la fois en diminuant la vitesse d'absorption par fermeture du pylore et en augmentant la vitesse de dégradation de l'alcool.

Grande est l'efficacité annoncée puisque ce produit est censé faire baisser de 60 % le taux d'alcoolémie après l'absorption de 6 cl de whisky (un « double » bien tassé). Aucune indication n'est donnée sur la taille de l'échantillon expérimental, ni sur les variations des résultats. La brochure reconnaît que la dose nécessaire représente 150 calories.

L'utilisation de ces produits peut être dangereuse pour plusieurs raisons :

– Elle entretient l'illusion de la potion magique qui permettrait de boire de l'alcool sans en éprouver les dommages.

– Elle modifie le risque : si le pic d'alcoolémie peut être abaissé et/ou retardé, la présence d'alcool dans le sang est alors prolongée, le danger est donc déplacé.

– Elle entraîne une consommation de sucre à éviter pour les sujets en surpoids ou intolérants au sucre (diabétiques, prédiabétiques...). L'efficacité du fructose et des autres sucres sur le taux d'alcoolémie ne peut être obtenue que pour des doses fortes. L'efficacité sera très variable selon les individus, comme la réponse de l'organisme à la consommation d'alcool. Les doses habituellement proposées – entre 60 et 100 g – peuvent entraîner une baisse moyenne du taux de 20 % pour une surcharge calorique importante : entre 250 et 400 calories, qui s'ajoutent à celles de l'alcool.

– Certains produits contiennent des éléments acides qui ralentissent l'évacuation gastrique, en fermant le pylore. Cet effet peut être gênant pour des sujets ulcéreux ou porteurs d'autres maladies gastriques.

Autour de ces questions de sécurité routière, les élucubrations sont nombreuses comme cette « bière antialcootest[37] » qui possède une teneur élevée en houblon. L'information incomplète, en provenance du producteur, est impossible à analyser. C'est déjà ce producteur qui avait lancé la bière « qui rend amoureux ». En 1996, quelques jours avant Noël, miracle du marketing, une nouvelle[38] fit le tour de la France : le bonbon Croibleu®, parfumé à la sève de pin, fabriqué depuis cinquante ans par une confiserie lilloise, masquerait l'alcoolémie d'un sujet soumis à l'éthylotest. Il semble que cette rumeur circule dans la région depuis plusieurs années. Peut-être en agissant sur l'haleine le bonbon perturbe-t-il la réaction chimique de certains appareils de dépistage ? Cela est impossible avec les appareils agréés qui sont utilisés pour faire la preuve légale de l'alcoolémie. On vend cependant plusieurs tonnes de ce bonbon par an, l'homme a besoin de sucre et de magie !

Pour quelques % en moins
Comment boire de l'alcool moins dangereusement

PROCÉDÉ	CONSÉQUENCES	
	positives	négatives

Diluer
    par choix boisson
    par ajout eau, glace
    par ajout jus, soda
	dilution ↗	

Boire boisson diurétique	élimination ↗	déshydratation
Boire sucré	dilution ↗ métabolisme ↗	calories +
Manger	évacuation gastrique ↓	
Manger gras	évacuation gastrique ↓	calories +
Manger sucré	dilution ↗ métabolisme ↗	calories +
INUTILE		
Augmenter effort physique, diurèse et transpiration		
À ÉVITER		
Boire à jeun Avaler des « poudres magiques »		

ET LE LENDEMAIN ?

« Si la douleur de tête nous venait avant l'ivresse, nous nous garderions de trop boire. Mais la volupté, pour nous tromper, marche devant et nous cache sa suite [39] », dit Montaigne. Certaines boissons ont peut-être des effets particuliers provoqués par les composants des boissons alcooliques autres que l'alcool éthylique, principalement les autres alcools et les aldéhydes. Certains congénères augmenteraient la production de catécholamines, substances à l'origine de la gueule de bois, le bourbon en contient, et non la vodka, qui a bonne réputation.

« Si on n'avait pas inventé l'alcool, mon bien cher Captain, on n'aurait pas été contraint d'imaginer la douche [40]. » Nous pouvons nous fier à l'expérience d'Alphonse Allais. À côté de la douche, les recettes contre la gueule de bois sont nombreuses, leur publication est souvent un succès éditorial. Les procédés imaginés sont encore plus nombreux que ceux qui étaient censés prévenir les troubles, ce qui est bien logique du fait de l'inefficacité de ces derniers.

– Le plus souvent, il s'agit également d'étranges remèdes liés aux coutumes et traditions de chaque pays ou de chaque collectivité. D'innombrables préparations utilisent des ingrédients locaux, simples herbes ou spécialités gastronomiques élaborées. On ne s'étonnera pas d'apprendre que l'eau ayant servi au dessalage de la morue est réputée efficace au Portugal[41] !

– Mettons de côté les boissons alcooliques censées soulager les troubles du lendemain, selon la tradition qui consiste à « soigner le mal par le mal ». Il apparaît dans ce cas une confusion avec l'apaisement des signes du manque d'alcool. La nécessité de soigner ainsi les troubles du lendemain signe l'existence d'une dépendance.

– Certains produits ont la réputation de pouvoir restaurer les fonctions cellulaires atteintes et ont une caution scientifique : ils ont été testés chez le rat ! D'autres bénéficient seulement d'une promotion commerciale habile.

– Contre les effets secondaires, recommandons simplement de boire de l'eau ; la consommation d'alcool entraîne une augmentation de la diurèse et donc une perte d'eau et de sels minéraux. On peut également recourir à certaines préparations pharmaceutiques qui agissent sur les symptômes gastriques, en favorisant la sécrétion, ou qui soulagent les autres complications (engorgement des voies biliaires de la « crise de foie » et céphalées) : citrate de bétaïne, acide citrique, sorbitol, Chophytol ®, Schoum ® aux extraits de plantes, Hepatoum ® et enfin le célèbre Alka-Seltzer ® dont l'effervescence accélère l'absorption de l'eau et des sels minéraux.

Facettes et fonctions de l'ivresse

L'étude de l'ivresse ne peut se limiter aux aspects quantitatifs car le comportement d'un homme ivre ne reflète pas simplement son taux d'alcool dans le sang : chaque personnalité module ce comportement en fonction des effets attendus par chacun. Abordons donc cet aspect qualitatif en nous posant deux questions :

– Qu'est-ce qui est recherché dans l'ivresse ?

– Quel est son sens pour le buveur ?

PARTICIPER À LA VIE SOCIALE

Il peut s'agir de participer à la vie d'une bande de copains, d'une famille ou de tout un pays, comme en Scandinavie lors des nuits… des jours les plus longs, les nuits de juin où les inhibitions sont levées, pour échapper à des règles sociales habituellement sévères. Même si l'ivresse permet de ne plus avoir besoin des autres, elle laisse encore la possibilité de communiquer, comme lors de cette ivresse d'une amie où elle raconta… les ivresses de son grand-père. Le simple récit d'une ivresse ancienne peut être un moment fort de convivialité, en particulier le récit de la première cuite, vécue comme un événement initiatique, parfois raconté avec une force exceptionnelle cinquante ans plus tard.

Dans les consommations conviviales, les excès de l'ivresse eux-mêmes, et non seulement leurs récits enjolivés, permettent encore d'affirmer le lien social. « Les mariés qui se respectent sont le plus souvent ivres à la fin du jour », dit Van Gennep[42] ; il décrivit ce trait permanent de la France du XIXᵉ siècle en s'inquiétant des conséquences sur la descendance. De semblables ivresses collectives ont été décrites à l'occasion des baptêmes. Nous n'insisterons pas sur les ivresses des fêtes actuelles, déjà étudiées, en alcoologues, par plusieurs auteurs[43] et expérimentées par de nombreux lecteurs. Nous donnerons quelques exemples moins connus, appartenant au monde du travail.

Nous avons vu comment les liens des communautés de travail étaient renforcés par l'alcoolisation. Le nombre et la variété des mots des argots professionnels pour exprimer l'ivresse témoignent de cette influence. L'argot des imprimeurs a donné de nombreux exemples comme « beurré[44] », antérieur à bourré. Cet adjectif qualifiait une page surchargée d'encre, appelée beurre dès le XIXᵉ siècle : elle était « noire » c'est-à-dire ivre. Isabelle Bouard[45] a étudié le lien social chez les pêcheurs bretons pour la période contemporaine. Elle a montré comment le danger en mer était remplacé par celui de l'ivresse lors des brefs retours à terre. Une partie de l'argent gagné est vite dépensée, parfois apparemment gâchée dans un accident ou une « cuite réussie », qui renforce les relations sociales, en attendant que la prochaine marée renfloue le compte bancaire. De *bordée* en *biture* – qui est à l'origine, en terme de marine, la longueur de cordage nécessaire pour arrimer un bateau –, l'homme participe à l'intégration dans la communauté par cette vie en pointillés, alors que sa femme assure dans la continuité la permanence du lien social. Il convient cependant de ne pas nuire au travail par une fatigue persistante lors de l'embarquement (en pareil cas, les pêcheurs ont parfois recours aux amphétamines) ; de même, les bagarres ou l'expression de confidences trop intimes peuvent gêner le déroulement de l'ivresse, alors qu'il convient seulement de faire la fête. En Bretagne toujours, en dehors du milieu maritime, nous avons vu cette intégration par l'ivresse dans le phénomène de la « piste ».

Jane Cobbi[46] a étudié un exemple très intéressant de valorisation de l'ivresse lors de la consommation de saké au Japon, en particulier à l'occasion d'alcoolisations entre collègues de travail, parfois aux frais de l'entreprise : ces consommations fonctionnent comme une véritable institution socioéconomique nécessaire à la bonne marche de l'entreprise, apaisant les tensions apparues au cours du travail et permettant de faire circuler des informations informelles. Dans une société « réputée pour l'esprit de consensus de ses membres », cet aplanissement des conflits est vital. Par ailleurs, la désinhibition de l'ivresse est très utile dans une culture où il est souvent difficile de parler de soi et d'exprimer des opinions personnelles. Ces excès sont bien tolérés lorsqu'ils se déroulent dans certaines limites de temps et de lieux – les « *nomiya* » – selon des rites bien inscrits. S'il survient une querelle avec un supérieur, les circonstances atténuantes sont assez facilement accordées. Ainsi, depuis la Cour impériale du XIᵉ siècle jusqu'aux entreprises industrielles actuelles, on a bu le saké avec les divinités, l'Empereur ou son patron, et l'ivresse a permis d'échapper à la sévérité des protocoles. En dépit de l'intolérance biologique à l'alcool de nombreux Japonais, la consommation est donc tolérée jusqu'à l'ivresse. Les Japonais appellent ce comportement la « *Nomyun keshou* » : communication par le boire. On peut aussi décrire ce comportement comme un véritable « harcèlement alcoolique[47] » où il faut imiter les collègues à titre de punition ou dans le cadre d'une compétition. Les conséquences peuvent être d'autant plus graves chez les Japonais qui présentent une hypersensibilité à l'alcool. C'est peut-être justement pour cette raison qu'on valorise ceux qui supportent bien l'alcool, comme le fit le service de relations publiques de la banque nationale du Japon lors de la nomination d'un nouveau gouverneur en 1989. Nous avons évoqué les facteurs sociaux et professionnels de la consommation conviviale : pour les Japonais, l'alcoolisme pourrait vraiment être considéré comme une maladie professionnelle déclenchée par ces contraintes exercées sur le lieu du travail.

Comme pour de nombreux peuples – aussi bien les Grecs de l'Antiquité que les anciens Germains et Scandinaves –, boire est, pour les Japonais, le signe de l'authenticité, permettant une totale liberté de propos. Comme chez ces autres peuples, cet encouragement a trouvé son origine dans la croyance à la manifestation divine au cours de l'ivresse. Le saké n'est plus un moyen de communication avec les divinités, sa consommation doit aujourd'hui simplement « assurer le bon fonctionnement de la machine sociale ». Elle est « nécessaire au fonctionnement de l'économie nationale et de la société globale », elle est « indispensable quel que soit son coût en termes de santé publique », conclut Jane Cobbi. Cette situation est assez comparable à celle de la France où la production des boissons représente en plus une part non négligeable de l'économie nationale.

La ligne de la sociabilité humaine est en général vite franchie lors de l'ivresse, et le groupe exclura alors le buveur, en particulier lorsqu'il attaque les valeurs du groupe. Il arrive à l'homme ivre de ne rien respecter... pas même les symboles nationaux : c'est lors d'une ivresse[48] que deux étudiants danois avaient arraché un des bras de la Petite Sirène de Copenhague ! Nous avons vu comment dans de nombreuses langues, les mots de l'ivresse évoquent le buveur étranger dangereux et transforment le citoyen en barbare. L'ivresse peut même exclure de l'humanité. Il suffit pour cela de devenir soûl comme... un cochon, une bourrique, une vache, une grive, un dindon (puisqu'il glouglloute !). Le singe est lui aussi souvent évoqué : en espagnol, on dit « *pillar una mona* », en allemand « *sich einen Affen holen, sich einen Affen kaufen, einen Affen sitzen haben* », et, en italien, « *prendersi una scimmia* » viendrait de l'expression allemande et daterait de l'occupation autrichienne.

EFFACER LA RÉALITÉ

Si l'ivresse renforce parfois le lien social, elle permet surtout d'échapper aux contraintes de la vie quotidienne, à son déroulement sans surprise. Balzac en parlait ainsi : « L'ivresse jette un voile sur la vie réelle, elle éteint la connaissance des peines et des chagrins, elle permet de déposer le fardeau de la pensée. On comprend alors comment de grands génies ont pu s'en servir, et pourquoi le peuple s'y adonne[49]. »

Les alcoolo-dépendants semblent être particulièrement sensibles à l'ennui, un affect qu'ils vivent douloureusement. C'est contre cet ennui existentiel que le héros du film *Feu follet* essayait de lutter : « La vie, elle ne va pas assez vite en moi. Alors, je l'accélère, je la redresse[50]. » Il est probable que, pour de nombreux buveurs ordinaires, l'ivresse permet cette même échappée. L'évasion hors de la réalité est un des effets les plus importants, mais il est éphémère. Cette évasion permet d'oublier passé et avenir et d'être plongé dans le présent, comme dans une contemplation poétique[51] dont les poètes chinois nous ont donné de nombreux exemples :

> *Le vent clair me réclame un poème,*
> *la lune lumineuse m'invite à boire,*
> *ivre je m'écroule devant les fleurs*
> *le ciel pour couverture, la terre pour oreiller[52].*

SE RÉVÉLER À SOI-MÊME

Nous avons déjà évoqué la force de révélation attribuée à la consommation d'alcool : « *in vino veritas* ». L'ivresse révèle la vérité intime du buveur : « Peu importe l'année, peu importe la provenance, tous les vins révèlent le meilleur de moi-même », aurait dit l'actrice Ava Gardner[53]. On ne peut mieux exprimer l'opposition entre la valeur œnologique d'une boisson, valeur réservée à une minorité de dégustateurs, et son intérêt pour l'économie psychique de tous. Les copains de Jules Romains avaient exprimé la même idée à propos d'un vin sans prestige : « Et quelle heureuse transmigration ! Il était vin ordinaire, Aramon sans honneur. Le voici pensée d'hommes éminents. » En fait, l'ivresse révèle le meilleur ou le pire de chacun. « Pensée d'hommes éminents », disent les copains… Cette vision optimiste doit être tempérée par la suite de leurs réflexions sous l'influence, l'emprise ou l'empire de cet état alcoolique, comme on dit encore : « Songe à l'importance qu'il a prise dans notre âme ! Il s'y est installé comme une concubine (…) à qui tout cède, qui donne des ordres et devant qui la plus vieille servante s'évanouit en tremblant[54]. »

S'ENFERMER

L'homme ivre est enfermé, il « se déconnecte » en s'excluant du groupe des humains, il est également « scotché » au présent. Chez celui qui répète les ivresses, le passé est gommé – souvent à cause de la culpabilité –, il en reste parfois la nostalgie, et le futur se limite aux rêves d'un avenir où tout s'arrangerait par miracle. Cet enfermement particulier a été fort bien décrit par Maupassant : « Les quatre verres devant les dîneurs restaient à moitié pleins maintenant, ce qui indique généralement que les convives le sont tout à fait. On commençait à parler sans écouter les réponses, chacun ne s'occupant que de ce qui se passait en lui ; et les voix devenaient éclatantes, les gestes exubérants, les yeux allumés[55]. » Le buveur est ainsi prisonnier dans le verre ou dans la bouteille dont il prend la rondeur et les couleurs, et la boisson, faite pour la rencontre, l'isole dans son égoïsme. « L'alcool servirait d'excuse pour se soustraire aux règles habituelles de la conversation », dit Louise Nadeau[56]. Cependant, cette indifférence est parfois socialement recommandée : « Il vaut mieux mettre son nez dans un verre de beaujolais que dans les affaires des autres », dit un proverbe lyonnais[57].

« L'univers est à moi, lorsque j'en occupe le point central », commente Véronique Nahoum-Grappe[58], c'est ainsi que le buveur ne se sent pas enfermé car il est au centre du cercle. Le monde de l'ivresse est rond, comme Dalou l'a sculpté dans sa *Bacchanale* du musée du Petit Palais à Paris et comme Raoul Dufy l'a peint dans son *Apéritif* du musée d'Art moderne de la ville de Paris. L'homme ivre est enfermé dans un monde rond, il participe à cette rondeur lorsqu'il est plein, bourré, « rond comme… une bille, un œuf, un boudin, une barrique, une bourrique », ou encore « une queue de pelle », barrique de 90 litres. Ces métaphores sont les images des ivresses paisibles de la consommation conviviale traditionnelle. Pour parler de leurs défonces, les alcooliques de tous les temps et les jeunes consommateurs d'aujourd'hui utilisent plutôt des images de déchirures : ils *s'éclatent*, ils se *défoncent* en consommant du « sky », entendez du whisky. Ils entrent ainsi dans une autre fonction de l'ivresse : sortir de soi.

SORTIR DE SOI

L'ivresse est un « vaste dispositif pour s'absenter », dit Yves Pélicier[59]. Un patient venu ivre à une consultation le reconnut ainsi à la séance suivante : « J'aurais aimé être là. » L'ivresse permet de fuir les autres en s'enfermant dans sa bulle ou en sortant de ses limites. L'exaltation du moi facilitera alors cette fuite des autres et des contraintes qu'ils imposent. Un personnage de Jules Romains parle d'un « accroissement de nous-mêmes », d'une « extension soudaine de notre empire et de notre vertu[60] ».

« Notre intime réunion créera la poésie. À nous deux nous ferons un Dieu, et nous voltigerons vers l'infini, comme les oiseaux, les papillons, les fils de la Vierge, les parfums et toutes les choses ailées[61] », dit Baudelaire qui parle du « développement poétique excessif de l'homme » apporté par le vin et le haschich. Cet envol est décrit parfois comme celui de la création. Création ou illusion, comme dans ce poème chinois où l'ivresse agrandit les gestes et les paroles :

> *Composé dans l'ivresse.*
> *Ivre ma joie est sans limite*
> *bien plus qu'avant d'être ivre*
> *chaque geste est une danse*
> *chaque parole un poème* [62].

Nous avons vu également comment certains théoriciens de la religion avaient comparé l'ivresse toxique à l'ivresse mystique. Le philosophe William James, qui a inspiré Philippe de Félice, l'avait résumé ainsi : « D'autres états mystiques, que l'opinion commune et les moralistes ont depuis longtemps classés comme anormaux, sont pourtant recherchés par quelques individus et célébrés par certains poètes comme élevant l'âme au-dessus du réel. Je veux parler de l'ivresse produite par la morphine, l'éther, l'alcool. L'attrait irrésistible exercé par l'alcool est dû sans contredit à ce fait qu'il excite les facultés mystiques de la nature humaine, refoulées d'ordinaire par la froideur et la sécheresse de la vie normale. L'esprit dégrisé dit non, analyse, rapetisse ; l'ivresse dit oui, synthétise, agrandit. Elle est le plus grand stimulant du *Oui* dans l'homme : elle le fait passer de l'enveloppe extérieure au foyer radieux de la réalité ; elle l'identifie un moment avec la vérité[63]. »

LUTTER CONTRE L'AUTRE

Si l'ivresse permet souvent de fuir l'autre, elle peut aussi être recherchée pour affronter son voisin.

Parmi les drames quotidiens de l'ivresse, les violences domestiques sont les plus connues : « Ils ne beuvoient verres de vin qu'ils ne tirassent autant de larmes des yeux de leurs femmes et de leurs enfants, lesquels marquez à la teste et aux visage, sçavoient mieux les forces des bras de leurs maris et de leurs pères que celles du vin[64] », peut-on lire dans un texte du XVIIe siècle. « Les parents boivent, les enfants trinquent » : ce slogan a repris toute une iconographie de la lutte antialcoolique du XIXe siècle. La simple agressivité verbale constitue le premier stade de la violence. Elle peut se manifester lorsque le repas de famille bien arrosé tourne au règlement de comptes. Comme on dit en Turquie : « Le raki ne reste pas aussi tranquille dehors que dans la bouteille[65]. »

Ces violences sont parfois institutionnalisées. On peut d'abord chercher à alcooliser l'ennemi.

– Cela commence par la diplomatie. Nous avons vu comment Talleyrand s'y prenait pour séduire l'ennemi, nous avons évoqué les pratiques des miliciens bosniaques, nous avons lu la ruse d'Ulysse pour échapper au Cyclope en lui faisant boire du vin pur. Hérodote[66] nous a rapporté un exemple historique montrant comment la même ruse avait été utilisée contre une population scythe, les Massagètes, amateurs de vin pur : le roi perse Cyrus les vainquit en faisant mine de se retirer, abandonnant une faible troupe au milieu d'un banquet et de cratères de vin pur. Les Scythes, buveurs habituels de lait comme le Cyclope de l'Odyssée, furent piégés par cette boisson forte et ne résistèrent pas longtemps au retour du gros de l'armée. On s'est servi de l'alcool pour enlever plus facilement les Africains emmenés en esclavage aux Amériques et pour accélérer l'élimination des Amérindiens. Ainsi, dans de nombreux conflits, l'alcoolisation a servi à amadouer, affaiblir, tuer l'adversaire.

– Les effets de l'alcool servent encore mieux le combattant lui-même, d'abord en stimulant l'agressivité verbale : l'alcool entre en bouche et ressort transformé en insultes, puis la violence s'extériorise. On dit que le rhum a tiré son nom du *rumbullion*, bagarre de voyous dans le dialecte du Yorkshire au XVIIe siècle. La violence a donné d'autres jeux de langage[67] intéressants : l'eau-de-vie était appelée « cogne » dans l'argot parisien du XIXe siècle, et la « gnole » viendrait des mots « gnon » ou « torgniole ». Toutefois, des étymologistes plus pacifistes font venir le mot de « niola », mot lyonnais dérivé du latin *nebula*, le brouillard. En suédois, une boisson alcoolique est parfois appelée *hojtarolja*, ce qui correspond à « carburant qui fait crier », pour définir ce qui provoque parfois des *cris et gémissements*.

LUTTER CONTRE LA PEUR

Nous avons vu comment l'ivresse permettait de vaincre les peurs banales de la vie quotidienne ou celles des horreurs de la guerre. En plus de son effet désinhibiteur, l'alcool diminue l'angoisse des soldats pendant les combats. Cet effet s'exprime parfois par les vantardises de l'homme ivre. Prenons un exemple entre mille encore chez Homère lorsque Agamemnon laisse éclater sa colère après le recul de ses troupes : « Honte à vous, Argiens, objet de mépris, en apparence admirables ! Où sont passées vos fanfaronnades, quand nous nous disions les plus braves, quand à Lemnos, vous vous vantiez, en mangeant abondamment la viande des bœufs aux cornes droites, en vidant les cratères couronnés de vin, de tenir tête à cent, à deux cents Troyens, chacun, dans le combat[68] ? » Trente siècles plus tard, un peu au sud des champs de bataille troyens, Antoine Boustany a étudié le même phénomène pendant les guerres du Liban : « Ce n'est pas par hasard que depuis l'aube de l'humanité, toutes les fois que des groupes humains s'entre-tuent, ils le font dans une atmosphère d'ivresse provoquée par l'usage excessif de substances enivrantes ou hallucinogènes. » En décrivant l'atmosphère délétère de ces combats, il conclut : « Entre un enfer réel et un paradis artificiel, peut-on hésiter[69]. » Des témoins ont décrit la même atmosphère pendant les conflits récents de l'ex-Yougoslavie : « Nous sommes nombreux à nous être demandé, observant l'état d'ébriété chronique des hommes dans les régions les plus ravagées, en Slavonie, en Bosnie, en Herzégovine, si la nature de cette guerre n'aurait pas été différente sans cet alcool de prune, appelé Slivovica, disponible dès le petit déjeuner dans toutes les maisons, les ateliers, les bureaux, les fermes, les camions et, bien sûr, les cafés. Non que l'ivresse puisse déclencher un conflit, comme une bagarre dans un bar du samedi soir. Mais souvent, en observant le regard vitreux de beaucoup de nos interlocuteurs, il m'a semblé que cette ivresse devenait vitale au fil des mois pour supporter cette dureté[70]. » Nous avons là un bon exemple de la complexité de l'alcoolisation qui provoque une désinhibition et permet ensuite de supporter l'horreur des violences que l'ivresse a déclenchées.

Il est des ennemis encore plus redoutables pour l'homme, mortel perdu sous le ciel immense : le temps, l'infini et lui-même. Dans les ambiances plus ordinaires du quotidien, l'ivresse permet de les affronter.

LUTTER CONTRE LE TEMPS

« Il boit ! Et voilà que l'horizon s'élargit, que la condition humaine perd de sa rigidité, que l'évasion se confirme (...), chaque verre conforte son invulnérabilité. Maître illusoire d'un passé qui lui échappe à chaque seconde révolue, il domine ici, devant quelques centimètres de comptoir, le Présent et l'Avenir[71]. »

Les histoires de buveurs, appelées très justement « brèves de comptoir », aident alors à faire passer ce temps, si long à *s'écouler*, alors que le liquide coule si vite. C'est pourquoi Claudel parle de la « coupe qui raccourcit le temps et nous donne tout à la fois ! Car ah, cette vie est trop longue et le temps est ennuyeux, et le moment est éternel qui n'a aucune durée ! [72] ». L'écrivain autrichien Joseph Roth expliqua comment l'écoulement du temps et du liquide dépendait parfois curieusement de la position du buveur : « Eux aussi paraissaient n'être venus que pour boire un coup sur le zinc où ils s'éternisaient en dépit de leur intention première. Plusieurs verres, complètement ou à moitié vidés, s'alignaient en effet devant eux alors que, certainement, ils se croyaient toujours à leur première consommation. C'est que le temps file quand vous restez à boire debout au lieu de vous asseoir. Lorsque vous êtes attablé, votre regard évalue à chaque instant combien vous en avez pris, et le nombre de vos soucoupes tient lieu de la marche des aiguilles. Mais quand vous ne faites qu'un saut chez le bistrot, comme on dit vulgairement, quand vous restez planté sur vos jambes, vous buvez, vous buvez, tout en vous imaginant que ce que vous ingurgitez continue à faire partie de l'unique petit verre que vous aviez l'idée d'avaler comme ça, *en passant* [73]. » Michel Onfray définit le temps dionysiaque comme « la pure coïncidence avec le présent [74] ». Citons de nouveau la phrase où Proust a fort bien parlé de cet enfermement dans le présent procuré par l'ivresse : « J'étais enfermé dans le présent, comme les héros, comme les ivrognes ; momentanément éclipsé, mon passé ne projetait plus devant moi cette ombre de lui-même que nous appelons notre avenir ; plaçant le but de ma vie, non plus dans la réalisation des rêves de ce passé, mais dans la félicité de la minute présente, je ne voyais pas plus loin qu'elle. De sorte que, par une contradiction qui n'était qu'apparente, c'est au moment où j'éprouvais un plaisir exceptionnel, où je sentais que ma vie pouvait être heureuse, où elle aurait dû avoir à mes yeux plus de prix, c'est à ce moment que, délivré des soucis qu'elle avait pu m'inspirer jusque-là, je la livrais sans hésitation au hasard d'un accident [75]. »

LUTTER CONTRE SOI-MÊME

L'ivresse devient parfois une épreuve permettant de juger, par exemple, de sa virilité – « Tu en tenais encore une bonne, hier soir ! » – ou plutôt des limites de cette virilité et, plus généralement, des limites de la condition humaine d'un être mortel en perpétuel manque. Platon en avait parlé longuement dans une perpective de

maîtrise et d'éducation. Sénèque se laissait aller à cet excès en stoï-
cien qui savait aussi se libérer des contraintes : « On peut même
pousser à l'occasion jusqu'à l'ivresse (...). Mais il n'y faut pas
recourir trop souvent, afin de n'en pas contracter la détestable
habitude, et il faut pourtant par instants lâcher la bride à l'exubé-
rance, à la fantaisie, et faire trêve momentanément à une tempérance trop austère [76]. » Cette épreuve a pu être considérée comme
thérapeutique par les philosophes, puis par les médecins avant l'ère
scientifique, comme l'écrivait Râzi, le maître de la médecine
persane : « On tire profit de l'enivrement quand il n'est pas une
habitude systématique, mais seulement quand il est pratiqué une
ou deux fois par mois. Cela concerne plus particulièrement ceux
dont le corps est de tempérament froid [77]. » Cette ivresse thérapeutique, variante extrême de l'éthylothérapie, a été utilisée en particulier lorsque la purge était une méthode médicale en vogue. Alors
l'ivresse et ses suites – vomissements, diarrhées – étaient interpré-
tées comme les preuves même de l'effet bénéfique de l'alcool sur la
santé. Dans cet imaginaire médical, « une grande saoulerie est une
sorte de purge assainissante [78] » : Véronique Nahoum-Grappe, qui
fait cette interprétation, l'inscrit dans une série ancienne depuis
Arnaud de Villeneuve en passant par Montaigne et de nombreux
auteurs du XVIIIe siècle.

LES PARADOXES DE L'ALCOOL

Nous avons révélé les fonctions opposées de l'ivresse : se taire et
se révolter, s'intégrer et fuir, s'enfermer et sortir de soi, lutter contre
l'autre et contre soi-même. Philippe Sollers affirma qu'il s'agit dans
l'ivresse à la fois « de communiquer dans cette angoisse de la parole
(...) et d'autre part de sortir du temps et de l'histoire, c'est-à-dire de
créer des petits endroits paradisiaques, des bulles de non-temps [79] ».
L'ivresse permet ainsi d'évacuer les questions du temps, de l'espace,
de la relation à l'autre. « C'est un des troublants mystères de la vie
que, pour beaucoup d'entre nous, les seuls moments où nous inspi-
rons quelques bouffées d'infini soient les premières phases de
l'abrutissement [80] », dit William James lorsqu'il relia les fonctions
extrêmes de l'ivresse, depuis le repli égoïste sur soi jusqu'à l'expansion du moi et l'oubli mystique de soi. Un jeune homme parlait de
l'ivresse ainsi : « Ta vision de l'univers est meilleure, elle part de toi. »
En s'enfermant, il réussissait à sortir de lui-même.
D'autres oppositions peuvent encore illustrer les paradoxes de
l'alcool. Si la tendance habituelle est de dénoncer les violences,

l'alcoolisation peut également être un facteur limitant l'agressivité. J'en ai trouvé de nombreux exemples en étudiant le détail des troubles de la Révolution française. Ainsi, bien que l'ivresse fût à l'origine des massacres de septembre 1792, plusieurs exemples montrent que, lors de ces journées, l'alcoolisation permit aussi de calmer, voire d'endormir des tueurs excités par les premiers verres avalés. Quelques années avant ces événements, Jean-Jacques Rousseau, constant défenseur du vin, s'était avancé jusqu'à mesurer ses effets paradoxaux : « Pour *une* querelle passagère qu'il cause, il forme *cent* attachements durables[81]. » Certains chercheurs ont illustré comment l'alcool apaise les tensions et ont critiqué l'association simpliste entre alcool et violence : « Le boire a probablement autant calmé de bagarres qu'il en a suscitées (...), mais le rôle réconciliateur du boire n'apparaît pas dans les archives », dit Véronique Nahoum-Grappe ; elle évoque encore « le violeur enivré [qui] s'endort avant de commettre son crime[82] ». Certes, cependant elle-même a fort bien dénoncé les exactions des miliciens serbes avinés en Bosnie ! Nous illustrons ici la variété des effets de l'alcool, convivial et séducteur à faible dose, ensuite, par son effet désinhibiteur, provoquant agressivité et violences, et enfin, apaisant et hypnotique, favorisant la réconciliation... comme une expression anglaise l'indique : « *to drink down a quarrel* », c'est se réconcilier autour d'un verre. Offrir à boire ce produit peut donc fidéliser, exciter ou rendre inefficace une troupe de combattants, puisque l'alcool possède à la fois un effet désinhibiteur – qui explique le passage à l'acte – et un rôle anxiolytique – qui permet la passivité et l'acceptation de son sort.

Les nombreux visages de l'ivresse peuvent s'illustrer par les diverses métaphores de la bouteille, biberon ou clairon comme celui qui est brandi par Jean Gabin dans le film *Un singe en hiver*. Cette « duplicité » se voit encore dans les scènes d'ivresse du répertoire, où elle est exprimée à la fois par le rire complice envers le buveur maladroit et l'émotion provoquée par les drames de l'ivresse. À côté des grandes scènes tragiques, l'ivresse est exploitée dans toute la veine comique de la caricature et du cinéma ; souvenons-nous que le grand Charlot a commencé comme un petit personnage ivre trébuchant sur les escaliers. C'est par cette duplicité que « les assemblées joyeuses de buveurs sont toujours menacées par l'émergence de symptômes individuels », dit Pierre Mayol[83]. En un instant, l'illusion du monde idéal et unanime de l'ivresse peut être démasquée, et la puissance destructrice de l'alcool apparaît. Loin de ces rêves d'apaisement, le monde se révèle alors comme il est réellement, avec ses différences et ses conflits. L'évolution de l'ivresse en différentes phases permet aussi d'expérimenter les effets les plus opposés. Antoine Blondin a bien exprimé ce passage : « Au second verre, de vermouth cette fois, j'ai senti renaître le vieux désir de lier connaissance avec les autres, ce sentiment d'avoir beaucoup de choses à leur communiquer (...). Ce va-et-vient aux abîmes est un trajet solitaire. Ceux qui remontent de ces gouffres se sont cherchés sans se rejoindre. Seule la cruauté du jour rassemble leur troupeau errant. Ils renaissent douloureusement et se retournent : la nuit a effacé la trace de leurs pas. Les ivresses, si contagieuses, sont incommunicables [84]. »

Dictons et légendes reflètent également les différentes facettes de l'ivresse :

– Dionysos portait de nombreux noms, nul dieu n'en porta autant. S'il fut *Bromios*, « le Frémissant », associé aux chants et danses, il fut aussi *Anthroporrhaistés*, « le marteleur d'hommes [85] ». Euripide a résumé ainsi sa duplicité : « Il finit toujours par se montrer aux hommes, le plus redoutable des dieux et le plus doux aussi [86]. »

– Une légende [87] arabe attribue à Adam la plantation de la première vigne. Satan y égorgea un paon sur les racines, un singe à la floraison, un lion sur les grappes, un porc sur les raisins mûrs. Ainsi est évoquée l'évolution des comportements sous alcool depuis la pavane et les singeries de comptoir jusqu'aux « cochonneries » de l'ivresse, en passant par le stade de l'agressivité.

– En interprétant plus directement la Bible, une légende talmudique [88] attribue à Noé la plantation et la raconte ainsi : Noé accompagné par le diable aurait arrosé le premier plant avec le sang d'un agneau, puis d'un lion, d'un porc et enfin d'un singe, ce qui expliquerait que le premier verre rend doux, le deuxième, fort, le troisième, à l'image du porc se vautrant dans la fange et le quatrième à celle du singe qui « danse, commet des obscénités en public, et ne sait pas ce qu'il a fait ». On estime souvent à trois verres le seuil d'une consommation dangereuse, ce fut le cas récemment dans une campagne de prévention : « Un verre ça va, trois verres bonjour les dégâts. » Cette légende est une des premières évocations de cette norme sociale.

L'IVRESSE EST-ELLE LE PROPRE DE L'HOMME ?

La duplicité de l'alcool s'illustre fort bien par cette question de l'animalité. Nous avons vu comment, dans plusieurs langues, l'homme ivre est comparé à un animal : l'ivresse exclurait donc de l'humanité, en transformant l'ivrogne en un animal dépourvu des qualités humaines telles que la maîtrise de soi, la décence et la raison. En même temps, boire un produit toxique, sans soif et en invoquant les dieux, semble une caractéristique de l'espèce humaine. Les hommes sont les seuls à fabriquer des boissons enivrantes – en cherchant la variété et la sophistication – et les seuls à entraîner leurs compagnons vers les excès. Certes, l'ivresse alcoolique se voit chez les animaux. On a décrit des grives soûles dans les vignes et des vaches ivres après avoir mangé des pommes en décomposition ou du foin fermenté[89] (la ration journalière d'ensilage d'une bonne laitière équivaudrait à une bouteille de whisky). Colette a parlé de poules « raides saoules, titubantes, piaillantes, et chantant des chansons de corps de garde, un spectacle extraordinaire[90] », lorsqu'elles avaient mangé le marc jeté à la basse-cour après la fabrication de la liqueur de cassis. On a décrit aussi des babouins et des éléphants, ivres d'avoir ingurgité des fruits fermentés. Cette intoxication par des alcools vraiment *naturels* est brève, elle est sans effet sur la survie de l'espèce, même si des prédateurs peuvent en profiter. Notons aussi que ce moyen fut utilisé dès l'Antiquité[91] pour attraper les chevaux sauvages. Dans le règne animal, l'ivresse survient donc en général sans que l'animal l'ait cherché, mais cet animal peut cependant poursuivre cette consommation, découverte par hasard, pour provoquer une sensation particulière. Une expérience[92] sur des éléphants aurait montré qu'ils prennent spontanément des boissons alcoolisées, préférant celles dont le degré est de 7 % : ils s'en arrosent « à la façon des vainqueurs de courses automobiles sur le podium », dit le commentateur qui rapporta cette observation. On peut s'étonner de l'imaginaire des chercheurs s'intéressant aux éléphants pour savoir s'ils deviennent gris ou roses. Ont-ils été marqués dans leur enfance par le magnifique film de Walt Disney, *Dumbo* ? Les chercheurs ont principalement étudié les rats, plus faciles à observer ; ils ont noté leur curiosité à goûter les solutions alcoolisées. Comme les hommes, ces animaux recherchent les sensations nouvelles. Ces études ont déterminé qu'il existe des souches de rats « alcoolo-préférants ».

Si l'ivresse alcoolique se rencontre ainsi dans le règne animal, l'alcoolisation répétée semble être une spécificité humaine. Nous avons vu comment, dans l'épopée de Gilgamesh, un des premiers textes littéraires connus, la bière transforma le sauvage Enkidu en homme. Kafka développa la même idée dans le récit d'une *Métamorphose* à l'envers : un singe, capturé par des marins, devint homme en apprenant à boire du schnaps par une observation attentive des habitudes des matelots. Dans le texte de Kafka, c'est après la première bouteille vidée d'un trait qu'il commença à proférer des sons humains et qu'il entra « d'un bond dans la communauté des hommes [93] ». Un auteur du siècle des Lumières avait déjà écrit : « Boire sans soif et faire l'amour en tout temps, madame, il n'y a que cela qui nous distingue des autres bêtes [94]. » L'homme est effectivement plus mobilisé par le désir que par le besoin.

Illusions et métaphores de l'ivresse

La consommation d'alcool aide à atteindre de multiples objectifs parfois opposés : par exemple, certains jeunes boivent pour créer un événement alors que les consommateurs plus âgés boivent plutôt pour se détendre et s'apaiser. La répétition des alcoolisations et les excès brouillent encore les pistes. C'est pourquoi il est difficile d'appréhender les nombreuses facettes de l'ivresse.

– Qui comprend quelque chose à l'ivresse alcoolique ? « Les hommes ivres de vin se jurent une amitié éternelle, se serrent les mains et répandent des larmes sans que personne puisse comprendre pourquoi [95] », c'est ainsi que Baudelaire traduisit l'étonnement d'un écrivain anglais amateur... d'opium.

– Qui comprend tout simplement quelque chose à la complexité humaine révélée par l'ivresse ? « Car l'ivresse ne fait que découvrir, comme si l'on tirait un rideau, ou comme si elle enfonçait la porte de cryptes profondes. C'est une clé, parmi bien d'autres [96]. » Ernst Jünger le constata après de nombreux commentateurs.

NORMES

Dans la majorité des circonstances, la société exige de l'homme qu'il se garde de l'ivresse. Cependant, comme un historien [97] l'a dit à propos des sociétés nordiques du haut Moyen Âge, il est des moments où boire démesurément est tenu pour « un des grands exploits ». Même dans les circonstances qui forment de véritables compétitions à boire, le buveur est supposé lutter contre l'ivresse. Sa victoire est un signe de force, en particulier de pouvoir sur lui-même, comme déjà Platon l'avait exprimé lorsqu'il montra Socrate, seul debout au milieu des buveurs affalés, au lendemain du *Banquet*. C'est la norme sociale la plus habituelle : boire de l'alcool sans manifester les troubles du comportement qui remettraient en cause les fondements de la société. Nous avons déjà parlé de cette fausse révolte qui conforte les bases sociales qu'elle semble contester.

Parfois, la norme sociale est d'atteindre l'ivresse. Nous en connaissons des exemples anciens, du temps où le vin, produit rare et cher, était consommé en excès seulement en certaines occasions. L'ivresse est atteinte plus facilement lors des fêtes actuelles au cours desquelles les producteurs écoulent, sans limitation technique aujourd'hui, des boissons produites industriellement.

Nous avons utilisé le mot de *norme* : il ne s'agit pas de satisfaire à une *normalité* biologique ou psychologique, mais de se conformer à une *norme* sociale qui est variable selon les milieux ethniques, sociaux, religieux. Dans les sociétés traditionnelles, cette norme était changeante de village en village, aujourd'hui elle varie par exemple d'un groupe professionnel à l'autre.

ÉLOGES DE L'IVRESSE

Les éloges de l'ivresse sont innombrables, ils viennent de nombreux auteurs décrivant de nombreux milieux ; souvent, ils nient ou minimisent les effets délétères de l'intoxication alcoolique. À propos des intellectuels de gauche de l'après-guerre, Jean Cau releva que leur militantisme était longtemps efficace dans leurs ivresses : « Au plus épais de sa cuite, le moteur hoquetait mais fonctionnait[98]. » Il évoqua avec plus de sympathie Antoine Blondin, « l'ivrogne immémorial, le Silène éternel et barbu qui embrasse les réverbères et les confond avec les arbres du bois sacré[99] ». Nous ne reviendrons pas une troisième fois sur le problème de la créativité, sinon pour citer encore Ernst Jünger, si indulgent envers l'ivresse, qui cependant déclara tout net que les expériences provoquées par elle n'étaient « guère fécondes[100] ».

À l'opposé du discours médical, on considère donc souvent l'ivresse sous un angle favorable. Notons l'approche de Michel Onfray[101], qui fait la distinction entre ivresse et griserie. « L'état qui a mes faveurs est la griserie (…) à mi-chemin des deux couleurs fondamentales : la raison et la folie, la sagesse et le délire. La sobriété est blanche, l'ivresse absolue noire. » En France, l'homme ivre est défini comme « gris » depuis le XVIIᵉ siècle, probablement par une métaphore[102] inspirée par le vin gris situé entre le blanc et le clairet qui étaient alors plus populaires que le vin rouge. Ailleurs, dans la langue allemande par exemple, l'ivresse est bleue. Entre le noir et le blanc, l'ivresse peut-elle être rose ? « L'ivresse est magique », dit Onfray, en reconnaissant qu'il ne souhaite pas faire l'éloge du

« familier » de l'alcool, du chronique, mais de celui dont l'esprit est troublé et non effondré. Il saisit le mot « ivreté » dans l'œuvre de Littré, un mot qui, d'après lui, délivrerait l'ivresse des connotations médicales de l'alcoolisme, de l'emprise de ceux qui pensent que toute ivresse est pathologique. Onfray condamne alors l'ivresse de l'alcoolique « devenu objet » et dont la « dépendance est à mettre en relation avec une incapacité à trouver en lui ce qui permettrait une tenue, une résistance à l'endroit des douleurs du monde ». Regrettons ce jugement sévère. N'est-il pas possible de faire l'éloge de l'ivresse ou de l'ivreté sans condamner l'alcoolique ? L'ivreté serait « expérimentation, exercice métaphysique » pour connaître les « formes, limites, contenus et modes de fonctionnement » de la raison. L'ivreté permettrait de prendre des leçons de philosophie grâce au vin... « entre autres façons, de délier le corps aussi bien que l'âme par la danse de l'esprit qu'il permet ». Nous savons que le combat entre le turbulent Dionysos et Apollon, qui fait régner l'ordre et la mesure, est toujours incertain. Avec l'ivreté, Onfray veut parler du stade où le buveur peut encore se tenir debout, avant la perte de la bipédie, « lorsque l'homme cesse d'être le produit final et élaboré de la civilisation », dit-il. Ainsi condamne-t-il encore celui qui se ravalerait au rang de la bête. Pourtant, nous avons vu que l'homme est bien le seul animal qui s'enivre avec constance.

De nombreux auteurs départagent trop facilement la « face lumineuse » de la « part d'ombre [103] » de l'ivresse. Certains justifient l'ivresse pour les classes favorisées – « les cerveaux d'élite ne se fortifient pas au moyen du lait mais des alcaloïdes [104] » – et l'abominent pour le peuple. Ernst Jünger décrivit dans les villes industrielles « ces errances et ces tournoiements de masses humaines éméchées à travers des quartiers vastes et sinistres (...) les boissons lourdes agissent violemment sur les corps affaiblis. Ici on ne boit pas pour se souvenir ou pour se rapprocher l'un de l'autre : on boit pour fuir, pour oublier, et le réveil est féroce [105] ». Entre la vulgaire soûlerie, l'ivresse mystique planante et la douce ébriété, tout n'est-il affaire que de quantité ou de mots ? Notons encore une fois que, le plus souvent, la soûlerie est l'ivresse de l'autre, le voisin, l'étranger, le buveur réputé dangereux, alors que l'ébriété est l'état de l'ami ou de la femme convoitée, comme l'exprima si bien un auteur [106] à propos de figures de stars, Garbo, Hepburn, Bergman, « merveilleuses griseries laissant la féminité sans entraves, déployée, suspendue dans l'instant magique où tout est possible, où rien n'est sérieux ».

Ivresse sexuelle, sexualité de l'ivresse ?

Dans cette « ivresse cinématographique », cet auteur s'approche de l'ivresse amoureuse et sexuelle. Nous avons déjà évoqué plusieurs fois comment l'ivresse alcoolique et l'ivresse sexuelle ont été mêlées et comparées. Point n'est besoin encore de revenir aux Anciens – « *sine Baccho friget Venus* » –, nous pouvons trouver de nombreux exemples à l'âge classique. Prenons d'abord ce texte d'un auteur peu connu qui fut surnommé « le Casanova du XVIIᵉ siècle » :

> *Je veux aussi, je veux boire toute ma vie :*
> *L'Amour et le Tonneau seront d'un mesme écot,*
> *J'ai menay fort l'Amour par l'usage d'un piot,*
> *Et meslant les plaisirs à ces deux exercices*
> *De trinquer et d'Aymer je feray mes délices*
> *Et n'aurai plus d'Amant qui me fasse la cour,*
> *S'il ne veut comme moi boire en faisant l'Amour* [107].

Molière en fit une chanson à boire :

> *Un petit doigt, Philis, pour commencer le tour.*
> *Ah ! qu'un verre en vos mains a d'agréables charmes !*
> *Vous et le vin, vous vous prêtez des armes,*
> *Et je sens pour tous deux redoubler votre amour :*
> *Entre lui, vous et moi, jurons, jurons, ma belle,*
> *Une ardeur éternelle.*
> *Qu'en mouillant votre bouche il en reçoit d'attraits,*
> *Et que l'on voit par lui votre bouche embellie !*
> *Ah ! l'un de l'autre ils me donnent envie,*
> *Et de vous et de lui je m'enivre à longs traits :*
> *Entre lui, vous et moi, jurons, jurons, ma belle,*
> *Une ardeur éternelle* [108].

Comme dit le psychanalyste Roger Dadoun, « il n'y a d'ivresse que sexuelle, il n'y a de sexualité qu'ivre [109] ». Nous avons vu que pour certains l'alcool aide d'abord à vaincre la peur de l'autre, et de la femme en particulier : « Au fond des verres, se diluaient la peur, la complication du cœur féminin, les préceptes de l'esprit féministe et le machisme qui, agrémenté de rigolades, était pardonné parce que rendu irresponsable sous l'effet du Bloody Mary. » C'est ainsi que Jean Cau parla de l'ivresse des intellectuels de l'après-guerre : « En début de soirée, *no pasara el fachismo sexual !* À deux heures du matin il passait[110]. » Rares sont ceux qui osent dire préférer le vin à l'amour. Seul le poète et buveur normand O. Basselin le dit crûment : « Moy, j'aime mieux boire un coup que baiser[111]. » Il est vrai qu'il n'est pas toujours possible de combiner les plaisirs du verre et de la chair. Même « la Madelon » doit choisir entre donner le plaisir sexuel et servir à boire :

Tes amis vont venir. Tu n'auras pas ma main,
J'en ai bien trop besoin pour leur verser du vin[112].

Ivresse ou sexualité ?

Dans de nombreux textes est développée l'idée que boire est une compensation au manque de satisfaction sexuelle. Citons simplement deux exemples de cette plainte, une pour chaque sexe, d'abord celle exprimée dans un texte populaire du XVe siècle :

« Voisine, comme vous bûtes hier au soir ! C'est sûrement pour mieux dormir que par trois fois vous bûtes pinte.

– Je le crois bien (...) car (...) mon mari ne m'a rien fait qui vaille depuis plus de neuf jours[113]. »

Cinq siècles plus tard, avant la « libération sexuelle » des années 1960, Boris Vian expliqua le choix des toxiques par la difficulté d'atteindre l'ivresse sexuelle : « Si l'on pouvait se procurer une femme aussi facilement qu'un verre de gin ou qu'un paquet de Gauloises et si l'on avait le loisir, comme l'alcool et la cigarette, de la déguster en plein air sans être obligé de l'enfermer dans une chambre sale et peu appétissante, l'alcoolisme et l'intoxication disparaîtraient promptement[114]. » Certains affirment encore que la consommation excessive d'alcool vient témoigner au moins d'un manque d'amour. En tous les cas, les ivresses mêlées du vin et de la femme ont toujours bercé les rêves de l'homme. Parfois, le choix se fait au fil du temps, selon l'âge du buveur :

Pour moy qui scais aimer ma belle et ma bouteille,
Je n'ai que de charmens plaisirs
Mais le vin vieux tout au contraire
Se fait aymer jusqu'au tombeau[115].

LES MASQUES DE DIONYSOS

« La vie n'est tolérable qu'en état d'ébriété. Ébriété alcoolique, amoureuse, religieuse[116] », dit Michel Tournier. Ce sont bien les trois principales variantes de l'ivresse, avec leurs déclinaisons entre le sentiment éthéré et le déchaînement des sens. La liste des ivresses est bien plus longue : nous pouvons utiliser l'image de l'ivresse ou l'adjectif « ivre » pour qualifier – par ordre alphabétique – amour, argent, bonheur, colère, combat, désir, douleur, gloire, joie, liberté, musique, orgueil, plaisir, pouvoir, profondeurs, rage, sang, solitude, travail, victoire, violence, vitesse…

Ces « ivresses » sont-elles seulement des métaphores ou l'expression d'une vraie recherche de sensations fortes par d'autres moyens que l'alcool ? Nombre de sujets dépendants d'un toxique ou d'un comportement cherchent à stimuler leur vie – dont ils ne supportent pas la monotonie ou la banalité – par des intoxications dangereuses et des prises de risque. Nous retrouverons là des amateurs de vitesse, de sports dangereux, des funambules, des kleptomanes et d'autres qui, à défaut de *foncer*, se *défoncent* tout simplement. Mais celui qui recherche des sensations « prend le risque d'une rencontre qui le subjuguera[117] », dit Boris Cyrulnik. En cherchant la nouveauté, il rencontre la drogue qui l'entraînera dans l'accoutumance, la dépendance, c'est-à-dire la répétition, le conformisme. Cyrulnik nous rappelle encore que déjà dans l'utérus il existe des petits d'homme explorateurs et d'autres pantouflards. Nous connaissons cette ébriété alcoolique en pantoufles et les défonces provoquant de grands troubles du comportement.

Peut-on alors faire l'éloge de l'ivresse ? Pourquoi pas, à condition qu'elle ne mette pas en danger les autres. Cette condition est souvent difficile à satisfaire du fait de la nature des comportements à risque qui sont facilement partagés avec les autres ou bien parce qu'ils impliquent un retentissement dans la collectivité. L'éloge de l'ivresse ne semble plus acceptable lorsque, dans la dépendance, la répétition des excès enchaîne totalement celui qui voulait prouver sa liberté et lorsqu'elle retentit sur l'entourage.

Devant la liste des « avantages » de l'ivresse, on peut se demander pourquoi certains ne s'enivrent jamais. Est-ce intolérance, indifférence ? Peut-être s'enivrent-ils autrement, comme le recommande Baudelaire : « Il faut être toujours ivre. Tout est là : c'est l'unique question. Pour ne pas sentir l'horrible fardeau du Temps qui brise vos épaules et vous penche vers la terre, il faut vous enivrer sans trêve. Mais de quoi ? De vin, de poésie ou de vertu, à votre guise. Mais enivrez-vous. Et si quelquefois, sur les marches d'un palais, sur l'herbe verte d'un fossé, dans la solitude morne de votre chambre, vous vous réveillez, l'ivresse déjà diminuée ou disparue, demandez au vent, à la vague, à l'étoile, à l'oiseau, à l'horloge, à tout ce qui fuit, à tout ce qui gémit, à tout ce qui roule, à tout ce qui chante, à tout ce qui parle, demandez quelle heure il est ; et le vent, la vague, l'étoile, l'oiseau, l'horloge, vous répondront : "Il est l'heure de s'enivrer ! Pour n'être pas les esclaves martyrisés du Temps, enivrez-vous sans cesse ! De vin, de poésie ou de vertu, à votre guise [118]." »

Chapitre VI

VIVRE AU MILIEU DES AUTRES :
LA PRÉVENTION AU QUOTIDIEN

Après avoir étudié les pouvoirs psychoactifs de l'alcool, les fantasmes provoqués par les excès des autres et les conséquences de l'ivresse, nous pouvons comprendre pourquoi, depuis toujours, toutes les collectivités ont cherché à contrôler l'alcoolisation. Ce contrôle s'est exercé pour des raisons morales et religieuses, politiques, sanitaires et il continue également aujourd'hui pour des motifs économiques, lorsque l'alcoolisation coûte trop cher aux collectivités publiques. Les historiens ont noté l'avance prise par les médecins, les hommes politiques et les hommes d'Église du Royaume-Uni ou de la colonie d'Amérique du Nord devant le problème de l'alcool. Dans ces pays, où l'enjeu économique de la viticulture n'existait pas, les valeurs des sociétés protestantes ont favorisé cet intérêt qui contraste, aujourd'hui encore, avec une certaine indifférence française et plus généralement méditerranéenne. Par ailleurs, le problème social était préoccupant depuis plus longtemps avec la révolution industrielle qui avait débuté dès le XVIIIe siècle en Angleterre.

Nous avons vu qu'avant la Révolution la grande masse de la population française n'était pas concernée par l'abus chronique d'alcool. L'alcoolisation ne posait pas de problème grave de santé publique. À une époque où l'espérance de vie était faible, les pathologies touchant les buveurs seulement après plusieurs dizaines d'années d'intoxication importaient peu. Même si la consommation d'alcool augmentait régulièrement, la santé du peuple était surtout menacée par les épidémies et les famines. L'alcoolisme comme « fléau » n'existait pas. Le problème devint préoccupant dans la seconde moitié du XIXᵉ siècle, lorsque la consommation du vin et des autres boissons alcooliques se répandit dans toutes les classes, au terme d'une véritable « conquête sociale », comme certains ont appelé cette évolution : « L'habitude de boire du vin se présente comme une véritable conquête sociale, comme l'appropriation d'abord par les bourgeois, puis par les citadins plus humbles et enfin par tout le monde rural d'une boisson réservée aux grands de ce monde. Dans ces conditions, pour le Français, boire du vin, c'est accéder à un style de vie dont rêvaient ses ancêtres qui ne buvaient que de l'eau ou – de temps en temps – une méchante piquette. Le vin est désormais intégré à la vie de tous les jours avec la même valorisation que d'autres conquêtes du progrès historique en France : le droit de chasse et de pêche, la nourriture inspirée d'un idéal de gastronomie bourgeoise, peut-être le droit de vote[1]. » Une consommation quotidienne régulière s'ajouta alors aux excès ponctuels des carnavals et des fêtes en tous genres. Dans le même temps – grâce aux progrès des techniques vinicoles et au développement des boissons distillées qui échappent aux aléas climatiques –, la production de boissons s'accrut pour répondre à la demande. Les prix baissèrent. Comme en témoignent clairement les indicateurs économiques[2], c'est depuis la révolution industrielle que les boissons alcooliques sont beaucoup plus « abordables ». En 1975, il fallait travailler dix fois moins de temps qu'un siècle auparavant pour pouvoir acheter la même quantité de vin ordinaire. Les prix sont toujours à la baisse : en 1925, il fallait qu'un manœuvre travaille quarante minutes pour acheter un litre de ce vin, il en faut seulement onze aujourd'hui, et des bières fortes en alcool sont proposées aux consommateurs à très bas prix. La commercialisation devint plus facile également avec la multiplication des lieux de vente et l'accélération de la circulation des produits.

La baisse de tolérance sociale devant les excès ponctuels de l'ivresse survint lorsque l'alcoolisme fut accusé d'entraîner une diminution de la force de travail et de provoquer des troubles dans les villes, en particulier parmi les populations rurales récemment déracinées.

Brève histoire de la prévention

– Le premier antialcoolisme[3] virulent ne se manifesta réellement qu'au lendemain de la défaite de 1870 et à la suite de la Commune de Paris. Alors, l'alcoolisme fut dénoncé par les bourgeois comme responsable de la dégénérescence de la race et des violences révolutionnaires parfois dans un climat de peur généra-lisé[4] : ils accusèrent en particulier l'eau-de-vie. Le vin garda son prestige religieux, social et même thérapeutique : cette valeur culturelle empêcha la mise en place d'une véritable politique sanitaire. Il s'y ajouta la force économique et politique des producteurs électeurs lorsque le sud de la France devint un immense vignoble.

– La première législation antialcoolique fut conçue pour s'opposer à la consommation des alcools dits industriels, en particulier l'absinthe, lors d'un autre bouleversement national : la Grande Guerre. Les pouvoirs publics avaient craint tout particulièrement l'alcoolisation des ouvriers de l'armement. C'est aussi lors de ce conflit, et pour la même raison, qu'en Grande-Bretagne la législation sur l'ouverture des pubs fut modifiée : ces horaires de guerre – avec fermeture en milieu de journée – persistèrent jusqu'en 1988 ! Toutefois, en France, la victoire fut associée au « pinard » des poilus, et, pendant l'entre-deux-guerres, avec la surproduction de vin et l'exemple de l'échec de la prohibition américaine, la lutte contre l'alcoolisme recula : jusque dans les écoles, le vin fut promu comme une richesse nationale. Il fallut attendre la défaite de 1940 et le régime autoritaire de Vichy pour voir surgir de nouvelles lois antialcooliques. Enfin, à partir des années 1950, des hommes politiques et des médecins s'attaquèrent aux problèmes avec une approche plus scientifique et plus globale.

– Malgré les progrès de cette période, la prévention n'est toujours pas abordée sereinement, même si on s'intéresse davantage à toutes les pathologies chroniques, intérêt compréhensible avec la disparition de nombreuses maladies infectieuses et l'augmentation de l'espérance de vie. Toutefois, une révolution des mentalités est encore à faire pour oser attaquer sans complaisance notre « fléau national ».

Je me limiterai ici à cet historique qui évoque les difficultés constantes et actuelles de la prévention, du fait de l'importance culturelle, sociale et économique des boissons alcooliques. Je ne passerai pas en revue les institutions spécialisées, les campagnes et les outils de terrain. Certains lecteurs s'étonneront de ces manques. Je suis le premier à regretter que la prévention soit habituellement traitée en fin de colloque, lorsque tous les auditeurs pensent à autre chose. Cependant, les questions soulevées aujourd'hui dans ce domaine sont trop nombreuses pour être traitées ici. Je m'y emploierai dans un prochain livre. Je vais simplement aborder quelques thèmes de la prévention au quotidien en commençant par l'exemple de la prévention des accidents routiers dus à l'alcoolisation. Je terminerai en évoquant quelques problèmes éthiques soulevés par la prévention.

Sur la route

LA LÉGISLATION

En France, la première loi remonte à l'année 1970 : elle instituait un taux d'alcoolémie maximal autorisé pour la conduite automobile. La législation fut renforcée continuellement par une succession de lois ou de décrets. C'est ainsi que les forces de police et de gendarmerie furent autorisées, par exemple, à effectuer des contrôles à l'improviste — même en dehors de tout accident — et à sanctionner les chauffeurs par un retrait immédiat du permis de conduire. Aujourd'hui, le taux autorisé, dit *légal*, est fixé à 0,5 g/l de sang.

Depuis 1970, ce contrôle est effectué par le dosage de l'alcool dans le sang. Jusqu'en 1985, seul ce dosage sanguin avait force de loi. Cette procédure était parfois difficile à mettre en œuvre : réquisition d'un médecin, précautions techniques lors de la prise de sang, problèmes déontologiques. La solution a été apportée par le dosage de l'alcool dans l'air expiré avec un éthylomètre étalonné : les résultats sont donnés en mg d'alcool par litre d'air expiré. La législation autorise les deux méthodes qui ont la même valeur de preuve : le taux de 0,5 g/l de sang correspond à 0,25 mg par litre d'air. La correspondance est aisément calculable, mais elle est parfois source de confusion, si on oublie de préciser la méthode et les unités :

$$\text{taux « légal » dans l'air expiré en mg/1} = \frac{\text{taux « légal » sanguin en g/1}}{2}$$

« Lorsqu'on vous fait la prise de sang, le taux d'alcool double »... un bon copain avait donné à ce consultant cette fausse explication à son taux très élevé. Ni l'un ni l'autre n'avait compris que les deux méthodes légales de dosage de l'alcool, dans le sang et dans l'air expiré, donnent deux chiffres dont le rapport est 2 (ou plutôt 2 000 puisque les unités sont différentes) mais qu'il existe aussi deux taux légaux différents, 0,5 g/l dans le sang et 0,25 mg/l dans l'air. C'est à la suite d'un beau « raté » de l'administration que les taux de l'analyseur d'haleine n'affichent pas l'équivalent en gramme par litre de sang, unité utilisée par les campagnes de prévention. Nombre de conducteurs ne comprennent pas pourquoi les représentants des forces de l'ordre « doublent » le taux affiché pour leur donner leur résultat... certains en viennent à penser que c'est à la discrétion... de l'alcoolémie du gendarme ; les propos de comptoir s'en font l'écho. Je pressens que dans certaines administrations d'aucuns s'agacent de mes propos, cependant ceux-ci sont inspirés par les réactions des contrevenants à la loi vus en consultation d'alcoologie.

La loi permet d'effectuer un contrôle du taux d'alcoolémie dans de nombreuses circonstances :

– Sur un conducteur se reposant ou dormant dans sa voiture arrêtée. « Un abus de pouvoir », peuvent dire certains, mais il est probable que les fonctionnaires de police peuvent toujours trouver une infraction qui justifie le contrôle. Cela justifie-t-il de retirer le permis, comme cela arrive parfois ?

– Sur un conducteur de mobylette ou de bicyclette. Au cours de séances de prévention auprès de jeunes gens, je les ai plusieurs fois surpris par cette information. Ils croyaient que la loi s'appliquait seulement à leurs parents assis au volant d'une voiture.

– Sur un piéton, c'est l'ancien délit d'ivresse publique.

– Initialement mis au point pour la circulation routière, le contrôle du taux d'alcoolémie s'est étendu à d'autres domaines, en particulier au cours de l'activité professionnelle, pour certains postes dits de sécurité.

Les lois de l'Union européenne prennent une importance croissante dans le domaine de la prévention. Aujourd'hui, les taux d'alcoolémie tolérés – expression plus appropriée que celle de *taux légal* – sont assez proches : France, Benelux, Portugal et Finlande ont un taux de 0,5 g/l. Danemark, Autriche, Allemagne sont en train de rejoindre ce groupe. En Italie, en Espagne, en Grèce, au

Royaume-Uni et en Irlande, le taux est encore à 0,8 g/l ; seule la Suède – avec un taux de 0,2 g/l – a une législation plus sévère. Toutefois, de grandes différences existent entre les pays en ce qui concerne la fréquence des contrôles, la nature des peines définies et l'application de la loi par les tribunaux. Même à l'intérieur du territoire français persiste une grande variabilité de l'activité policière pour mettre en place des contrôles. La sévérité des peines prononcées par les tribunaux est également variable.

Lors des six millions de dépistages routiers préventifs pratiqués en France en 1995, près d'un contrôle sur cent révéla un taux supérieur au taux autorisé de 0,5 g/l. La même année, un quart de l'ensemble des condamnations prononcées par les tribunaux correctionnels avait concerné les délits pour conduite sous l'empire d'un état alcoolique.

LES SANCTIONS SUR LES ROUTES FRANÇAISES

Les sanctions d'une conduite en état d'ivresse sont multiples ; elles dépendent en particulier du taux d'alcoolémie :

– Sanctions administratives : les forces de police peuvent d'abord procéder à l'immobilisation du véhicule et à la rétention du permis pendant un délai de soixante-douze heures, permettant éventuellement au préfet de prendre un arrêté de suspension. Ensuite s'applique un système de retrait de points depuis le nouveau permis de conduire institué en 1992 (3 ou 6 points selon le taux d'alcoolémie). Les points perdus sont retrouvés soit avec le temps – au bout de trois ans écoulés sans nouvelle infraction –, soit par un stage (payant) où il est possible de récupérer deux points tous les deux ans.

– Sanctions judiciaires : elles entrent dans le cadre d'une contravention de 4ᵉ classe lorsque le taux d'alcoolémie est compris entre 0,5 et 0,8 g/l. Elles sont alors prononcées par le tribunal de simple police sans comparution du conducteur. Lorsque le taux est supérieur à 0,8 g/l, le conducteur a commis un délit et est convoqué à une audience du tribunal correctionnel. Selon la sévérité du tribunal, des peines complémentaires peuvent s'ajouter à la peine principale. Peuvent être prononcés : suspension, annulation de permis, immobilisation ou confiscation du véhicule, amendes, emprisonnement. Les travaux d'intérêt général sont de plus en plus ordonnés : choisis en fonction du délit dans un but éducatif, ils représentent le quart de l'ensemble des condamnations.

Sanctions	Taux 0,5-0,8	Taux >0,8	Si récidive
Immobilisation véhicule – administrative	jusqu'au retour de l'aptitude à la conduite		
– judiciaire	xxxxxxxxxxx	1 an maximum	
Permis			
rétention administrative	xxxxxxxxxxx	72 heures maximum	
suspension administrative		6 mois maximum	
suspension judiciaire ou annulation	xxxxxxxxxxx	5 ans maximum	
retrait de points	3	6	
Amende en francs français	900 (600-2 500)	jusqu'à 30 000	jusqu'à 60 000
Emprisonnement	xxxxxxxxxxx	2 ans maximum	4 ans maximum
Autres peines	xxxxxxxxxxx	travaux d'intérêt général	

BOIRE OU CONDUIRE...

Nous connaissons l'attitude scandinave qui consiste à choisir un chauffeur n'ayant pas consommé d'alcool avant de prendre le volant. Les abstinents ne manquent pas dans ces pays. Et si, tel soir, on n'en trouve pas, quelqu'un se sacrifiera d'assez bonne grâce, car la sécurité routière est une nécessité socialement acceptée. En France aussi, l'opinion publique reconnaît plus facilement aujourd'hui le bienfait des réglementations dans ce domaine. Dans les médias, les avertissements sont répétés, les doses limites de consommations sont soulignées, les règles et gadgets se multiplient. « Boire ou conduire, il faut choisir », disait une des premières campagnes de prévention routière en France. Trente ans après, certains espèrent toujours éviter ce choix par des calculs. En critiquant cette attitude, certains spécialistes refusent d'indiquer des limites de consommation non dangereuse du fait de la grande variabilité des réactions selon les sujets. Il faut pourtant répondre aux questions posées en prenant quelques précautions et avec des explications complémentaires :

– Chaque verre de boisson vendu dans le commerce (un demi – soit 25 cl – de bière, un ballon de 12 cl de vin ou un « petit verre » d'alcool « fort » de 2,5 cl) peut être considéré comme contenant la même quantité d'alcool pur, soit 10 g d'alcool.

– Chaque verre d'alcool fait en moyenne monter l'alcoolémie de 0,2 g/l pour les hommes et 0,3 g/l pour les femmes.

Nous avons vu qu'on pouvait donc admettre, pour simplifier, que la consommation de deux verres pour les hommes et d'un verre pour les femmes permettait de rester en dessous du taux d'alcoolémie autorisé de 0,5 g/l. Cela justifie le récent slogan : « Après deux verres tout s'accélère. » Effectivement, le taux autorisé est déjà dépassé ou le sera bientôt... si la tournée se prolonge. Cependant, ce taux assure une sécurité relative, car le risque d'accident augmente dès que l'alcoolémie monte. On a mesuré l'augmentation régulière du risque en fonction du taux d'alcoolémie. La courbe « décolle » rapidement, le risque est multiplié :

- par 2 pour le taux autorisé de 0,5 g/l,
- par 5 pour un taux de 0,8 g/l,
- par 10 pour un taux d'alcoolémie de 1,2 g/l.

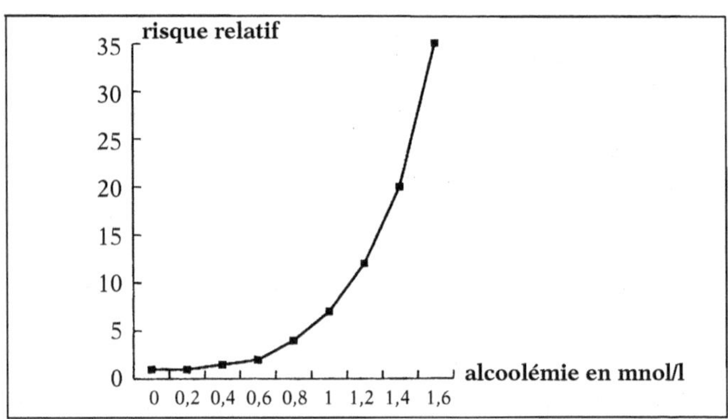

Source Dally S., *Conduite automobile et alcool, op. cit.*

Nous avons vu que les nombreuses recettes pour éliminer l'alcool ne sont pas fiables, mêmes si elles sont transmises par la « sagesse des nations ». Il est difficile par ailleurs d'apprendre à estimer son taux d'alcoolémie. « Nul n'est censé ignorer la loi », mais le citoyen ne peut savoir par lui-même s'il est en infraction. C'est un cas particulier de la législation. Cela explique l'intérêt pour les gadgets qui proposent des méthodes de calcul des taux d'alcoolémie et pour les appareils d'autocontrôle.

Les « simulateurs » d'alcoolémie

Différents outils sont proposés : tables, réglettes ou appareils informatiques – le plus connu est l'appareil Simalc ® –, des jeux vidéo et autres modernités arrivent sur le marché. Ces appareils peuvent utiliser certaines caractéristiques des buveurs pour calculer le taux maximal, mais ils ne peuvent pas intégrer la répartition dans le temps des consommations pour calculer les taux successifs : ils ne peuvent tenir compte ni de la vitesse de transformation de l'alcool par chaque buveur, qui est inconnue, ni de la variation de la vitesse d'élimination en fonction du taux d'alcoolémie, car elle n'est pas constante, même chez un même sujet. Ils fourniront seulement un résultat moyen calculé selon la vitesse moyenne de dégradation. Cependant, bien que l'on ne puisse calculer ainsi par anticipation les doses ou les manières de boire non dangereuses, ces machines gardent un intérêt pédagogique.

Les appareils d'autocontrôle

C'est donc seulement après la consommation qu'une mesure du taux d'alcoolémie dira si la norme édictée par la loi a été respectée ou non. Cet autocontrôle a fini par être largement adopté avec l'offre d'appareils de mesure faciles à utiliser. Il convient cependant de le faire avec certaines précautions. Ces appareils permanents ou jetables ne fournissent qu'une indication. Les appareils homologués sont utilisés pour le dépistage par les forces de l'ordre. Ils sont de deux sortes :

■ L'éthylotest chimique
Dit « ballon », à usage unique. L'embout contient un réactif qui change de couleur, passant du vert au rouge selon le taux. Il ne permet pas de connaître ce taux, quoique la longueur du changement de couleur soit proportionnelle au taux. Alcotest ® fut le premier ballon. Son nom de marque, devenu soudain très populaire sinon apprécié, a été confondu avec le nom commun de l'appareil, comme Frigidaire pour réfrigérateur. Il existe aussi un test salivaire : Securitest ®. Il est à utiliser avec précaution car sa lecture présente encore quelque difficulté.

■ L'éthylotest électronique
Constitué d'un capteur d'alcool et d'un écran, affiche le taux en mg/l ; en général, il peut disposer d'un témoin. Il est à utiliser avec certaines précautions :

• stockage à l'abri de la chaleur, respect des dates limites ;

• attente de trente minutes après la dernière consommation car le taux maximal sera atteint seulement lorsque l'alcool de cette consommation sera passé dans le sang. De plus, les vapeurs d'alcool restant en bouche après consommation pourraient perturber le test ;

• attente de quatre minutes pour lire le résultat.

Les appareils d'usage médico-légal

Ces appareils sont fiables. Cependant, seuls des appareils plus précis, appelés éthylomètres, peuvent fournir une donnée légale. Ils sont utilisés dans cet objectif par les forces de l'ordre, éventuellement après un premier dépistage par l'éthylotest. Ils sont étalonnés et contrôlés par le Service des poids et mesures du ministère de l'Industrie. Notons bien qu'il est vain d'opposer le résultat de son appareil à celui des forces de l'ordre et qu'il est impossible de tricher lors des contrôles effectués. Aucun truc, aucun bonbon magique n'est efficace.

L'autocontrôle de sa consommation est souvent établi par le buveur... le lendemain seulement, par des signes qui l'avertissent que la mesure a été dépassée. Avec la gueule de bois, l'alcool fournit, par lui-même, un système de surveillance. Cependant, certains buveurs ressentent peu les effets de l'alcool. Par ailleurs, un tel signal d'alarme ne concerne pas les atteintes organiques : le foie ne se manifeste pas lorsque ses capacités métaboliques sont dépassées.

Ces mesures de sécurité routière peuvent apparaître sévères : conduire avec un taux d'alcoolémie à 0,5 g/l peut paraître possible. Pourtant, le risque d'accident est alors déjà multiplié par deux. Les accidents surviennent aussi plus facilement pour des taux encore plus faibles à cause d'un imprévu de la route (verglas, autre véhicule, piéton, éblouissement...) ; c'est pourquoi il est intéressant d'agir sur le paramètre le plus simple à contrôler.

Certes, du fait de l'exigence sécuritaire de nos sociétés, la convivialité a perdu certains moments forts, tel le fameux « coup de l'étrier », avant le départ. Nous ne sommes plus au temps où le voyageur à cheval se mettait seul en danger : vitesse et trafic s'additionnent pour aggraver les conséquences de l'ivresse des conducteurs. La convivialité peut cependant se construire aussi autour de la sobriété. Je prendrai l'exemple d'un étudiant français désargenté, en vacances aux États-Unis : ce « Frenchie » non consommateur d'alcool fut invité dans toutes les soirées en fin de semaine, et on lui confiait le volant au retour. On lui laissait alors la voiture, il la rapportait le dimanche soir pour le dîner : il a passé un séjour très agréable.

Appareils de dépistage et de contrôle			
Fabricant et type de matériel	Usage	Homolgation (mars 2000)	Prix
Éthylotets chimiques			
Draeger : *Alcotest Dräger*	médical		10 F
Contralco : *Contralco*	pédagogique/dépistage	+	4 F
Redline : *Alcolimit*	pédagogique/dépistage	+	3 F
Mesir : *Freedrive*	pédagogique/dépistage	+	3 F
Éthylotests électroniques			
Draeger : *Dräger Alcotest 7410*	dépistage	+	5 à 7 000 F
Celtronic : *Sametest*	autocontrôle		800 F
Celtronic : *Ethylauto*	autocontrôle		450 F
Seres : *Alcoodose 2*	dépistage	+	8 000 F
Lion (D.J.P.) : *SD-400*	dépistage	+	5 à 7 000 F
Éthylomètres			
Seres : *Éthylomètres 679 A, T, E*	médico-légal	+	32 000 F
Draeger : *Éthylomètre Dräger 7110*	médico-légal	+	32 000 F
Environnement S.A. : *ET-4M*	médico-légal	+	///////////
Siemens : *Alcoomat F*	médico-légal	+	///////////

Du contrôle et de l'éducation

Nous avons vu dans l'exemple de la sécurité routière qu'il existait deux versants de la prévention : le contrôle et l'éducation. « Prévenir » contient effectivement les deux mouvements d'*empêcher* et d'*avertir* ; dans la prévention moderne, l'un ne va pas sans l'autre. Malheureusement, le concept de prévention porte en premier l'image du contrôle et de la répression du « fléau alcoolique ». C'est pourquoi certains libéraux ont beau jeu de valoriser les méthodes douces de l'éducation contre le noyau dur des réglementations impopulaires. Cependant, « la responsabilisation tend à favoriser les nantis », dit Georges Vigarello[5], historien non engagé dans l'action. Il conforte par ce propos la position des spécialistes comme Claude Got à qui on reproche souvent une attitude paternaliste vis-à-vis de certaines populations défavorisées ou en manque d'information. Certains intellectuels ne mesurent pas toujours la désinformation sur les questions de santé dans les milieux socialement défavorisés. Les cliniciens de l'alcoologie connaissent en plus les limites d'une prévention qui se limiterait à une information sur les effets physiologiques de l'alcoolisation : cette approche technique surestime la capacité de maîtrise que l'on peut avoir de ce produit toxique et toxicomanogène. Il convient de parler du « risque alcool » sur le long terme.

Ce discours apparaît alors étonnamment libéral, alors que la vision purement informative reproduit les normes d'un discours convenu : seuils à ne pas dépasser, stratégies et comportements pour ne pas arriver à ces seuils – par exemple par l'usage de réglettes ou logiciels d'alcoolémie – donnant à la fois une fausse information et une fausse sécurité.

Cependant, l'éducation et l'information ne sont pas suffisantes. Dire ne suffit pas, interdire est parfois nécessaire. La législation et la réglementation doivent jouer leur rôle. Ce versant de la prévention est souvent critiqué. Les actions législatives ou répressives sont présentées comme inefficaces, voire comme incitatrices à la consommation. Ces mesures sont combattues encore au nom des libertés fondamentales par les fabricants, les distributeurs et les publicitaires. C'est avec beaucoup d'hypocrisie que certains disent défendre des valeurs éthiques, tandis que d'autres – au XIXe siècle par exemple –, s'appuyant sur les théories libérales, se contentaient de défendre la liberté du commerce. Aujourd'hui, les producteurs d'alcool protestent contre les interdictions et les contrôles opposés – disent-ils – aux consommateurs. En réalité, ils s'émeuvent de voir leur activité limitée par cette législation. Ils en sont restés à une attitude très normative : ils souhaitent encore définir des seuils de consommation non dangereuse, bien que nous sachions que la sensibilité individuelle rend impossible la détermination de telles doses ne comportant aucun risque. Ils souhaitent normaliser la consommation, tandis que les professionnels du soin et de la prévention voudraient diminuer la pression sociale, les préjugés et les conformismes liés à l'alcool. Dès lors, il nous semble que ce sont plutôt les intervenants du soin et de la prévention qui luttent pour la liberté des consommateurs. Les erreurs des approches anciennes de la prévention ne peuvent faire condamner tout message interdicteur pour des raisons éthiques – renvoyant l'interdiction à son rôle parental – ou pour des raisons techniques sous prétexte que l'interdit porte en lui sa propre transgression. Il est vrai cependant que les adultes seront écoutés d'autant mieux qu'ils seront des exemples et pas seulement des porte-parole, selon le modèle des « grands frères », où l'exemplarité ne tombe pas dans l'idéalisation.

APPRENDRE À BOIRE ?

Nous n'aborderons pas l'ensemble des méthodes d'éducation concernant la santé ou l'éducation générale qui ont comme objectif de renforcer la liberté et l'autonomie du citoyen face à la pression des marchands d'alcool. Nous évoquerons seulement la question : « Peut-on apprendre à boire de manière non dangereuse ? »

La question est posée depuis longtemps. Nous l'avons trouvée chez Platon, qui l'aborde longuement en tête de son principal ouvrage politique, *Les Lois*. À côté de ce texte théorique, Platon a également mis en scène de nombreux buveurs, et en particulier quelques êtres hors du commun qui possédaient une maîtrise totale de leur consommation d'alcool. *Le Banquet* de Platon décrit des convives qui avaient tous la « gueule de bois » après les excès de la veille et qui décidèrent, ce jour-là, de s'arrêter avant l'ivresse. Ils renvoyèrent donc la joueuse de flûte qui habituellement accompagnait les buveurs avec sa musique. Les amis choisirent un thème particulier, l'Amour, l'éloge de ce dieu n'ayant encore jamais été composé. Cette ordonnance calme fut perturbée par Alcibiade ; arrivant au milieu des discours, il voulut entraîner les convives à boire, mais il fut relancé sur le sujet du jour. Alcibiade, encore lucide, en profita pour faire, au passage, l'éloge du comportement de Socrate : « Faisions-nous bombance, il était homme à en jouir mieux que personne, et, si on le forçait à boire, quoiqu'il ne boive pas volontiers, il avait raison de tout le monde, et, ce qu'il y a de plus étonnant, c'est que jamais personne ne l'a vu ivre. » Effectivement, lorsque le banquet dégénéra en beuverie, par l'arrivée d'une « grosse bande de buveurs », seul Socrate continua à boire sans dormir jusqu'au matin : « Socrate donc, après les avoir amenés tous deux au sommeil, se leva et partit, Aristodème le suivant comme à son habitude. Il prit le chemin du Lycée, et, après s'être débarbouillé, il passa, ainsi qu'il l'aurait fait une autre fois, le reste de la journée. Puis, quand il l'eut passé de la sorte, vers le soir il alla chez lui se reposer[6]. »

Socrate pouvait ne pas boire s'il en avait décidé ainsi. Plus surprenant encore, en dépit du manque d'« entraînement », c'est-à-dire d'accoutumance à l'alcool, il ne tombait pas dans l'ivresse lorsqu'il faisait des excès. Voilà qui est proprement surhumain et qui défie les lois de la physiologie.

Depuis l'approche philosophique de cette mesure... en musique, dans le banquet grec, l'apprentissage a souvent dégénéré. Relevons un exemple[7] où la convivialité fit place à l'anomie médiatique : en 1995, lors d'une émission de télévision, dix Japonaises se lancèrent dans un concours de résistance à l'alcool, sept d'entre elles sont tombées dans le coma « en direct » et quatre ont dû être hospitalisées. Cet apprentissage à la boisson pose de nombreuses difficultés techniques et éthiques. La formule « apprendre à boire » est ambiguë, elle semble bien naïve chez ceux qui croient résoudre ainsi tous les problèmes... en apprenant l'œnologie dans les écoles.

– Il faudrait donc apprendre à régler la quantité : la sagesse populaire autorise « le deuxième verre pour la deuxième jambe » comme si l'essentiel était de n'être pas déséquilibré ! La limite a été placée à trois verres dans de nombreuses recommandations officielles.

– Il faudrait trouver la meilleure boisson. Au XIXe siècle, même les militants de la lutte antialcoolique valorisaient les boissons dites hygiéniques, vin et bière, contre « les alcools industriels ». En règle générale, les produits de chaque culture et de chaque pays sont considérés comme moins dangereux. Chaque producteur défend son produit contre la concurrence.

DE L'ÉDUCATION AU PLAISIR

Au plaisir du goût

Pour certains, la modération ne s'obtiendrait que par l'apprentissage de la dégustation. Ils considèrent que si le buveur investit économiquement et culturellement dans la dégustation, sa consommation doit diminuer. « Il faut boire peu et bon », résument-ils dans une phrase qui emporte le consensus.

Pour cet apprentissage, la famille serait-elle le meilleur milieu d'éducation ? Le débat est vif aujourd'hui, alors que l'école et la famille se renvoient la responsabilité de l'éducation. Le plus bel exemple d'éducation à boire au sein de la famille a été donné par Colette : « J'ai été très bien élevée. Pour preuve première d'une affirmation aussi catégorique, je dirai que je n'avais pas plus de trois ans, lorsque mon père me donna à boire un plein verre à liqueur d'un vin mordoré, envoyé de son Midi natal : le muscat de Frontignan (...) À l'âge où l'on lit à peine, j'épelai, goutte à goutte, des bordeaux rouges anciens et légers, d'éblouissants Yquem. Le champagne passa à son tour, murmure d'écume, perles d'air bondissantes, à travers des banquets d'anniversaires et de première communion, il arrosa les truffes grises de la Puisaye (...) Bonnes études, d'où je me haussai à l'usage familier et discret du vin, non point avalé goulûment, mais mesuré dans des verres étroits, absorbés à gorgées espacées, réfléchies (...). Heureux les enfants qui ne s'enflent pas l'estomac à grands coups d'eau rougie, pendant les repas ! Bien avisés les parents qui dispensent à leur progéniture le doigt de vin pur – entendez "pur" dans le sens noble du mot – et lui enseignent : "En dehors des repas, vous avez la pompe, le robinet, la source, le filtre. L'eau, c'est pour la soif. Le vin, c'est, selon sa qualité et son terroir, un tonique nécessaire, un luxe, l'honneur des mets[8]." » Nous pourrions engager Colette dans la prévention ! Trop souvent, malheureusement, les jeunes n'apprennent plus de cette façon, mais par le jeu des publicités et des messages des sociétés multinationales. Pour les adultes, cette éducation à boire est aujourd'hui le champ d'une belle activité commerciale avec stages et soirées dégustation, livres et gadgets.

Au plaisir de la communication

Pour de nombreux gourmets, l'apprentissage se fait encore par la convivialité qui serait une protection contre l'excès. C'est la position adoptée par Roland Barthes[9] rappelant une phrase du plus célèbre gastronome, Brillat-Savarin : « Le vin, aliment qui se boit en compagnie, en conversation, empêche la dérive vers l'isolement de la psychose ou de la drogue (…) le vin amplifie légèrement le corps mais ne le mute pas, c'est une anti-drogue. » Les avatars de ce discours, ici très élaboré, sont nombreux. Certes, parler en buvant protège : parler avec les autres convives permet de sortir du tête-à-tête avec la bouteille. Alors il devient possible de parler au lieu de boire, parler de ce qu'on a bu et, au-delà, de la pluie et du beau temps, de la vie et de la mort. C'est possible à condition de « considérer la communication comme une jouissance », comme dit encore Barthes.

Cependant, boire seul n'est pas l'unique critère de consommation pathologique. L'alcool est aussi une drogue collective où – comme avec le haschich – chacun part dans un rêve particulier, tout en maintenant une apparence de dialogue dans une proximité muette ou bavarde qui est rarement une vraie communication. Il est possible que parler des boissons grâce au vocabulaire des œnologues protège des excès et donc des conséquences sociales de l'ivresse aiguë, mais ces discours encouragent aussi la consommation conviviale et ses conséquences médicales. Cela est bien évident en France où un discours œnologique ancien et sophistiqué permet de dissimuler le plus grand problème de santé publique, celui qui est posé par l'alcool.

Au plaisir de la civilité

« Qu'importe le flacon pourvu qu'on ait l'ivresse[10] », disait justement Alfred de Musset en vrai alcoolique. Un amateur sait apprécier les rituels et les flacons : il cherche d'autres sensations que l'ivresse, pour lui les questions de contenant sont importantes. « Boire » est très différent selon que le geste est pratiqué sous le jet, au goulot, dans le creux de la main, dans un verre, une tasse, une cuillère.

Les historiens[11] ont décrit l'évolution des manières de table de plus en plus raffinées en particulier depuis le règne d'Henri III : à cette époque, la fourchette venait d'être apportée sur les tables par les Italiens de la Cour accompagnant Catherine de Medicis, et, pour contenir les liquides, on pouvait dénombrer vingt-quatre récipients du hanap à la chopine. Dans toutes les civilisations, la vaisselle a pour fonctions l'isolement, la manipulation, et la mesure des aliments et des boissons. Nous savons tous que boire au verre ralentit la durée de l'ingestion par rapport à la consommation du même liquide avalé au goulot. De nombreux gestes permettent de développer le goût :

• manger en même temps ;

• éviter les aliments salés qui donnent soif... boire par petites gorgées pour finir le verre plus lentement ;

• boire en alternance de l'eau comme les Italiens, qui ont le privilège de pouvoir s'asseoir à une table sur laquelle la carafe est déjà posée.

Récemment, le diététicien Frédéric Saldmann[12] a proposé tout simplement l'utilisation des règles de politesse à table : attendre que tout le monde soit servi, utiliser élégamment ses couteau et fourchette, ne pas avaler « tout rond » : le temps passé à régler son comportement sur celui des autres, à attendre que tout le monde soit servi, à discuter, à commenter ce que l'on mange, est autant de temps de gagné. Il conseille même de tenir couteau et fourchette par le haut du manche pour augmenter la durée du trajet de chaque bouchée... « C'est bien ce que préconisaient les anciens manuels de savoir-vivre », précise-t-il. Nécessaires pour prévenir une consommation excessive, ces gestes sont, bien sûr, insuffisants.

Nous avons vu comment il était parfois difficile de résister au serveur qui pousse à prendre plutôt un quart qu'un verre. Il est regrettable qu'on ne puisse partout se faire servir un simple verre d'un bon cru et qu'il faille se rabattre encore trop souvent sur un quart de mauvais vin provenant de la surproduction vinicole. Ce serait une mesure utile à instituer, selon l'exemple suisse où le vin se vend au décilitre dans chaque bar ou restaurant.

Il faut aussi passer l'épreuve de ceux qui boivent (trop) en face de nous. Les créateurs de campagnes de prévention ont imaginé des saynètes avec slogans officiels. On peut s'en inspirer pour échapper aux pièges, éventuellement en modifiant leurs dialogues pour se les approprier.

– En certaines circonstances, il est aisé de se détourner du buveur « collant » qui veut imposer ses goûts. Il n'est point nécessaire de lui jeter le verre à la figure, il est possible de trinquer sans boire, le verre peut être discrètement posé à l'écart.

– Dans le contexte du repas, il n'est pas toujours aussi facile de s'en sortir. Il est souvent préférable de laisser remplir son verre de vin plutôt que d'être obligé de refuser tout au long du repas. Certes, la nature, les hôtes et les serveurs ont horreur du vide, mais une fois rempli, votre verre n'attirera plus les regards et vous pourrez alors tranquillement boire de l'eau dans le verre destiné à cette boisson.

Retour à la vraie convivialité

Pour conclure, nous pouvons dire que, même si la convivialité peut receler des pièges, elle peut aussi devenir un facteur protecteur de la consommation excessive, en particulier lorsqu'elle est rythmée par des rites qui inscrivent les gestes du boire dans le symbolique. La préparation des cocktails en fait partie : fabrication de la sangria ou du punch en plusieurs heures, jeu du shaker secoué par le barman pendant de longues secondes dans les films, mélange domestique où, entre amis, on peut doser les constituants selon le goût de chacun. Ce n'est pas le cas des « premix », nouvelles présentations de cocktails préparés vendus en canettes, qui annulent les dimensions humaines et conviviales de la consommation. Les « premix » permettent une accélération de la préparation et de la consommation ; ils impliquent de finir la canette. Ils vont dans le sens de l'individualisme et incitent à boire seul avec son baladeur.

– La vraie convivialité consiste à porter attention à l'autre, à ses désirs particuliers, par des gestes et des paroles et non par le seul fait de décapsuler une canette. Ensuite, la vraie convivialité se marque par les propos qui commentent la dégustation.

– La vraie convivialité doit tenir compte de la grande variabilité des réactions des individus. Nous avons parlé de certains personnages hors du commun qui toléraient très bien l'alcool comme Socrate ou le champion cycliste Jacques Anquetil. En ce qui concerne la simple élimination de l'alcool, nous avons vu que la vitesse variait du simple au quintuple. Cette dispersion statistique est grande, bien supérieure aux variations habituellement rencontrées en biologie. Comparons, par exemple, cette donnée biologique à la taille des individus ; celle-ci varie pour 95 % d'entre eux, seulement entre 1,50 et 2 m. Imaginons maintenant un monde où les tailles des humains varieraient du simple au quintuple. Il serait impossible de construire des maisons, des voitures et des objets adaptés à tous. Dans ce monde, il serait impossible de vivre ensemble. C'est la situation à laquelle est confronté un groupe d'amis buvant ensemble : il a été servi à chacun la même quantité d'alcool, et, pour respecter le rite de la tournée, chacun doit boire au même rythme... cependant, pour certains d'entre eux, un verre en vaudra cinq !

La prévention en question

Même dans cette version abrégée de l'étude de la prévention, nous devons traiter assez longuement d'un problème particulier, celui des effets bénéfiques à la santé attribués à l'alcool. Nous avons simplement évoqué cet aspect page 115, en étudiant les anciennes propriétés médicales de l'alcool. Nous avons préféré placer ici cette étude détaillée parce que ce phénomène s'oppose en apparence à certains objectifs de la prévention.

L'histoire n'est pas nouvelle : elle a même été à l'origine du succès de l'alcool. Dans certains environnements naturels et avant le développement de la thérapeutique, l'alcool a eu un rôle sanitaire positif. Il a été pendant des siècles un adjuvant alimentaire possédant en outre plusieurs propriétés « médicales » et « hygiéniques ».

– La qualité des eaux a été pendant longtemps le problème sanitaire principal des collectivités humaines. Le vin est né justement dans des pays aux eaux fréquemment insalubres. Dans de nombreux pays, et pendant des siècles, les boissons alcooliques ont été plus saines – au sens de moins polluées – que l'eau. C'était encore le cas dans la France du XIXe siècle, ce qui explique la phrase de Pasteur commentée page 113 : « Le vin est la plus saine et la plus hygiénique des boissons. » Aujourd'hui encore, dans les pays en voie de développement, la majorité des maladies est liée au manque d'eau potable : dans ces pays, le nombre de robinets continue d'être un des meilleurs indicateurs de l'état de santé. Aujourd'hui encore, les touristes peuvent redécouvrir cet intérêt des boissons alcooliques dans les pays exotiques aux eaux suspectes, mais il semble que les vacanciers avec formule « vin à volonté » en abusent quelquefois.

– Outre cet usage direct comme boissons non polluées, les boissons alcooliques ont été longtemps des purificateurs et des conservateurs d'autres boissons ou d'aliments douteux, surtout à partir de la mise au point de l'eau-de-vie. L'alcool a donc été très utile comme antibactérien alimentaire avant la découverte de la stérilisation par la chaleur (appertisation des conserves et pasteurisation) et le développement de l'industrie du froid, procédés qui permirent alors de stopper la prolifération des germes dans les boissons et les aliments. Certaines épices ont eu la même fonction, souvent d'ailleurs dans des civilisations qui ne connaissaient pas l'alcool. Une étude [13] récente aboutit à la conclusion que la saveur ne constitue qu'une raison secondaire de l'usage des épices. Il serait possible de le soutenir aussi pour les boissons alcooliques. Depuis l'origine, et pour l'ensemble de l'humanité, les effets recherchés de ces boissons pourraient être classés dans cet ordre : hygiénique, psychoactif et gustatif. Il est facile alors de comprendre la force de la formule rituelle : « À votre santé ! » Cette formule privilégie l'échange et la consommation d'alcool, elle est rarement prononcée lors du partage d'une autre boisson.

Le vin et les autres boissons contenant de l'alcool ont été utilisés comme remède pour les hommes et les animaux depuis l'Antiquité [14] en raison de leurs propriétés réelles ou fantasmées. Nous avons parlé de ces propriétés qui étaient intéressantes aux époques où on connaissait très peu de médicaments efficaces. Le vin était considéré comme le plus fort des contre-poisons, l'antidote de la ciguë [15]. Il n'est donc ni choquant ni étonnant que les boissons alcooliques soient encore considérées comme des médicaments. Les fonctions thérapeutiques ou préventives anciennes pouvaient être utilisées lorsqu'il n'existait que des médicaments naturels issus des animaux, des végétaux et des minéraux, et trouvés en petite quantité. De même, sans valoir celui des repas équilibrés des temps modernes, l'apport nutritionnel était réel. C'est pourquoi l'alcool reste dans l'imaginaire un aliment et un médicament, le véritable « remède de grand-mère ». Cela explique quelques utilisations populaires qui suivent fantasmes ou rumeurs :

– Une photo d'un transplanté cardiaque avait fait le tour du monde. Elle montrait le malade buvant une bière après l'opération ; on apercevait sur la canette la marque, bien connue en Amérique du Nord. Nous ne pouvons lui refuser ce confort imaginaire.

– Une autre « belle histoire » est celle de cet homme brûlé qui, trop affaibli pour absorber des aliments solides, aurait été sauvé par la bière. L'histoire est rapportée par un journaliste médical [16] qui, curieusement, ne s'étonne pas que les médecins n'aient pu le réalimenter autrement. Quant à nous, nous ne nous étonnons pas que la bière ait été fournie gratuitement par le producteur.

L'alcool ne peut plus être considéré comme un médicament utile pour désinfecter les plaies et pour soulager les douleurs. L'alcool a perdu aujourd'hui ces intérêts thérapeutiques au milieu de l'arsenal de la thérapeutique moderne, mais, pour certains défenseurs, il aurait d'autres intérêts : il serait un facteur de prévention dans de nombreux domaines. Cet argument n'est pas nouveau non plus : la première indication était l'accroissement de la longévité. Aux époques où le vin leur était interdit, les femmes pouvaient boire certains vins ou crus considérés comme médicinaux. À Rome, elles pouvaient s'appuyer sur l'exemple de la femme du premier empereur : « Julia Augusta disait devoir ses quatre-vingt-six ans au vin de Pucinum, le seul dont elle eût usé [17]. » C'est Pline l'Ancien qui rapporta ce fait en confirmant l'intérêt de ce cru de la côte adriatique : « Nul autre n'est jugé plus propre aux usages médicaux. » « Un sou de vin, c'est autant de pris sur le médecin », disait-on encore hier dans certaines campagnes françaises. Depuis une dizaine d'années, ce thème populaire est décliné sur un mode scientifique.

LE *FRENCH PARADOX*

Les études épidémiologiques montrent que la fréquence des accidents vasculaires coronariens (infarctus du myocarde) est plus faible en France que dans certains autres pays occidentaux, bien que notre mode de vie entretienne les mêmes facteurs de risque d'artériosclérose, en particulier une consommation de graisses animales comparable, responsable des mêmes perturbations biologiques (taux sanguins de cholestérol en particulier).

Ce phénomène a été baptisé *French paradox* par un auteur anglo-saxon émerveillé. Le terme a connu immédiatement un grand succès médiatique. Selon de nombreux commentateurs, la consommation d'alcool ou de vin, plus élevée en France, suffirait à expliquer cet effet protecteur. La plupart des auteurs reconnaissent, bien sûr, qu'une consommation d'alcool même modérée augmente la fréquence de nombreuses maladies (cancers, maladies digestives et neurologiques) ; il en est de même des accidents dus à l'alcoolisation. Cependant, le fait qu'une part importante de la mortalité générale soit due à l'infarctus du myocarde (environ 50 000 sur les 500 000 décès annuels) peut expliquer que l'effet protecteur l'emporte pour les consommations modérées. Par ailleurs, la charge symbolique et affective de cette « protection cardiaque » fait oublier les autres risques de la consommation d'alcool.

L'argument du « paradoxe français » est actuellement exploité par les producteurs et repris par certains médias avides de paradoxe et de sensationnel. D'après certaines études, seul le vin aurait un effet protecteur particulier, mais, pour d'autres auteurs, la nature des boissons importe peu. L'alcool ou le vin semblent agir en augmentant le taux de HDL-cholestérol, celui qu'on appelle le « bon cholestérol » (c'est-à-dire les fractions HDL-2 et HDL-3) et le taux des apo-lipoprotéines AI et AII, mais aussi en diminuant l'agrégation des plaquettes sanguines. Les défenseurs de cette thèse conseillent de consommer modérément de l'alcool pour obtenir cette protection. Même avec cette réserve, le phénomène mérite une attention critique pour les raisons suivantes :

– Les études épidémiologiques sont difficiles à mener dans ce domaine où les facteurs de risque sont nombreux : certains de ces facteurs, comme les consommations d'aliments, de boissons, de tabac sont d'ailleurs liés entre eux. Le mécanisme biologique de l'infarctus est complexe, des paramètres sociaux jouent aussi un rôle important dans la survenue de cette maladie et dans son traitement.

– De nombreux biais sont possibles lors des déclarations de consommations et de causes de décès. Une étude[18] a montré encore récemment que les infarctus du myocarde étaient sous-déclarés en France par rapport à d'autres pays. C'est ainsi que la cause de décès dite « mort subite » est plus importante en France que dans d'autres pays : or il s'avère qu'une certaine proportion de ces décès doit être attribuée à l'infarctus. Cette différence dans la mesure du risque de « mourir du cœur » est à prendre en compte dans l'écart qui paraît donner avantage à notre manière de vivre.

– Pour des raisons éthiques, la preuve définitive ne pourra pas être facilement apportée : une liaison ou une corrélation n'est pas une relation causale. Les analyses statistiques ne peuvent jamais éliminer le rôle de facteurs de risque encore inconnus et ne pourront jamais prendre en compte les facteurs non quantifiables. Ainsi, les buveurs modérés d'alcool et les sujets moins vulnérables à l'infarctus peuvent être les mêmes, c'est-à-dire appartenir à une même sous-population, pour des raisons qui n'ont rien à voir avec la consommation d'alcool.

Limites de l'effet protecteur de l'alcool

L'effet protecteur de l'alcool sur l'infarctus du myocarde est limité :

– Dans la plupart des études, cet effet atteint son maximum dès la consommation de 10 grammes d'alcool pur par jour, soit un verre. Il a été montré seulement dans quelques études que l'effet augmentait encore avec la consommation au-delà de cette dose.

– L'effet protecteur ne présente d'intérêt que pour les sujets en risque d'infarctus, c'est-à-dire les hommes d'âge supérieur à cinquante ans et les femmes après la ménopause.

– Une étude[19] semble avoir démontré que cet effet protecteur ne s'exerce que sur une partie de la population (génétiquement déterminée par l'existence du génotype particulier d'un enzyme intervenant dans le transport du cholestérol). Ce sous-groupe se limiterait à 16 % de la population générale.

Questions en suspens

■ L'alcool, le jus ou les pépins ?

Il n'est pas encore clairement établi si la protection est apportée par l'alcool ou par un autre composant des boissons alcooliques. Les résultats ne sont pas clairs non plus en ce qui concerne les différences entre les boissons, en particulier le vin et la bière. Dans les années 1960, c'est le whisky qui avait gagné cette réputation à la suite de travaux publiés dans les pays anglo-saxons. L'effet protecteur semble donc attribué à des boissons différentes selon la latitude des laboratoires de recherche ! Les producteurs de vin insistent sur le rôle des flavonoïdes ou du resvératrol, produits antioxydants qui pourraient être bénéfiques aussi dans d'autres maladies que l'infarctus du myocarde. Les Bordelais[20] sont aujourd'hui en première ligne pour vanter la richesse de leurs crus : un centre de « vinothérapie » vient d'être installé au cœur de leur vignoble, mais les Bourguignons[21] ne sont pas en reste : ils ont commencé à tester le resvératrol de leurs différents vins sur des rats de laboratoire. Notons que certains composants considérés comme protecteurs sont apportés par le raisin car ils sont contenus dans les pépins ou la peau de ce fruit. Il n'est cependant pas certain que le fruit ou le jus de raisin contienne en quantités suffisantes ces substances actives dont la concentration ne deviendrait efficace que lors de la transformation en vin, particulièrement en vin rouge. De plus, certains chercheurs[22] soutiennent que, pour être opérantes, les substances protectrices doivent être dissoutes dans l'alcool ! Relevons toutefois qu'une étude[23] expérimentale sur un animal de laboratoire (le chien) a montré que la consommation de jus de raisin diminuait un des facteurs de risque d'infarctus du myocarde, l'agrégation des plaquettes sanguines. Pour bâtir des études précises, on manque peut-être de buveurs de jus de raisin ! L'efficacité du raisin sous forme de fruit est aussi à explorer, des laboratoires proposent d'ailleurs des extraits secs tirés du raisin. Ajoutons enfin que ces substances protectrices existent aussi dans d'autres végétaux (mûres, cacahuètes...).

■ Piquette ou bon vin ?

Lors d'une édition de son émission littéraire[24], Bernard Pivot posa naïvement la question de la réalité du *French paradox*. Après les interventions banales des autres invités, Claude Fischler essaya en vain d'apporter quelques nuances et insista sur la relativité de la connaissance médicale en citant les propos, aujourd'hui ridicules, des sommités médicales des années 1930 lorsqu'elles défendaient les pouvoirs thérapeutiques du vin. Pour essayer de conclure la discussion, Bernard Pivot affirma par deux fois l'intérêt « du vin mais du bon vin ». Il semble en fait qu'une piquette riche en tannins pourrait très bien faire l'affaire. Le vrai « bon vin » n'a pas besoin de cet argument sanitaire.

■ Huile d'olive, graisse d'oie ou escargots ?

De nombreux facteurs peuvent intervenir pour expliquer l'effet protecteur de certains régimes. On a parlé de la répartition des calories entre les différents repas. Tous les aliments du régime comptent : les fruits et légumes frais, les poissons et céréales semblent favorables, c'est pourquoi le régime dit « méditerranéen » qui en est riche a été valorisé. On a évoqué aussi d'autres particularités françaises comme la consommation d'ail, d'oignons et de noix. Le facteur le plus important paraît être la nature des lipides consommés. Certaines graisses d'origine animale (beurre) sont les plus dangereuses, mais toutes les huiles végétales ne sont pas recommandées : celles de tournesol et d'arachide ne sont pas spécialement favorables, à la différence des huiles tirées de l'olive et du colza. Les graisses d'oie et de canard semblent posséder un équilibre idéal entre lipides saturés et insaturés (précisons qu'il s'agit de la graisse de la viande et non de celle des foies gras). On parle en particulier des bienfaits du « régime crétois » associant huile d'olive, poisson, fruits et légumes frais, mais aussi fèves et autres légumes secs. Il faut peut-être y ajouter la consommation de petits escargots locaux qui mangent des herbes particulières comme le pourpier, riche en acide alpha-linoléïque.

Conduite à tenir

■ Pour le sujet à risque d'infarctus du myocarde

Pour réduire la fréquence des accidents coronariens, il reste préférable d'agir sur les autres facteurs de risque (suppression du tabagisme, suivi d'un régime alimentaire équilibré et pratique d'exercice physique...) plutôt que de recourir à une « méthode » risquée, la consommation d'alcool. Il est également possible d'utiliser les propriétés scientifiquement démontrées de certains médicaments comme l'aspirine ou de compléments vitaminiques comme l'acide folique, dit vitamine E, contenu dans de nombreux aliments et aujourd'hui ajouté dans les composés multivitaminés appréciés en Amérique du Nord[25].

■ Pour le médecin praticien

Il est confronté à l'impossibilité de connaître par avance la sensibilité et la tolérance à l'alcool de chacun de ses consultants. Cependant, il n'existe pas de raison de demander à un malade cardiaque de changer ses habitudes s'il est consommateur modéré.

■ Pour l'intervenant en santé publique

Sa position est la plus difficile, car il doit se garder de fournir un alibi pour une consommation dangereuse, en particulier si la population est déjà gravement touchée par les autres conséquences des consommations excessives.

– Tout message d'ordre général risque d'être déformé en une incitation à boire qui augmentera tous les autres risques de l'alcoolisation : beaucoup d'abstinents et de consommateurs modérés, ainsi encouragés à boire de l'alcool, augmenteront leur consommation et se créeront des problèmes qu'ils auraient spontanément évités.

– Bien sûr, la solution est de valoriser la modération, mais cette solution simple va entrer en conflit avec les discours favorables à l'alcool et perdra sa crédibilité. Les messages favorables à l'alcool risquent d'être entendus en particulier par ceux pour qui ils n'auront pas d'intérêt, c'est-à-dire les hommes jeunes qui, avec cette caution médicale, prendront de nombreux risques médicaux et sociaux sans avantage immédiat pour leur cœur.

Une affaire à suivre avec prudence

■ Vérité scientifique et interprétation humaine

Le premier point est de savoir si le « paradoxe français » existe bien, c'est-à-dire si la fréquence d'infarctus du myocarde est plus faible en France que dans d'autres pays, alors que les facteurs de risque sont identiques.

– Dans une des dernières études [26] publiées, des chercheurs ont travaillé avec l'hypothèse, biologiquement légitime, qu'il fallait tenir compte du régime alimentaire passé pour expliquer la survenue des problèmes cardiaques. On peut illustrer cette hypothèse par une image populaire : les artères « se bouchent » par suite de l'accumulation de graisses due à des erreurs diététiques anciennes et répétées. Prenant en compte les données alimentaires des années 1965-1970, ces épidémiologistes ont montré que... l'exception française n'existe pas. Jusqu'en 1970, les Français avaient en effet une consommation de graisses animales inférieure à celle des Britanniques, ce qui expliquerait donc qu'ils soient aujourd'hui moins touchés par l'infarctus. La consommation de vin ne serait donc qu'un marqueur indirect qui s'est révélé être dans cette affaire du « paradoxe français » un *confounding factor*, un facteur de confusion qui va encore faire couler beaucoup d'encre.

Si le « paradoxe français » existe tout de même, de toute façon dans des proportions moins importantes qu'il n'y paraît aujourd'hui, il reste encore à l'expliquer de manière satisfaisante, sans préjugé. Or il n'est pas encore prouvé que ce paradoxe soit dû à la consommation d'alcool ou de vin, car les caractéristiques médicales, diététiques et sociales qui interviennent sont nombreuses, intriquées entre elles, et beaucoup sont encore inconnues. À supposer que la consommation de vin ou d'alcool joue bien un rôle, rappelons encore une fois les points importants :

• l'effet est maximal pour la dose d'un verre par jour ;

• il est possible d'obtenir une protection tout aussi efficace sans courir aucun danger propre à la consommation d'alcool, en agissant sur les autres facteurs de risque (régime lipidique, tabagisme, manque d'exercice physique...) ou par la prescription de médicaments (aspirine) ou de suppléments (aujourd'hui la vitamine E et bientôt peut-être certains dérivés du raisin ou d'autres végétaux).

■ Mythes et réalité

Le régime dit « méditerranéen » n'est plus, tant s'en faut, le régime dominant des habitants du pourtour de la Méditerranée, surtout au sein des générations les plus jeunes, hormis dans certaines régions rurales où les traditions persistent... comme sur l'île de Crète. Par un *vrai* paradoxe, ce régime traditionnel n'est aujourd'hui plus guère pratiqué que dans certaines études expérimentales où des malades ayant survécu à un infarctus sont soumis à un protocole alimentaire particulier. Partout ailleurs, ce régime du « bon vieux temps », évoqué avec nostalgie, relève d'un mythe, celui de la vie bucolique de nos ancêtres (qui par ailleurs mouraient assez souvent des suites de famines et de carences alimentaires).

Il est intéressant de noter comment la plupart des chercheurs et des commentateurs se sont emparés des ingrédients de ce régime traditionnel pour les mettre en avant : les consommations de vin, d'ail ou d'oignons – produits emblématiques de la cuisine française – ont été ainsi utilisées pour expliquer le phénomène du paradoxe français. Ces explications, fonctionnant comme des clichés, ont été saisies par naïveté ou par intérêt commercial lorsqu'il s'agissait du vin. La force symbolique de ces aliments explique peut-être qu'on ait oublié de prendre en compte l'évolution des habitudes alimentaires : la prise en compte des changements et de la durée de l'exposition au risque avait ainsi été négligée par tous les chercheurs, alors qu'elle est utilisée depuis longtemps pour la compréhension de l'épidémiologie des cancers dus au tabac. Ainsi s'éclaire l'autre paradoxe selon lequel les pays comptant le plus de fumeurs, la Grèce et l'Espagne, présentent pour l'instant des taux de cancers inférieurs à ceux des pays où le tabagisme a diminué récemment, mais qui sont en train de « payer l'addition » d'une intoxication ancienne. En ce qui concerne la France, on peut malheureusement prévoir une augmentation des maladies dues au tabac, en particulier chez les femmes. Elle s'ajoutera probablement à une augmentation de la fréquence des infarctus du myocarde lorsque les sujets qui ont suivi un mauvais régime alimentaire à partir des années 1970, arriveront à l'âge où cette maladie survient.

Le « bon vieux temps » est vraiment révolu, diront les pessimistes. Il faut continuer la lutte, diront les supporters de José Bové. « Les hommes ont toujours besoin de rêver à l'âge d'or », serait une autre conclusion.

LA MALADIE D'ALZHEIMER

La « bonne nouvelle » est arrivée en 1997 par une dépêche de l'Agence France-Presse : la consommation d'alcool protégerait de la maladie d'Alzheimer. Bien sûr, l'information a été immédiatement reprise par tous les médias avant même la publication de l'étude dans la presse médicale. La recherche[27], conduite dans les départements de la Gironde et de la Dordogne, montrerait que la consommation de un à quatre verres de vin par jour diminuerait la fréquence des troubles démentiels et en particulier de ceux de la maladie d'Alzheimer. Ce résultat contredirait toute la vision antérieure du rôle de l'alcool sur le système nerveux.

Entre autres critiques, soulignons qu'il s'agit d'une étude limitée à une population de sujets âgés de plus de soixante-cinq ans, et suivis pendant trois ans seulement, sans qu'on ait tenu compte avec précision de leurs habitudes de vie et de consommation pendant les nombreuses années précédentes. Certes, les épidémiologistes français sont très fiers de cette population suivie dans la cohorte baptisée « Paquid », représentative de la population générale de cet âge, mais ne fait-on pas dire à cette étude ce qu'on veut ? Elle a prouvé par ailleurs que les activités comme le tricotage, le jardinage et le bricolage semblaient mieux protéger de la maladie d'Alzheimer que la lecture ou les jeux de société ; nous n'avons pas vu d'autres marchands que les vendeurs d'alcool en profiter.

– Les abstinents et buveurs « très modérés » de cette période de trois ans, qui seraient atteints plus souvent de démence et en particulier de la maladie d'Alzheimer, ne seraient-ils pas justement des sujets qui auraient réduit une consommation antérieure excessive ? Ils ont pu le faire, soit consciemment, en s'apercevant de la diminution de leurs capacités intellectuelles, soit parce que le début des troubles de la maladie leur avait fait perdre le goût de vivre... et le goût tout court, ainsi que cela peut survenir par la perte de l'odorat, fréquente au début de la maladie d'Alzheimer.

– La cohorte « Paquid » est représentative de la population des septuagénaires, mais la consommation d'alcool provoque de nombreux troubles qui diminuent l'espérance de vie moyenne à soixante-treize ans pour les hommes. De nombreux malades vulnérables à l'alcool ont donc déjà disparu avant l'âge où ils auraient pu entrer dans l'enquête. Est-il alors surprenant qu'on obtienne ce résultat avec des sujets « résistants » à l'alcool en quelque sorte ? Pour prouver une causalité, il faudrait suivre une cohorte de sujets depuis leur naissance. Un siècle plus tard, un résultat valable serait peut-être connu.

Pour clore en amateur de vin ce chapitre, notons enfin qu'il vaudrait mieux que les vins ne soient pas classés parmi les médicaments. Effectivement, s'ils l'étaient, il serait logique qu'ils suivent la législation des médicaments, alors leur fabrication et leur vente seraient interdites, comme pour tout médicament dont la dose toxique est trop proche de la dose bénéfique.

La prévention aujourd'hui

Les théories et les programmes d'actions en prévention ont évolué avec le temps. Rappelons quelques vieilles idées :

– Le leurre de boissons dites hygiéniques parce que faiblement dosées en alcool (vins et bières) a disparu : toutes les boissons alcooliques sont mises aujourd'hui « dans le même panier ».

– L'approche quantitative a montré ses limites :

« Il faut boire peu » (avec des limites officielles) ne donne pas d'informations utiles, du fait de la sensibilité individuelle.

« Peu et bon » vaut mieux que « beaucoup et mauvais » : on pouvait s'en douter.

« Boire peu pour boire longtemps », qui fut un slogan officiel, est considéré aujourd'hui comme une phrase ambiguë. C'est une vision simpliste du phénomène : la dépendance ne survient pas seulement par accoutumance du buveur au produit.

Il est peu probable que l'apprentissage de la mesure puisse être une prévention de la dépendance alors que les alcoolo-dépendants sont intéressés d'abord par l'excès. En tous les cas, cet apprentissage est impossible après l'installation de la dépendance. L'habituel argument du « plaisir » ne convient pas. Il résulte d'une confusion entre le plaisir de la dégustation d'une boisson goûteuse et le plaisir psychique procuré par l'éthanol qui est annulation de la souffrance psychique.

Aujourd'hui, les professionnels de la prévention ont développé :

– La notion de « risque alcool », éliminant les références à des seuils de consommations non dangereuses.

– La liaison entre prévention, soin et accompagnement social.

– Le concept de prévention globale agissant au niveau de la population générale, et non seulement sur certaines « cibles », pour organiser les actions dans l'espace et dans le temps, en s'attaquant à des risques différents parfois associés : toxicomanie et autres dépendances ou autres comportements dangereux.

C'est par cette prévention globale et cohérente, que nous allons évoquer rapidement, qu'il est possible de sortir de nombreuses difficultés techniques et éthiques.

LA PRÉVENTION GLOBALE

La prévention est globale lorsqu'elle dépasse l'action au niveau d'un produit pour s'intéresser à l'ensemble des risques courus par un sujet, non pas réduit au seul état de buveur, mais personne vivante soumise à tous les aléas de la vie. Un proverbe entendu en Espagne nous rappelle la nécessité de cette approche globale : « *Al que no fuma ni bebe vino, el diablo le lleva por otro camino* » : celui qui ne fume ni ne boit de vin, le diable l'emmène sur un autre chemin. Cette prévention globale doit être mise en place dans le domaine du sida, par exemple, puisque le comportement sexuel est souvent lié à la consommation d'alcool et de drogues :

– Chez les jeunes, la découverte de l'alcool et l'exploration des relations affectives et sexuelles marquent à la même période le passage de l'enfance à l'âge adulte. On a noté la précocité des expériences, leur fréquence et la multiplicité des partenaires à cet âge d'inexpérience.

– Des enquêtes ont montré que les rencontres avec de nouveaux partenaires impliquent souvent la consommation d'alcool et que les buveurs excessifs prenaient moins de précautions lors des rapports sexuels.

Certains lieux où le sexe et la consommation d'alcool sont liés doivent donc devenir des lieux de prévention des risques liés aux comportements sexuels et aux conduites d'alcoolisation dans le cadre d'une prévention globale.

La prévention est globale lorsqu'elle inclut l'information individuelle du spectateur devant son poste de télévision aussi bien que l'action communautaire. Une action partielle doit toujours être placée dans un ensemble afin que les autres pathologies et les autres troubles sociaux ne soient pas oubliés. Trop souvent, l'emphase mise sur l'alcoolisme passe sous silence les problèmes résultant des intoxications aiguës ou de la prise de doses apparemment banales mais dangereuses : dans ce domaine, le mot clé est « alcoolisation ».

La prévention est globale lorsqu'elle touche l'ensemble de la population de manière cohérente, sans qu'aucun groupe ne soit maladroitement visé. Nous y avons suffisamment insisté au chapitre IV en dénonçant la « chasse aux buveurs » chez les voisins, montrant du doigt les problèmes... des autres toujours, pour esquiver ses propres responsabilités. Il est regrettable qu'aujourd'hui les adultes dénoncent si violemment l'alcoolisation des jeunes, qui serait responsable des « conneries » de cet âge, tout en s'excluant de toute remise en question, sous prétexte que l'alcool serait bon pour leurs vieilles artères et leurs cellules cérébrales usées. La notion de « groupe à risque », souvent dénommé de façon révélatrice « groupe cible », est dangereuse. Il ne faut pas stigmatiser ou marginaliser un groupe en proposant des actions de prévention sectorielles. Il vaut mieux utiliser la notion de « situation à risque » pour limiter ou interdire la consommation, par exemple au cours de la grossesse, lors de certaines activités, en certains lieux et à certains moments : conduite automobile, travail, manifestations sportives...

La prévention est globale lorsqu'elle comprend des mesures de contrôle, l'information grand public, l'éducation à la santé donnée individuellement et la formation de personnes relais. Celles-ci pourront diffuser et traduire les idées des spécialistes dans le vocabulaire et la sensibilité des groupes avec lesquels ils auront à travailler. Les actions grand public sont les plus difficiles à mettre en œuvre, car elles doivent encore utiliser un slogan et un logo de reconnaissance unique tout en s'adressant à des groupes variés. C'est pourquoi, dans ces actions, on se condamne parfois à utiliser des messages ambigus ou complaisants. La prévention globale associant le contrôle et l'éducation permet à la fois de diminuer la présence du risque et les conséquences dangereuses lorsque le risque est couru. Effectivement, comme le succès des politiques de santé des pays scandinaves le démontre, la prévention de l'abus d'alcool et de la dépendance passe par des mesures réglementant la disponibilité du produit alcool, sa « présence ». Cette « présence » de l'alcool est déterminée par des données politiques, économiques et sociales dont certaines peuvent être modifiées par la réglementation. Le contrôle doit agir au niveau des producteurs, des distributeurs et des publicitaires, par des lois et règlements régulant les règles économiques sur le marché de ce produit toxique pouvant engendrer une dépendance : le paradoxe vient du fait que, pour prévenir cette aliénation, il faut agir par une privation de liberté alors que le consommateur est encore libre.

LA SOLIDARITÉ DES BUVEURS

Pour la plupart des spécialistes de la prévention, il existe une continuité entre tous les buveurs, qu'ils soient occasionnels, « excessifs réguliers » ou dépendants. Selon cette approche, créée à partir des travaux du statisticien français Sully Ledermann[28], il faut agir sur une population très large pour diminuer les conséquences des consommations les plus élevées. C'est un des paradoxes de la prévention dite en population générale. Dans ce modèle, la prévention doit être globale parce que tous les membres d'une société ou d'un groupe évoluent en même temps, même si souvent chaque sous-groupe se renvoie la balle de la responsabilité.

– Certains groupes se présentent comme des précurseurs. Loin du temps où Poe avait été condamné par les moralistes à cause de son ivrognerie, aujourd'hui la société américaine accepte mieux l'alcool des créateurs. Ce changement a été illustré dans une étude[29] sur les écrivains américains des années 1920. Nombre d'entre eux s'étaient expatriés pour vivre et créer dans des ambiances plus tolérantes. Ils ont alors fait bouger l'opinion publique américaine par leurs vies et par leurs œuvres. Ils ont promu une image séductrice de la boisson et souvent de l'ivresse. Ils ont lié alcool et écriture dans un modèle qui devint un exemple pour les générations futures. Par ce changement culturel, boire devint une attitude « progressive et même respectable ».

– On peut prendre d'autres exemples de ces changements dans l'étude des réactions entre les différentes générations. La consommation des jeunes suit le plus souvent la consommation des adultes, mais l'exemple peut aussi être donné par les jeunes. Certains observateurs ont souligné qu'en Amérique du Nord la consommation d'alcool des adultes avait certainement profité de la découverte des drogues par les jeunes générations des années 1970 : dans l'atmosphère permissive du temps des hippies, les adultes pouvaient boire plus facilement tout en attribuant les dangers, présents ou à venir, aux nouvelles drogues de leurs enfants. Dans notre pays, le même phénomène a été illustré par Coluche dans le sketch du père ivre découvrant son fils fumant du « hakik ». D'autres chercheurs du domaine de la prévention distinguent plusieurs groupes au sein de la population :

• les buveurs qu'ils appellent « normaux » pour lesquels aucune réglementation n'est utile, disent-ils, puisqu'ils seraient raisonnables ;

• les alcooliques sur lesquels aucune réglementation n'aurait d'influence, puisqu'ils les considèrent comme des « monstres ».

Cette distinction est bien utile aux producteurs d'alcool pour nier l'existence d'un entraînement social et la nécessité d'une évolution d'ensemble de la société des buveurs. Le modèle de Ledermann implique au contraire la « solidarité » des consommateurs pris dans le lien social que représente l'alcoolisation. Il signifie que les buveurs excessifs et les malades alcoolo-dépendants sont des hommes comme les autres qui ne possèdent aucune monstruosité biologique ni psychologique, mais une simple vulnérabilité qui s'ajoute aux facteurs environnementaux favorisant la consommation d'alcool. Comme dit un observateur : « L'humanité buvante n'est jamais qu'une simple excroissance de l'autre. Elle en reproduit fidèlement les traits, les variantes : le prisme du flacon ne fait que les grossir ou les réfléchir. C'est que le buveur ne vient pas d'ailleurs, il sort du bar d'en face [30]. »

La population porte ainsi la responsabilité collective de sa propre santé et de son bien-être en incluant le sort de ceux qui dévient de la norme. C'est pourquoi l'ensemble des consommateurs doit changer de comportement pour aider les différents groupes de buveurs à problème. C'est nécessaire à la fois pour des raisons éthiques et au nom de l'efficacité. Le lien social de l'alcoolisation devient alors le lien social de la prévention.

La prévention globale refuse donc les modèles psychopathologiques simplistes. Le passage de la consommation sans problème à l'excès et à l'alcoolo-dépendance n'est pas seulement une affaire de fragilité individuelle, comme certains discours médicaux ou psychologiques le laissent entendre. Il ne suffit pas non plus de dire que l'alcool produit la misère ou que la misère utilise l'alcool, comme certains discours sociaux le prétendent. Nous savons qu'il faut insister sur les interactions entre les vulnérabilités individuelles et les conditions sociales. Il est démontré, par exemple, que l'augmentation du prix de l'alcool peut diminuer la consommation générale et celle des buveurs excessifs, mais il faut admettre aussi qu'elle risque d'accroître les problèmes économiques et, par ce biais, augmenter les consommations ou aggraver les conséquences de ces consommations.

La prévention doit se garder du « fantasme de toute-puissance dans la maîtrise et le contrôle des comportements à risque », a dit très justement un observateur [31]. Ce fantasme de toute-puissance, entretenu par certains succès de la science et de la médecine, se conjugue aujourd'hui avec un « principe de précaution » envahissant. Effectivement, dans certains domaines de la santé, l'opinion publique semble ne plus admettre la possibilité de ne courir aucun risque, et les hommes politiques sont obligés de suivre par crainte que leur responsabilité soit un jour mise en cause. Un des derniers projets sécuritaires consiste à limiter la vitesse des véhicules automobiles par le « bridage » des moteurs. Parallèlement, une association [32] veut saisir la Cour de justice de la République en déposant une plainte contre les ministres responsables de la sécurité routière. Par une attitude trop laxiste, ils seraient coupables de « mise en danger de la vie d'autrui », ils auraient dû agir plus vigoureusement et depuis longtemps. Nous avons souvent critiqué dans ce livre l'attitude des hommes politiques. Reconnaissons que leur vie devient de plus en plus difficile entre les puissances de justice et la déresponsabilisation des citoyens. Pour se protéger, seront-ils obligés de soumettre au Parlement des projets de lois sécuritaires, afin que les représentants du peuple eux-mêmes disent s'ils veulent vivre dans une plus grande sécurité ? Heureusement, quelques voix commencent à s'élever contre cette dérive de la sécurité sanitaire : « Soyons prudents avec la précaution (...). Ce principe n'a de sens que si l'on peut l'étendre à tous les domaines du risque, alcoolisme, tabac, chômage, transport de matières dangereuses, etc. [33] » Notons effectivement que ce principe de précaution est d'application variable : il respecte les stéréotypes et les tabous. Si personne ne veut envisager de courir un risque – infime et lointain – de maladie de Creutzfeldt-Jakob en mangeant un steak, la grande majorité des consommateurs continue de courir les risques – élevés et proches – des consommations d'alcool. La découverte de traces de benzène dans une eau minérale ou de fongicide dans un soda – à des doses assurément non toxiques – mobilise les autorités sanitaires, les associations de consommateurs et les entreprises productrices, alors que l'ajout d'alcool dans ces mêmes boissons, pour séduire les jeunes consommateurs, a été très bien accepté.

La prévention de l'alcoolisme et du tabagisme a été souvent critiquée parce qu'elle serait devenue un « hygiénisme », un « fascisme sanitaire ». En fait, c'est dans d'autres domaines que la police de la santé est la plus active. Il nous semble que, même dans le domaine de la prévention, il faille garder une certaine modération. Il nous semble que la prévention doit être une invitation à vivre, sans gommer la souffrance ni la mort : ne pas boire d'alcool et conduire prudemment ne rend pas immortel, il faut le dire dans les actions de prévention pour ne pas entendre le public nous le dire. Nous savons aussi que, pour légitimer le discours sur le risque, il faut avoir parlé du plaisir des conduites incriminées : c'est la seule façon que ce discours soit accepté et que puisse être abordé aussi le plaisir de courir les risques. La prévention doit encore et souvent acquérir une dimension nouvelle qui tienne compte de l'irrationalité de l'homme, de la dimension inconsciente inexprimée, inexprimable, en utilisant les émotions et pas seulement la raison, en particulier bien sûr à propos des produits modifiant la rationalité.

DIGESTIF

Nous avons donné beaucoup d'informations difficiles à « digérer ». La plus étonnante, pour les buveurs des pays méditerranéens, est que la consommation d'alcool, et de vin en particulier, peut aboutir à une toxicomanie. Ce propos est impossible à accepter pour nos viticulteurs. Ils estiment d'abord que le vin ne peut se classer dans la même catégorie que les autres boissons contenant de l'alcool, comme si les effets indésirables de l'éthanol étaient annulés par la solution hydrominérale et organique qui compose 82 à 92 % des vins. Ils croient ensuite que le vin vieux ne peut rendre alcoolique, comme si la toxicité disparaissait avec le temps : pourtant, si les vins se bonifient avec les années, les buveurs excessifs meurent prématurément. Ces discours sont relayés, parfois avec beaucoup de mauvaise foi, par ceux qui prétendent soutenir les producteurs. Certains d'entre eux transforment aujourd'hui le vin en médicament. Ils devraient toutefois prendre garde qu'on n'applique au vin la réglementation sévère qui contrôle les médicaments : si les vins étaient reconnus pour leurs tannins protecteurs, ils seraient alors interdits à la vente en raison de leur contenu en alcool ! Nous avons largement étudié la valeur sociale des boissons, leur aura culturelle et spirituelle. C'est pourquoi nous comprenons les producteurs lorsqu'ils refusent que leurs productions soient classées parmi les drogues. Cependant, nous devons admettre avec les pharmacologues que le noyau dur de toutes ces boissons est la molécule d'éthanol, une substance pouvant engendrer une dépendance.

De nombreux produits ou comportements nous permettent de moins ressentir les aléas de la vie et peuvent être assimilés à des drogues. Les hommes peuvent utiliser ainsi le travail, le sport, la religion ; le plus souvent, il s'agit de produits avalés, inhalés ou injectés. Les producteurs de boissons alcooliques se plaignent que leurs produits « naturels » soient « diabolisés » alors que les médicaments psychotropes étaient encore récemment « angélisés » ; mais les temps évoluent, et les abus médicamenteux sont aujourd'hui condamnés. D'ailleurs, comme l'a montré Alain Ehrenberg[1], les frontières entre traitement, dopage et toxicomanie s'effacent. De plus en plus, les médicaments sont utilisés pour améliorer les performances – le dernier exemple est le Viagra ® – ou « gommer systématiquement (...) les expériences et les rugosités de la vie[2] ». C'est la « médicalisation de l'existence », dénoncée par Édouard Zarifian[3].

Une drogue molle

L'alcool est donc une drogue. L'opinion publique, qui ne veut pas le savoir, qui se drogue avec l'alcool *à l'insu de son plein gré*, l'a appris officiellement à l'occasion du rapport Roques, publié après que plusieurs autres rapports[4], aboutissant aux mêmes conclusions, ont été rangés dans des tiroirs ou classés entre deux bouteilles. Cette information avait été donnée depuis longtemps par de nombreux spécialistes ou par des hommes lucides débarrassés des préjugés. Théodore Monod, explorateur du désert, disait en pointant la place de l'alcool et du tabac en France, que « partir à l'attaque de "la" drogue en oubliant les principales, c'est négliger de mettre le siège devant le donjon et se contenter d'investir et d'emporter la maisonnette du portier, ou simplement la niche du chien[5] ». C'était en 1969, alors que la majorité des Français pensait que la jeunesse était définitivement détournée de l'alcool par les autres drogues.

La publication du rapport Roques a entraîné de nombreuses réactions officielles, des interprétations et des « récupérations » dans différents milieux, interprétations variables selon la drogue préférée de ces milieux. Une réaction commune peut se résumer ainsi : le cannabis, moins dangereux que l'alcool, devrait être légalisé. Dans une réponse à certains parlementaires, le Premier ministre Lionel Jospin avait apporté une nuance très politique. Il avait rappelé que la dangerosité ne devait pas être considérée seulement « en termes de toxicité directe des produits mais aussi de fréquence, de chronicité et d'effets secondaires de leur utilisation, que celle-ci soit abusive ou non. C'est dans ce sens qu'a été abordée la question de l'alcool comme celle du tabac[6] ». La dangerosité tiendrait donc essentiellement au grand nombre des consommateurs. Cette vision politique est juste également du point de vue épidémiologique : si un risque faible est couru par un grand nombre de sujets, les conséquences en termes de santé publique, et donc du point de vue politique, sont grandes.

L'opposition drogue dure-drogue douce est aujourd'hui contestée. Pour certains, la limite pertinente se situerait... « non pas entre drogue douce et dure, entre produit licite et illicite mais entre domaine privé, espace supposé de liberté dont jouit chaque individu, et domaine public régi par les lois inhérentes à toute société, pour sa survie et son bien-être[7] ». Cependant persiste le problème posé par la perte de liberté dans la dépendance.

– La véritable différence entre les drogues réside dans l'acceptation sociale du produit : « Nous sommes fiers de nos dépendances et nous détestons celles des autres. C'est une sorte de xénophobie[8] », dit Bernard Kouchner. La différence est donc culturelle. Notons d'ailleurs que, pour le toxicomane aussi, les boissons alcooliques sont le support de nombreuses valeurs particulières déterminées par son histoire personnelle et par le contexte culturel : la bière est, par exemple, la boisson que son père consommait en excès, et du vin de Champagne peut aussi être considéré par lui comme une offre qu'on ne peut refuser et qui ne peut pas faire de mal.

– La différence est certes culturelle, mais aussi politique et économique. Comme disait encore Théodore Monod, « l'alcool demeure en France une puissance électorale redoutée, et le tabac officiel de la SEITA rapporte à un État pour lequel l'argent, d'où qu'il vienne, sent toujours bon. Ce qui n'est d'ailleurs pas nouveau puisqu'on a connu autrefois un opium officiel en Indochine et un kif de la Régie en Tunisie et au Maroc[9] ». En cas de libéralisation de certaines drogues, gageons que ces substances gagneraient vite en respectabilité. Qui donc empocherait les taxes prélevées lors de leur vente ? On peut se demander si certains n'attendent pas avec impatience ces nouvelles ressources fiscales.

Le problème de l'escalade d'une drogue « douce » à une autre plus « dure » – ou de la dégringolade, devrait-on plutôt dire – a été longtemps mis en avant. En fait, il n'existe pas de facilitation neurobiologique d'un produit à l'autre, mais un entraînement à la fois psychique – le sujet « apprend » à vivre hors de la réalité – et parfois social : le dealer peut pratiquer un marketing astucieux en proposant un jour une drogue « dure » à celui qu'il fournit habituellement en drogue « douce ». C'est une des raisons pour lesquelles tous les produits psychoactifs sont à aborder ensemble. C'est pourquoi les questions posées par le cannabis ne seront pas réglées tant que le problème alcool sera abordé avec hypocrisie, tant que la société gardera la tête dans le sable de sa cave.

– Certes, on peut considérer qu'une drogue dite dure « accroche » la majorité des consommateurs alors que seulement une minorité d'usagers de drogue dite douce deviennent dépendants. Les effets d'une drogue sont variables, en fait, selon le contexte et les consommateurs. Pour parler de cette variabilité, certains ont utilisé la notion de « drogue molle ». Le cannabis, par exemple, relaxe ou « prend la tête », favorise la sociabilité – peut-être est-ce seulement dû au geste du partage – ou rompt la communication, facilite le sommeil ou excite. L'alcool possède cette même « duplicité ». Notons d'ailleurs qu'alcool et cannabis ont un taux d'accrochage semblable : les études[10] ont montré que 5 à 15 % des consommateurs réguliers de l'un ou l'autre produit deviennent dépendants. En 1998, devant l'Assemblée générale des Nations unies, le président Jacques Chirac disait que les toxicomanes ont « besoin d'entendre un langage qui ne soit pas seulement celui de la répression, mais un langage d'attention humaine[11] ». Depuis vingt ans, les différents présidents de la République française ont tous tenté d'impulser de nouvelles politiques concernant les toxicomanies, mais aucun n'a encore osé y intégrer complètement l'alcool. Encore un effort, monsieur le Président !

La potentialité de développer une dépendance varie donc selon les produits, les consommateurs et les circonstances. Pour l'alcool, elle est relativement basse ; en revanche, lorsqu'une dépendance à l'alcool est installée, elle est aussi forte que pour les produits qui l'induisent plus facilement. Comme pour toute autre dépendance, il est impossible de revenir à une consommation modérée en maîtrisant les doses ou la fréquence. Cet état de dépendance implique de refuser le premier verre, même celui d'une rencontre exceptionnelle avec un vieil ami, même vingt ans après le rétablissement.

Les buveurs excessifs : de bons contribuables... honteux

Il n'est pas possible de se limiter à une approche économique qui évalue combien les malades de l'alcool coûtent à la communauté. Cette attitude est inefficace puisque les consommateurs de produits autorisés apportent des sommes considérables au budget de l'État au moment de l'achat, même s'ils coûteront encore plus, mais bien plus tard, à la société.

« L'alcool est à la fois un sujet tabou et un produit totem [12] », rappela Hélène Mignon, députée, rédactrice d'un rapport parlementaire. Il est toujours difficile pour un citoyen français de parler de son problème d'alcool : si, dans les pays anglo-saxons, de nombreuses personnalités ont abordé ce point douloureux de leur vie, dans les pays méditerranéens, c'est encore un « aveu » que seulement quelques célébrités ont pu faire. Les historiens n'en parlent pas habituellement : sur ce point leurs biographies ressemblent souvent à des hagiographies. Rares sont les biographes, comme Laure Adler à propos de Marguerite Duras [13], qui ne masquent pas la réalité. Habituellement, seuls quelques *très anciens* buveurs sont étiquetés « alcooliques ». Nous avons évoqué l'empereur Tibère dont le nom latin complet – Tiberius Claudius Nero – avait été transformé en « Biberius Caldius Mero [14] ». *Caldius* était le cri avec lequel les buveurs demandaient au tavernier de servir le vin plus chaud et *Mero*, qui signifiait « vin pur non mélangé », signait une appétence pathologique. Il est même difficile de jouer au cinéma une femme alcoolique, surtout pour « la plus belle femme du monde », titrait un quotidien à propos d'un rôle de Catherine Deneuve.

Au XIIIᵉ siècle, on pensait que ceux qui mouraient de la variole étaient des enfants qui avaient désobéi à leur père, nous rappela Boris Cyrulnik : « Il aura fallu six siècles d'évolution technique pour que la variole quitte le domaine de la faute et soit attribuée à un virus [15]. » Il faudra encore quelques dizaines d'années avant que l'alcoolo-dépendance ne soit plus considérée comme une maladie honteuse. Ces malades, certes souvent perturbateurs de l'ordre public, sont pourtant d'excellents contribuables qui renflouent les caisses de l'État avec les taxes sur les boissons : ils auront déjà largement payé leurs soins lorsqu'ils en auront besoin. Souvent pris comme boucs émissaires, ces mauvais consommateurs sont en fait des révélateurs du malaise social. Un clinicien l'exprima ainsi : « Source de gêne, ce consommateur goulu est un indicateur de souffrance : la sienne, la nôtre également. Comme tous les indics, il a mauvaise presse. Jouant sur les deux tableaux du normal et de l'anormal, tantôt correct à jeun, tantôt insupportable lorsqu'il a bu, il est le tricheur peu fréquentable qui livre sur la place publique les secrets dont l'humanité a honte et qu'elle croyait bien dissimulés par la course au paraître dont elle fait son activité principale [16]. » Une malade rétablie lui répond ainsi : « Cette même société y trouve son compte en douce, puisque, victimes désignées, nous représentons ce que chacun de ses membres "normaux" ne veut surtout pas savoir de lui-même (...). L'alcool joue le rôle d'un révélateur, rien d'autre [17]. »

Les malades de l'alcool : des sujets sensibles

Un autre fait difficile à « digérer » est qu'il n'existe pas de seuil de toxicité en dessous duquel telle boisson n'est pas dangereuse. Tout dépend d'une sensibilité qui est variable selon les personnes. Il faut donc insister sur le consommateur et non sur le produit. La vulnérabilité de chacun face à l'alcool varie avec cette sensibilité biologique et psychologique : de nombreux malades parlent d'une véritable « injustice ». « Dans une époque qui dénie les différences, [l'alcool] ose souligner les inégalités entre les individus [18] », relève très justement Maurice Bazot. Le problème d'alcool devient évident à partir du moment où le buveur ne boit pas avec les autres, selon les mêmes coutumes... souvent après s'être trop conformé aux normes des autres, lorsqu'il ne pouvait pas échapper au rite de la tournée, par exemple. C'est pourquoi il est souvent difficile de voir le passage de cette frontière entre le « normal » et le pathologique, en particulier lorsque le contexte social est alcoolisé et lorsque l'entourage est très tolérant. L'information, l'éducation et la réglementation sont alors utiles pour limiter ces dérapages. Cependant, une analyse fine permet aussi de révéler qu'un certain nombre d'alcooliques boivent d'emblée de manière très différente en expérimentant des ivresses particulières.

Pour l'entourage, le « morceau » le plus difficile à « avaler » tient au fait qu'un buveur devenu dépendant ne peut plus espérer retrouver la maîtrise de sa consommation. Le public admet que le toxicomane doive rompre totalement avec le produit, en quelque sorte « prendre le large » : changer de lieu de vie et de fréquentation est utile pour se sevrer de drogues illicites. En cas de dépendance à l'alcool, la même rupture est nécessaire mais elle est plus difficile car, après le sevrage, le produit et les pourvoyeurs sont toujours là, même après les plus grands changements. Le voyage n'est plus une « traversée » au large des offres de drogues mais un cabotage entre bars, pots, fêtes, invitations. C'est pourquoi il est préférable que le rétabli « reste à bord » au début de son rétablissement : c'est seulement lorsqu'il aura « pris le large » dans sa tête qu'il pourra descendre lors des escales. Pour réaliser cette rupture, il n'existe pas de cure miracle, il faut un temps assez long pour que se recréent les liens sociaux nécessaires au rétablissement. L'effet de l'alcool, c'est l'immédiateté, le rétablissement, c'est savoir attendre. Pour aider les alcooliques, certains espèrent en un médicament miracle, mais nous pensons que le remède est à trouver par chaque sujet en lui-même et que seul un travail personnel d'ordre psychothérapique peut aider à vivre sans l'aide de « béquille » chimique.

Un fait de civilisation

Les boissons alcooliques, et le vin en particulier, sont souvent présentées comme les plus *naturels* des produits. Ils sont en fait les plus *culturels*, les plus riches de symboles humains. L'alcool est « marqueur de civilisation, clé du savoir », dit Maurice Bazot ; il nous donna l'exemple de sa représentation sur l'obélisque de la Concorde[19] : au sommet de la pierre gravée, depuis le XIIIe siècle avant J.-C., Pharaon fait au dieu Amon l'offrande du vin.

Barthes disait de la nourriture qu'elle était « un fait social total (...), un opérateur universel du discours[20] ». Après Lévi-Strauss, il a insisté sur le contenu socioculturel des aliments. L'alcool, aliment et drogue, est un produit tout aussi révélateur de notre condition humaine. Jean Bernard a bien décrit l'intérêt épistémologique de la discipline qui étudie les rapports de l'homme et de l'alcool : l'alcoologie. « Elle est à la fois une science-témoin, une science-pilote. Elle nous apporte d'émouvantes informations sur le malheur des hommes, leurs responsabilités, leurs difficultés, leurs relations avec la société[21]. »

Lors d'une réunion à Strasbourg où j'expliquai les dangers de l'abus d'alcool, une parlementaire européenne tenta de me contrer en me parlant de la place du vin dans notre civilisation « depuis la Bible ». Pour s'opposer à la prévention de l'alcoolisme, elle brandissait presque le texte sacré. C'était une image curieuse pour ceux qui, venant du monde latin, associent plutôt les excès de la prévention au protestantisme des sociétés nordiques. Pouvais-je m'opposer à la Bible ? Je lui demandai à quels passages elle faisait allusion ? Était-ce à l'ivresse blasphématoire des fils d'Aaron[22] ou à celle de Loth[23] lorsque ses filles le firent boire jusqu'à l'ivresse pendant deux nuits afin de le contraindre à une relation sexuelle incestueuse, chacune à son tour ?

Il ne convient pas de faire référence aux textes sacrés, en oubliant les assassinats, viols ou incestes qui s'y trouvent, justement lorsqu'ils sont le fait de l'ivresse. Trop souvent certains auteurs décrivent une seule face des boissons et de leurs consommations, souvent en utilisant des citations tronquées et non localisées. On évoque toujours le « vin qui réjouit le cœur de l'homme [24] ». C'est bien dans les Psaumes de David mais on cite moins souvent l'Ecclésiastique où on peut lire : « Le vin et la musique réjouissent le cœur de l'homme, mais l'amour de la sagesse passe l'un et l'autre [25]. » Pour révéler les nombreuses facettes de l'alcool, j'ai essayé de ne pas faire de sélection et de prendre en compte de nombreux textes fondateurs. J'ai justement pris le parti de placer l'alcool dans son contexte culturel depuis les textes anciens – la Bible et Platon – jusqu'aux chanteurs populaires de notre siècle et aux albums des aventures de Tintin. La consommation d'alcool est profondément insérée dans l'humus de nos civilisations. Il faut en tenir compte. De la même façon, la vigne a ses racines dans notre inconscient collectif de fils de paysans. Dans les enquêtes [26] d'opinion, l'arrachage des vignes est une méthode de prévention refusée par tous et partout, même dans les régions où la vigne ne se cultive plus depuis des siècles, même par les jeunes qui ne connaissent que l'alcool « en boîte ». Notons bien d'ailleurs que si le vin monopolise dans les pays latins les discours culturels, la culture de la bière existe aussi dans les pays nordiques où rites et sagas mobilisent dieux et héros autour des chopes. Notons bien encore que le toxicomane bénéficie aussi d'une culture de la drogue – autrefois baptisée « contre-culture » ou « underground » – qui a ses lettres de noblesse de Baudelaire à Kerouac.

Dans l'histoire des civilisations, l'alcool a été une arme politique, économique, sociale. Certes, sa consommation facilite une contestation de l'ordre moral et social, comme on l'entend clairement dans les chansons à boire, mais elle favorise en fait une normalisation. L'ivresse n'est pas source d'originalité créatrice ou de révolution mais de conformisme de la part des buveurs qui sont trop souvent couleur muraille – *gris* – lorsqu'ils sont embrigadés derrière le pavillon de l'alcool. L'alcool participe au contrôle social, freine les révoltes, fait accepter la misère et l'injustice. Il est bien clair que si les boissons alcooliques s'implantent si fortement dans les bases de nos sociétés, leur consommation ne peut que conforter les pouvoirs en place, elle ne peut être un moyen de révolte mais seulement une manière d'échapper au « système » par l'imaginaire.

NOTES BIBLIOGRAPHIQUES

NOTES : APÉRITIF

1. Roques B., *La Dangerosité des drogues*, Paris, Odile Jacob/La Documentation française, 1999.

2. *Ibid.*, p. VII et VIII.

3. Jünger E., *Approches, drogues et ivresses*, Paris, Gallimard, coll. Folio, p. 27.

4. Le Nouveau Testament, *Évangile selon saint Mathieu*, chapitre XIII.

5. Cain J., « Semer la zizanie », *in Psychiatrie française*, « Ivresses », XXVIII, 3/1997, p. 11.

6. Becker G., *Plantes toxiques*, Paris, Gründ, 1984.

7. *Libération*, 12 octobre 1998, entretien avec le Dr W. Lowenstein.

8. *Canal +*, « Les guignols de l'info ».

9. Delerm P., *La Première Gorgée de bière et autres plaisirs minuscules*, Paris, Gallimard, 1997.

10. *Paris-Match*, 27 juillet 1984.

11. Khayyâm in Safâ (sous la direction de), *Anthologie de la poésie persane*, Paris, Gallimard/Unesco, 1964, p. 140.

12. Lowry M., *Au-dessous du volcan*, Paris, Gallimard, coll. Folio, p. 620.

13. *In* Parquet P.-J., Bailly D., *Neuropsychiatrie de l'enfance*, 1988, 36 (2-3), 97-107.

14. *Le Monde*, 8 janvier 1999 et 3 avril 1999 ; *Libération*, 17 juin 1999 ; *Le Monde*, 18 juin 1999.

Premier ministre, MILDT, Plan triennal de lutte contre la drogue et de prévention des dépendances, Paris, juin 1999.

15. *La Journée vinicole*, 10 octobre 1996 et 14 octobre 1998.

16. *Libération*, 5 novembre 1988 et *Le Canard enchaîné*, 11 novembre 1998.

17. Léotard P., *Clinique de la raison close*, Paris, Les Belles Lettres, 1997, p. 134.

18. Rabelais, *Le Cinquième Livre*, Prologue et chapitre 45.

NOTES DU CHAPITRE PREMIER

1. Enjalbert H. et B., *L'histoire de la vigne et du vin*, Paris, Bordas, 1987.

2. Chénier A., « L'une agitant le thyrse… », *Œuvres poétiques, Poésies antiques*, XV, Paris, A. Lemerre, 1925, Tome I, p. 43.

3. Horace, *Odes*, Livre I, XXXVII.

4. Diodore de Sicile, Strabon et Columelle *in* Pernoud R., *Les Gaulois*, Paris, Seuil, 1979, p. 88-89.

5. *Le Monde*, 23 octobre 1998.

6. *In* Pernoud R., *op. cit.*, p. 89.

7. Huysmans J.-K., *L'Oblat*, Christian Pirot, 1992, p. 306.

8. Johnson H., *Une histoire mondiale du vin*, Paris, Hachette, 1990, p. 179.

9. Young A., *Voyages en France*, Paris, Armand Colin, 1976, p. 371.

10. Jacq C., *Le Petit Champollion illustré*, Paris, Robert Laffont, 1994, p. 164.

11. *In* Delorme M-F, *Le Rôle des moines dans l'histoire de la cervoise et de la bière*, Riom, édité par Riom Laboratoires CERM, s. d., p. 29.

12. Bluche F., *La Vie quotidienne au temps de Louis XVI*, Paris, Hachette, 1980, p. 136.

13. Dumay R., *Le Rat et l'Abeille*, Paris, Phébus, 1997, p. 200-207.

14. Flandrin J.-L., « Vins d'hier : fonctions et usages sociaux », *in La Vigne et le vin*, catalogue de l'exposition, Paris, La Manufacture et la Cité des Sciences et de l'Industrie, 1988, p. 297-300.

15. Lemaitre N., « Les collections de bonnes bouteilles à la fin de l'Ancien Régime », *in Mélanges p. Goubert (La France d'Ancien Régime : études réunies en l'honneur de p. Goubert)*, Toulouse, Privat, 1984, T. II, p. 381-389.

16. Garrier G., « Le vin de cuve en bouche », *in Le Vin des historiens*, Actes du 1er symposium « Vin et histoire », 1989, Université du vin, Chateau de Suze-la-Rousse, p. 12.

17. Zarifian E., *in L'Amateur de Bordeaux*, numéro hors série : « Champagne », décembre 1996, p. 86.

18. *In Le Nouvel Observateur*, 31 juillet-6 août 1997.

19. *Encyclopédie, Dictionnaire raisonné des sciences, des arts et des métiers*, À Neufchastel, chez Samuel Faulche et compagnie, 1765, article « Vin ».

20. Braudel F., *Les Structures du quotidien*, Paris, Armand Colin, 1979, Collection Références, Tome I, p. 203-300.

21. Schivelbusch W., *Histoire des stimulants*, Paris, Gallimard, 1991.

22. Laffont B., « L'alcool et la guerre », *Dépendances*, 1994, n° 2.

23. Le Grand d'Aussy, *Histoire de la vie privée des Français*, Paris, 1782, Tome III, cinquième section, p. 68.

24. *Ibid.*, p. 72.

25. La Bruyère, *Les Caractères*, chapitre VIII, 74, « De la Cour ».

26. « Les Porcherons », *in* Nisard C., *De quelques parisianismes populaires*, Paris, Éditions de la Butte aux cailles, 1980, p. 74.

27. Beaumarchais, *Le Barbier de Séville*, acte I, scène 2.

28. Rousseau J.-J., *Les Confessions*, Livre sixième, coll. Folio classique, p. 338-339.

29. Duby G. et Wallon A., *Histoire de la France rurale*, tome 2 : *L'Âge classique des paysans*, Paris, Seuil, 1975, p. 480.

30. Restif de La Bretonne E., *La Vie de mon père*, Livre quatrième, Paris, Garnier, 1970, p. 130.

31. *In* Dauzat A. et coll, *Dictionnaire étymologique et historique de la langue française*, Paris, Larousse, 1993.

32. *In* Junger E., *Approches, drogues et ivresses*, Paris, Gallimard, coll. Folio, p. 136.

33. Tristan F., *Promenades dans Londres*, Paris, Librairie F. Maspéro, 1978, p. 117.

34. Lavoisier, *Œuvres*, Paris, Grimaux éditeur, 1854, tome VI, p. 403-448.

35. Homère, *L'Odyssée*, chant IX, vers 360, traduction V. Bérard, Paris, Gallimard, 1955, coll. La Pléiade, p. 674.

36. Bouvier M., « Retrouver le gout des vins antiques », *Archéologia*, n° 346, juin 1998, p. 26-31.

37. Enjalbert H. et B., *op. cit.*, p.18.

38. Hennig J.-L., *Érotique du vin*, Zulma, 1999, p. 61.

39. Boileau, « Sur un repas ridicule », *Satires*, III.

40. *Encyclopédie, Dictionnaire raisonné…*, *op. cit.*, p. 295.

41. Mercier L.S., *Tableau de Paris*, tome III, chapitre CCLXV et tome VII, chapitre DLXXXVII (Paris, Mercure de France, 1994, tome I, p. 670 et tome II, p. 184).

42. Lettres patentes du Roi données à Versailles le 5 février 1787.

43. *In* Lavoisier, *op. cit.*, p. 345.

44. *In Libération*, 2 juin 1998. On peut lire une excellente analyse de la médiatisation de cette affaire dans les articles de Bardawil G. et Fischler C, « Le discours autour de Giscours », *L'Amateur de Bordeaux*, 1998, 60, p. 18-30.

45. Michelet, *Tableau de la France*, Paris, Les Belles Lettres, 1934, p. 73.

46. Craplet M., « De l'alcoo(nationa)lisme à la prévention européenne », *in Alcool et Europe*, Actes de l'université d'été de l'Association nationale de prévention de l'alcoolisme, Paris, 1990, p. 34.

47. Fallet R., *Le beaujolais nouveau est arrivé* Paris, Denoël, coll. Folio, p. 125.

48. Fouquet P., de Borde M., *Le Roman de l'alcool*, Paris, Seghers, 1985.

49. Deveau J.-M., *La France au temps des négriers*, Paris, France-Empire, 1994, p. 13, 34 et 47-69.

50. *In* Braudel F., *op. cit.*, I, p. 282.

51. Nadeau L., *Vivre avec l'alcool*, Québec, les Éditions de l'Homme, 1990.

52. Hearting E., *Les Indiens d'Amérique du Nord*, Zurich, Silva, 1982, p. 35.

53. *In* Fouquet P., de Borde M., *op. cit.*, p. 183.

54. Balzac H. de, *Traité des excitants modernes*, Le Castor Astral, 1992, p. 25.

55. Cavanagh J., Clairmonte F., *Alcool et pouvoir des transnationales*, Lausanne, P.-M. Favre, 1986.

56. Chapuis R., « Le poids de l'Occident sur le marché de l'alcool », *in* Commission sociale de l'Épiscopat, *Problèmes d'alcool, Église et société*, Paris, Centurion/Cerf/Fleurus-Marne, 1999, p. 28-43.

57. Soyez J.-M., *Quand les Anglais vendangeaient l'Aquitaine*, Paris, Fayard, 1978, p. 211-213.

58. *In* Louis P., *Les deux font la paire*, Paris, Arléa, 1997, p. 51 et 136.

59. Georges P., *Le Monde*, 27 septembre 1997, p. 31.

60. Leproux, *in* Robert M., « Approche historique et culturelle de l'alcoolisme », *Les Cahiers du CNDCA*, n° 1, 1978, p. 24 (Documentation ANPA, Paris), p. 24.

61. *Le Monde*, 14 juillet 1992.

62. Pline l'Ancien, *Histoire naturelle*, Livre XIV, texte établi par J. André, Paris, Les Belles Lettres, 1958, p. 48.

63. *In* Lachiver M., *Vins, vignes, vignerons*, Paris, Fayard, 1988, p. 320.

64. *In* Braudel F., *op. cit.*, I, p. 296.

65. Montesquieu, *De l'esprit des lois*, XXIII, 14.

66. Homère, *L'Iliade*, Chant VII, vers 460-482, traduction E. Lasserre, Paris, édition Garnier, 1965, p. 127.

67. *Le Figaro*, 28 juin 1999.

68. Martial, *in* Pernoud R., *op. cit.*, p. 89.

69. Pirenne H., *Histoire économique et sociale du Moyen-Âge*, Paris, PUF, 1969, p. 132-135.

70. *In* Lachiver M., *Par les champs et par les vignes*, Paris, Fayard, 1998, p. 281.

71. Lamarck, Encyclopédie méthodique Botanique, À Paris, chez H. Agasse, MDCCCVIII, tome huitième, article « Vigne », p. 595-600, p. 596.

72. Rousseau J.-J., *La Nouvelle Héloïse*, Cinquième partie, Lettre VII.

73. Ponge F., « Le vin », in *Le Grand Recueil : Pièces*, Paris, Gallimard, 1961, p. 91.

74. « Porto des vins d'exceptions », *in L'Amateur de Bordeaux*, numéro hors série, 1998.

75. *L'Épopée de Gilgamesh*, traduction J. Bottéro, Paris, Gallimard, 1992, p. 222-224.

76. *Le Monde*, 4 décembre 1999.

77. Kauffmann J.-P., « Le cru et l'écrit », *in Télérama*, 14 juin 1989.

NOTES DU CHAPITRE II

1. *In* Castelot, *Napoléon*, Paris, Librairie académique Perrin, 1968, p. 56.

2. Abû Nuwâs, *Le Vin, le Vent, la Vie*, Paris, Sindbab, 1979, p. 66.

3. Lewis K. O., « Back calculation of blood alcohol concentration », *British Medical Journal*, 3 octobre 1987, vol. 295 : Winek C., Murphy K., « The rate and kinetic order of ethanol elimination », *Forensic Science International*, 1984, 25 : 159-166.

4. Coutelle C., Ward P. J., Quattrocchi P., Fleury B., « Population distribution of alcohol déshydrogenase class I in France : comparison with other populations, and distribution with respect to gender and age », *Alcohol & Alcoholism*, 1998, 33 (2), 173-83.

5. *In* Braudel F., *op. cit.*, I, p. 267.

6. Hergé, *Le Crabe aux pinces d'or*, Tournai, Éditions Casterman, 1953, p. 55.

7. Rousseau J-J, *La Nouvelle Héloïse*, Cinquième partie, Lettre VII.

8. *L'Équipe*, 28 juillet 1950.

9. Chany P., *La Fabuleuse Histoire du Tour de France*, Paris, Nathan, 1991, p. 382.

10. *L'Équipe*, 29-30 juillet 1950.

11. *Lancet*, 6 october 1990, n° 8719 : 872.

12. Picot D., Lauvin R., Hellegouarc'h R., « Fermentation intra-digestive au cours des syndromes de malabsorption intestinale », *Gastroenterol Clin. Biol.*, 1997, 21 : 562-566.

Hunnisett A. and coll, *Journal of Nutritional Medicine*, 1990, I, 33-38.

13. Frezza M. et coll., « High blood alcohol levels in women », *The New England Journal of Medicine* 1990 ; 322 : 95-9.

14. Cocea N. D., *Le Vin de longue vie*, Aix-en-Provence, Alinea, 1989, p. 101.

15. *In Histoire du peuple français*, (sous la direction de L.-H. Parias), Paris, Nouvelle Librairie de France, 1951, tome I, p. 241.

16. Delerm P., *La Première Gorgée de bière et autres plaisirs minuscules, op. cit.*, p. 31.

17. *Ibid.*, p. 16-17.

18. El-Karef R., *Le Mezzé libanais*, Actes Sud, 1998.

19. Cyrulnick B., *L'Ensorcellement du monde*, Paris, Odile Jacob, 1997, p. 154.

20. Thorgensky T. (entretien avec C. Brizard), *Le Nouvel Observateur*, 2-8 novembre 1989, p 110-111.

21. Lenoir J., *Le Nez du vin*, Paris.

22. Bettane M., « Attention œnologite aigue », *Le Monde*, 31 octobre 1987, p. 21.

23. Cyrulnick B., *op. cit.*, p. 107.

24. Colette, *in Le Six à huit des vins de France*, presses Draeger, s. l. n. d., p. 3.

25. Nau J.-Y., « Ma voiture, ma hi-fi, mon vin », *Le Monde*, 8 avril 1985.

26. Brochet F., *Aspects cognitifs de la dégustation*, Faculté d'œnologie, Bordeaux II. Cette thèse est résumée dans l'article « Des gouts et des couleurs », *Le Monde de l'éducation*, n° 261, 1998.

27. Rabelais F., *Le Cinquième Livre*, chapitre 42.

28. Ramuz C. F., *L'Année vigneronne*, Aigre (Suisse), Séquences, 1988, p. 9.

29. Marot C., *L'Enfer*, vers 383-384.

30. Kaufman S. E., Kaye M. D., « Effect of ethanol upon gastric emptying », *Gut*, 1979, 20 : 688-692.

Moore J. G. et coll, « Effect of wine on gastric emptying in humans », *Gastroenterology*, 1981 ; 81 : 1072-5.

Jian R. et coll, « Effect of alcohol on gastric emptying on an ordinary meal in Man ». *Gastrointestinal Motility*, Cortina international, Verona, 1983, 151-154.

31. *In* Flandrin J.-L., *Chronique de platine*, Paris, Odile Jacob, 1992, p. 134.

32. *In* Robert M., *op. cit.*, p. 23.

33. *In* Ezine J.-L., *Le Nouvel Observateur*, n° 1704, 2-8 juillet 1997.

34. *Libération*, 15 septembre 1997, p. 24.

35. Apfelbaum M., « L'alcool est un nutriment original », *Méd. Digest et Nutr (QM)*, n° 33, 10 mai 1984.

36. Mirouze J., *Le Vin : aliment de consommation courante, boisson de luxe ? Drogue licite* », Suze-la-Rousse, Collection Université du vin, 1989.

37. P.-É. Victor, Communication du 30 juin 1953 à l'Académie de médecine, cité dans *À votre santé*, 1977, n° 4, (Paris, Comité national de défense contre l'alcoolisme).

38. Hervieu L., *Montsouris*, Paris, Éditions Émile-Paul Frères, p. 8.

39. Guionnet C., « L'Eau de feu », *Journal d'alcoologie*, 1989, 1 : 61-68.

40. Lalardrie B., *La Pratique médicale quotidienne*, n° 158, 14 mai 1985.

41. Bachelard G., *La Psychanalyse du feu*, Paris, Gallimard, 1949 (collection Folio essais, p. 140-141).

42. Yang Wan li, *in Éloge de l'ivresse, op. cit.*, p. 213.

43. Kaikô T., *Romanée-Conti 1935*, Arles, Philippe Picquier, 1996, p. 39.

44. Virgile, *Bucoliques*, V, vers 70.

45. *L'Express*, 17 mars 1989, p. 152.

46. Tardieu J., *in* Dumayet P., *Des goûts et des dégoûts*, Paris, L'Échoppe, 1996, p. 21.

47. Molière, *Sganarelle ou le Cocu imaginaire*, Scène septième.

48. Zahir, *in* Safâ, *op. cit.*, p. 178.

49. *In* Freud S., « Le malaise dans la culture », *in Œuvres complètes*, vol. XVIII, Paris, PUF, 1994, p. 265.

50. Baudelaire C., « Le vin des chiffoniers », *in Les Fleurs du mal*

51. *Éloge de l'ivresse, op. cit.*, p. 81.

52. Queffélec Y., *in Le Nouvel Observateur*, n°1091, 4 octobre 1985.

53. Cottard R.-L., *Revue d'histoire du XIVᵉ arrondissement de Paris*, n° 9, 1964, p. 5.

54. *In Connaissances de Paris et de la France*, n° 15, 1973, p. 48.

55. Commynes P. de, *Mémoires*, année 1465 (Livre I, chapitre VII).

56. *National Géographic* (France), vol 1.2, n° 2, novembre 1999, p. 53.

57. *Libération*, 5 mars 1986.

58. *Le Monde*, 22 novembre 1997.

59. Cuvelier, *in* Minois G., *Du Guesclin*, Paris, Fayard, 1993, p. 390.

60. Ménard C., *Histoire de messire du Guesclin*, Paris, 1618, p. 524.

61. Craplet M., « Nuits d'ivresses révolutionnaires », *Alcoologie*, 1993, 15 (1) : 25-30 et Craplet M, « Ivresses de 1789 », *Dépendances*, 1993, 5, 2 : 26-29.

62. Apollinaire G., « À l'Italie », *in Obus couleur de lune, in Calligrammes*.

63. *In* Fouquet P., de Borde M., *Le Roman de l'alcool*, Paris, Seghers, 1985, p. 173.

64. Pruvost M., *L'Alcoolisme mondain*, Paris, Librairie Le François, 1934, p. 15.

65. *Le Monde*, 22-23 novembre 1998.

66. Blaise de Monluc, *Commentaires*, Paris, Gallimard, 1964, Coll. La Pléiade, p. 24.

67. *Ibid.*, p. 453.

68. *Ibid.*, p. 781.

69. *Le Monde*, 10 juillet 1998 et 31 mars 1999.

70. Apollinaire G., « Le vigneron champenois », *in La Tête étoilée, in Calligrammes*.

71. *In* Chatelain-Courtois M., *Les Mots du vin et de l'ivresse*, Paris, Librairie classique Eugène Belin, 1984, p. 67.

72. *In* Chatelain-Courtois M., *op. cit.*, p. 36.

73. *Le Monde*, 10 juillet 1998, p. V.

74. Witkiewicz S. I., *Les Narcotiques*, Lausanne, L'Âge d'Homme, 1980, p. 41.

75. Baudelaire C., « Le vin du solitaire » in *Les fleurs du mal*.

76. Da Ponte L., *in* Massin J., *Don Juan*, Paris, Stock, 1979, p. 475.

77. Abû-Nuwas, *op. cit.*, p.77.

78. Nadeau L., *op. cit.*

79. Roudaki, *in* Safâ, *op. cit.*, p. 37.

80. Baudelaire C., « Du vin et du haschich », III, *in Les Paradis artificiels*.

81. Ponchon R., « Chanson », *in La Muse au cabaret*, Paris, Bibliothèque Charpentier, Fasquelle, p. 13.

82. de Mondenard J.-P., *Le Dopage aux Jeux olympiques*, Éditions Amphora, 1996.

83. Nait-Challal M., « Histoire de vous faire marcher », *L'Équipe Magazine*, 1er juin 1985, p. 75-76.

84. Guionnet C., *L'Éthylothérapie*, thèse de médecine, faculté de Paris-Cochin, 1982.

85. Cité dans Noiville P., « L'éthylothérapie ou le mythe de l'alcool médicament à l'usage des médecins », *in L'Information psychiatrique*, 1985, 61, 10, : 1311-1323.

86. Basselin O. et Le Houx J., « Dialogue du vieillard et du médecin », *Vaux de Vire*, Paris, Adolphe Delahays, 1858, p. 87.

87. Basselin O., « Le remède des fièvres », *op. cit.*, p. 29.

88. Basselin O., « Éloge de Noé », *op. cit.*, p. 27.

89. Rabelais, *Gargantua*, chapitre 41.

90. Voltaire, Lettre du 19 décembre 1774, *Correspondance*, Paris, Gallimard, 1987, Bibliothèque de la Pléiade, tome XI, lettre 13970, p. 887.

91. Rabelais, *Pantagruel*, chapitre 30.

92. *In* Follain J., *La Table*, Fata morgana, 1984, p. 37.

93. *Le Figaro*, 29 novembre 1960.

94. *Concours médical*, 17 décembre 1960.

95. Pasteur L., *Études sur le vin, ses maladies, causes qui les provoquent, procédés nouveaux pour le conserver et le vieillir*, Paris, Imprimerie Impériale, 1866, p. 56 et 132, ou édition Savy, 1873, p. 53 et 127, ou *Œuvres*, réunies par Pasteur Vallery-Radot, Paris, Masson, 1924, p. 152 et 204.

96. Delerm P., *op. cit.*, p. 24.

97. *In* Robert M., *op. cit.*, p. 35.

98. Durkheim E., *Les Formes élémentaires de la vie religieuse*, Paris, PUF, 1968, p. 483.

99. Jünger E., *op. cit.*, p. 132.

100. Freud S., « L'avenir d'une illusion », *in Œuvres complètes*, XVIII, Paris, PUF, 1994, p. 190.

101. Félice P. de, *Poisons sacrés. Ivresses divines*, Paris, Albin Michel, 1936.

102. Rabelais, *Gargantua*, chapitre 27 et chapitre 18.

103. James W., *L'Expérience religieuse*, Paris, Alcan, 1906, p. 328-329.

104. Boustany A., *Histoire des paradis artificiels*, Paris, Hachette, 1993, p. 70 et 76.

105. Li Po, *in* Demieville, (sous la direction de), *Anthologie de la poésie chinoise classique*, Paris, Gallimard, 1962, p. 263.

106. Khayyâm, *in* Safâ, *op. cit.*, p. 139.

107. Brel J., « Jaurès », *in Tout Brel*, Paris, R. Laffont, coll. 10-18, p. 395.

108. Drieu la Rochelle P., *Le Feu follet*, Paris, Gallimard, coll. Folio, p. 91.

109. Duras M., « C'est Dieu l'alcool », *Psychotropes*, 1985, vol. II, n° 3, p. 61.

110. Verny F., *Dieu n'a pas fait la mort*, Paris, Grasset et Fasquelle, 1994, p. 150.

111. Balzac H. de, *La Peau de chagrin*, Paris, Gallimard, coll. Folio classique, p. 221.

112. Shakespeare W., *Henri IV*, Seconde partie, Acte II, Scène 4.

113. Shakespeare W., *Henri IV*, Acte III, Scène 3.

114. Aristophane, *Les Guèpes*, vers 1250-1252.

115. Josselin J.-F., *L'Enfer et C*ie, Paris, Grasset et Fasquelle, 1982, p. 38 et 32.

116. Pivot B., « Mes quinze ans d'Apostrophes », *in Lire*, Paris, n° 177, juin 1990, p. 27.

117. Witkiewicz S. I., *op. cit.*, p. 44.

118. Duras M., *La Vie matérielle*, Paris, POL, 1987, p. 21.

119. Dufreigne J.-P., *Boire*, Paris, Grasset et Fasquelle, 1996, p. 160 et 23.

120. Rey H-F., *La Comédie*, Paris, Robert Laffont, 1997, p. 20.

121. Boudard A., *L'Hôpital*, Paris, La Table ronde, 1972, p. 299.

122. Jünger E., *op. cit.*, p. 43.

123. Caradec F., *La Compagnie des zincs*, Paris, Ramsay, 1986, chapitre 7.

124. Ledermann S., *Alcool, alcoolisme, alcoolisation*, Paris, PUF, 1956 et 1964.

125. Balmès J.-L., Daurès J.-P., Paray-Fabbro P., Possoz P., Trétarre B., « Estimation de la prévalence de l'alcoolisation excessive dans la population hospitalisée au CHU de Nîmes sur une période de trois mois », *Alcoologie*, 1995, 17 (4) : 307-313.

126. *Le Monde*, 26 octobre 1999.

127. Aubin H.-J., Tilikete S., Roullet-Volmi M.-C., Barrucand D., « Interrelations entre les dépendances alcoolique et tabagique », *Alcoologie*, 1995, 17 (4) : 281-286.

128. Ernouf D., Aubin B., Narcisse G., Daoust M., « Alcool et benzodiazépines : que de ressemblances ! », *Alcoologie*, 1995, 17 (2) : 136-144.

129. Facy F., Varsat B., Rabaud M., Emptoz B., René M-N., « Usages d'alcool et polyconsommation de psychotropes chez de jeunes adultes », *Alcoologie*, 1998, 20, 2 : 117-125.

130. Barthes R., *in* Brillat-Savarin, *Physiologie du goût*, Paris, Hermann, 1975, p. 16.

131. *Ibid.*, p. 29.

132. La Bible, Le Cantique des cantiques, VII, 2.

133. Van Gennep A., *Coutumes et croyances populaires en France*, Paris, Le Chemin vert, 1980, p. 197-200.

134. Ramuz C. F., *op. cit.*, p. 15.

135. Cocea N. D., *op. cit.*, p. 131-139.

136. Romi, *Le Livre de raison du patriote Palloy*, Paris, Les Éditions de Paris, 1956, p. 95 et Mercier, *Le Nouveau Paris*, Paris, an VII, chapitre XCI, p. 110, Paris, Mercure de France, 1994, p. 388.

137. *In* Duhamel J., 100 % Français, Paris, Pierre Belfond, 1987.

138. *In* Tran Ky, Drouard F., Guilbert J-M, *Champagne et émotions*, Montpellier, Sauramps medical, 1997, p. 86.

139. Bierce A., *Le Dictionnaire du diable*, Paris, Nouvel Office d'Édition, 1964, p. 177.

140. Zarantonello M., « Expectations for reinforcement from alcohol use in a clinical sample », *Journal of Studies on Alcohol*, 1986, 47, 6 : 485-488.

Wilson G. T., Lawson D. M., « Effects of alcohol on sexual arouse in women » et « Expectancies, alcohol and sexual arousal in male social drinkers », *Journal of Abnormal Psychology*, 1976, 85, 6 : 489-497 et 587-594.

141. Shakespeare W., *Macbeth*, Acte II, Scène 3.

142. Béranger, « La Bacchante », *Œuvres complètes*, Paris, Perrotin, 1850, p. 3.

143. Corroy A.-M., Paille F., Pierfitte C., Barrucand D., « Phénomènes d'attente et conduites d'alcoolisation », *Alcoologie*, 1989, 11 (1) : 29-35.

144. Josselin J.-F., *op. cit.*, p. 13.

145. *La Journée vinicole*, 24 décembre 1986.
146. Witkiewicz S. I., *op. cit.*, p. 41-42.
147. Witkiewicz S. I., *op. cit.*, p. 44.
148. Duras M., *op. cit.*, p. 22.
149. *Libération*, 28 octobre 1996, p. 36.
150. *In* de Rudder O., *Bréviaire de la gueule de bois*, coll. Librio, 1993, p. 72.
151. *La Journée Vinicole*, 1-2 janvier 1986.
152. Giraud D., *Ivre de Tao*, Paris, Albin Michel, 1989, p. 22.
153. *In Psychiatrie Française*, « Ivresses », *op. cit.*, p. 58.
154. Bachelard G., *La Psychanalyse du feu*, *op. cit.*, p. 150.
155. Ponge F., « Le vin », *op. cit.*, p. 92.
156. Dormann G., *La Gourmandise de Guillaume Apollinaire*, Paris, Albin Michel, 1994, coll. Le livre de poche, p. 53.
157. *L'Express*, 21 septembre 1990, p. 65.
158. *Lire*, été 1991, p. 7.
159. Cité par Cau J., *L'Ivresse des intellectuels*, Paris, Plon, 1992, p. 89.
160. Coussediere V., « Baudelaire, Nietzche. Philosophie de l'ivresse », *in Aujourd'hui l'alcoologie*, 1990, n°43, p. 11.
161. Baudelaire C., *Les Paradis artificiels : le poème du haschich, V Morale, in Les Paradis artificiels*, *op. cit.*, p. 161.
162. *Ibid.*, p. 160.
163. Pichois C., *in* Baudelaire C., *Les Paradis artificiels*, Paris, Gallimard et Librairie générale française, 1964, coll. Le Livre de poche, p. 14-19.
164. *In* Jay S., *Les écrivains sont dans leur assiette*, Paris, Seuil, 1991, p. 96.
165. Comby B., *Éloge de la sieste*, Paris, F-X de Guibert, 1994, p. 173.
166. Lowe G., « Creativity : links with alcohol use and other substance use », *in Pleasure and Quality of Life*, edited by D. M. Warburton and N. Sherwood, Chichester, John Wiley and Sons Ltd, 1996, p.131-145.

NOTES DU CHAPITRE III

1. Pelicier Y., *op. cit.*, p. 10.
2. *Libération*, 30 avril 1987, *France-soir*, 12 mai 1990, *Le Parisien*, 26 mai 1993.
3. *Le Quotidien du médecin*, 17 novembre 1987 et 15 octobre 1993.
4. Fontaine K., « Skol ! Les Suédois et l'alcool », *Le Papier de verre*, 1999,16, p. 6,7 et 12.
5. Cahen M., *Étude sur le vocabulaire religieux du vieux scandinave*, Paris, Champion, 1921, p. 124-34.
6. Boyer R., « Rites de boissons chez les Vikings », *in La Sociabilité à table*, Actes du colloque de Rouen du 14-17 novembre 1990, université de Rouen, 1992, p. 83-89.
7. Bottéro J., *Initiation à l'Orient ancien*, Paris, Seuil, 1992 coll. Points, p. 110.
8. Nadeau L., *op. cit.*
9. Tristan F., *Promenades dans Londres*, Paris, F. Maspéro, 1978, p. 130.
10. Second A., « Les pubs du Lancashire » et Stewart L., « La ville de Londres », *La Recherche*, 1997, n° 300, p. 58 et 34.
11. Fargue L.-P., *op. cit.*, p. 86.
12. Sansot P., « Rencontres urbaines », *in Alcool et Ville*, Congrès de l'Association nationale de prévention de l'alcoolisme, Toulouse, 1995, Paris, ANPA, 1997, p. 126-136.
13. Haldas G., *La Légende des cafés*, Lausanne, L'Âge d'Homme, 1976, p. 80.
14. *Libération*, 28 juillet 1998.
15. Fallet R., *op. cit.*, p. 29.
16. Fargue L.-P., *op. cit.*, p. 84.
17. Sa-Carneiro M. de, « Cinq heures », *in L'Amant sans amant*, Paris, Orphée/La Différence, 1990, p. 87-81.
18. Mayol P., « Les seuils de l'alcoolisme », *in Esprit*, novembre-décembre 1980, p. 162.

19. Bouard I., « Alcool et pratiques sociales comparées », *Cahiers de l'Ireb*, 1993, n° 11 : 149-153.

20. Nadeau L., *op. cit.*, p. 227.

21. Fallet R., *Au beau rivage*, Paris, Denoël, 1970, p. 173.

22. Flaubert G., *Dictionnaire des idées reçues*, article « Vins ».

23. Blondin A., *Un singe en hiver*, Paris, La Table ronde, 1959, p. 149 et 194.

24. *Libération*, 9 avril 1998.

25. Agulhon M., *Pénitents et Francs-Maçons de l'ancienne Provence, Essai sur la sociabilité méridionale*, Paris, Fayard, 1984, p. 240.

26. Giraud R., *Les Lumières du zinc*, Paris, Le Dilettante, 1988, p. 71.

27. Arnaud N., « Nase et Dalle », *in Cahiers Raymond Queneau*, n° 6, 1987, p. 32.

28. Fargue L.-P., *op. cit.*, p. 84.

29. Déon M., *Les Gens de la nuit*, Paris, La Table ronde, 1958, coll. Folio, p. 58.

30. Hunt G. P., « The English pub : the making of a myth », *Alcoologia*, Bologna, 1995, 7 (1) : 73-80.

31. Fargue L.-P., *op. cit.*, p. 103.

32. Roth J., *Notre assassin*, Paris, Christian Bourgois, 1994, p. 8.

33. Fallet R., *op. cit.*, p. 92.

34. Giraud R., *op. cit.*, p. 37.

35. Fargue L.-P., *op. cit.*, p. 104.

36. *In* Caradec F., *op. cit.*, chapitre 24.

37. *Libération*, 16 février 1998.

38. Daumer J., « La piste des bretons », *L'information psychiatrique*, 1985, 61 : 1365-1372.

39. Scho R., *La Santé de l'homme*, janvier-février 1986, p. 35.

40. *In* Flandrin J.-L., *Chronique de platine, op. cit.*, p. 310.

41. Maupassant G. de, *Bel Ami*, Paris, Gallimard, coll. Folio, p. 110.

42. Willy et Colette, *Claudine à Paris*, Paris, Albin Michel, coll. Le Livre de poche, p. 216-226.

43. Fargue L.-P., *op. cit.*, p. 99.

44. Hervieu L., *Montsouris*, Paris, Émile-Paul Frères, 1928, p. 5.

45. Got C., « Bienvenue dans la société des prémix ! », *Vues d'enfance*, n° 8, 1996, p. 10.

46. McKeganey N., Forsyth A., Barnard M., Hay G., « Designer drinks and drunkenness amongst a sample of Scottish schoolchildrens », *BMJ*, 1996, 313 : 401.

Hughes K., MacKintosh A.-M., Hastings G., Wheeler C., « Young people, alcohol and designer drinks : quantitative and qualitative study », *BMJ*, 1997, 314 : 414-418.

47. *Alcohol Alert*, London U-K Temperance Alliance, september 1997.

48. *Libération*, 8 juillet 1998

49. *La Voix du Nord*, 13 avril 1993.

50. *In* Preiswerk Y., « Le repas de la mort », Sierre, Monographic, 1983, commenté dans *ISPA-Visions* — Lausanne — n° 2, juin 1986.

51. Bouard I., « L'alcool des poudriers », *Terrain*, n° 13, octobre 89, p. 54-62.

52. Castelain J.-P., *Manières de vivre, manière de boire*, Paris, Imago, 1989.

53. *In Le Monde*, 10 mars 1990.

54. Marquet P. et coll., *Lancet,* 1996, 348 : 1070.

55. Blondin A., *op. cit.*, p. 61.

56. Jünger E., *op. cit.*, p. 126-130 et 218-220 et Mann H., *Der Untertan*, München, 1964.

57. Gillot G., « Rites bacchiques dans les corporations allemandes au XIXe siècle », *in La Sociabilité à table, op. cit.*, p.103-109.

58. Cuche D., « Alcoolisation, esprit de corps et acculturation de classe dans une grande école d'ingénieurs », *Psychotropes*, 1989, V, 3 : 87-95.

59. *Libération*, 28 septembre 1999.

60. Barthes R., *in* Brillat-Savarin, *op. cit.*, p. 29.

61. Dumayet P., *op. cit.*, p. 23.

62. Clarisse R., « Genèse du rituel de l'apéritif », *in De l'alcoolisme au bien-boire, op. cit.*, tome II, p. 341-349.

63. Dictionnaire Littré.

64. Dictionnaire Robert.

65. *In* Delorme M.-F., *op. cit.*, p. 5.

66. Grimod de La Reynière A. B. L., *Manuel des amphitryons*, Paris, A. M. Métailié, 1983, p. 227-228.

67. Léotard P., *Portrait de l'artiste au nez rouge,* Paris, Balland, 1988, coll. Le Livre de poche, p. 89.

68. Villette C., *Lettres choisies*, À Paris, chez les Marchands de nouveautés, 1792, p. 6.

69. Vovelle M., *L'État de la France pendant la Révolution*, Paris, La Découverte, 1988, p. 171.

70. Ozouf M., *La Fête révolutionnaire*, Paris, Gallimard, 1976, p. 63.

71. Hanriot, 28 Messidor an II (Archives nationales, Paris, BB³ 76).

72. Tacite, *La Germanie*, Paris, Les Belles Lettres, 1983, p. 84.

73. Nahoum-Grappe V., « Alcool et guerre. Une enquête d'ethnosociologie effectuée sur le terrain de la guerre en ex-Yougoslavie, 1991-1993 », *Cahiers de l'Ireb*, n° 12, p. 142.

74. *Saga des Vikings de Jomsborg, in* Boyer R., « Rites de boissons chez les Vikings », *in La Sociabilité à table, op. cit.*, p. 87.

75. Lamarck, *op. cit.*, p. 599.

76. *In* Duby G., Wallon A., *Histoire de la France rurale*, Paris, Seuil, 1977, coll. L'Univers historique, tome 4, p. 93

77. *Le Monde*, 4 août 1995, p. 20.

78. Thelamon F., « Sociabilité et conduites alimentaires », *in La Sociabilité à table, op. cit.*, p. 12.

79. Onfray M., *La Raison gourmande*, Paris, Grasset et Fasquelle, 1995, p. 147.

80. *Libération*, 20-21 septembre 1997.

81. Fallet R., *op. cit.*, p. 130-133.

82. Paz O., *Courant alternatif*, Paris, Gallimard, 1972, p. 124-126.

83. Cité par Brenot P., *in* Pélicier Y., *Les Ivresses, op. cit.*, p. 209.

84. Montaigne M. de, *Essais*, Livre second, Chapitre II, « De l'yvrongnerie ».

85. Rousseau J.-J., *La Nouvelle Héloïse*, Première partie, lettre XXIII.

86. Baudelaire C., *Du vin et du haschich, II, in Les Paradis artificiels, op. cit.*, p. 84.

87. *Libération*, 17 avril 1998.

88. Plutarque, *Propos de table*, VII, 9 et 10 (714d-716c), *in Œuvres morales*, Paris, Les Belles Lettres, 1996, tome IX, Troisième partie, p. 55-59.

89. Tacite, *op. cit.*, p. 84.

90. La Bible, Lévitique, X, 8-9-10.

91. Vernant J.-P. cité dans Schmitt-Pantel P., « Les banquets des cités grecques », *in Le Vin dans les textes sacrés et les cultures méditerranéennes*, Office internationale de la vigne et du vin, Journées de Ribaute (Aude, France), 1988, p. 23.

92. Félice P. de, *op. cit.*, p. 348-349.

93. Hugo V., *Les Misérables,* Deuxième partie, Livre huitième, V.

94. *Libération*, 2 mai 1994.

95. Fallet R., *op. cit.*, p. 240.

96. *Le Nouvel Observateur*, 22-28 mai 1997, p. 66.

97. Morenon J., Rainaut J., *L'Alcool, alibis et solitudes*, Paris, Seli-Arslan, 1997, p. 137.

98. Chatelain-Courtois M., *op. cit.*, p. 233.

99. Voir, par exemple, Nahoum-Grappe V., « Jusqu'à plus soif : le boire comme système de communication », *in Sociétés et Représentations, Les Cahiers du CREDHESS*, n° 1, 1995, p. 113-123.

100. *Les Sagas islandaises*, Paris, Gallimard, 1987, bibliothèque de la Pléiade, p. 154-7.

101. Cau J., *op. cit.*

102. La Bible, Proverbes de Salomon, ch XXXI, 4-5.

103. Rousseau J.-J., *La Nouvelle Héloïse*, Cinquième partie, Lettre VII.

104. Hugo V., *Les Misérables*, Deuxième partie, Livre huitième, V.

105. Zola E., *L'Assommoir*, Paris, Fasquelle, coll. Le Livre de poche, p. 245.

106. Pruvost M., *L'Alcoolisme mondain, considérations historiques, cliniques et sociales*, Paris, Le François, 1934.

107. Dupont F., *L'Invention de la littérature, De l'ivresse grecque au texte latin*, Paris, La Découverte, 1998, p.

108. Robert M., *op. cit.*, p. 24.

109. *Libération*, 24 janvier 2000.

110. Etcheto V., *L'Esprit du Sud-Ouest*, Toulouse, 1998, n° 1, p. 86-87.

111. Pousson V., *in L'Esprit du Sud-Ouest*, Toulouse, 1998, n° 1, p. 83.

112. *Libération*, 19 juillet 1998.

113. Nadaud M., *Léonard, maçon de la Creuse*, Paris, La Découverte, 1998, p. 62 et 130.

114. Racine J., *Les Plaideurs*, Acte II, Scène 11.

115. *Libération*, 20-21 juillet 1996.

116. Euripide, *Les Bacchantes*, premier stasimon, antistrophe II, vers 420.

117. Dabit D., Ducrot S., « Alcool et sans abri. Une enquête du mouvement Vie Libre menée en région parisienne », *Alcoologie*, 1999 ; 21 (3) : 439-446.

118. Henkel D, *Arbeitslosigkeit und Alkoholismus*, Weinheim, Deutscher Studien Verlag, 1992.

119. Armet G., « Aspects socio-culturels de l'alcoolisme à la Martinique », *in Alcoolisme et manières de boire à la Martinique*, Comité martiniquais de défense contre l'alcoolisme, 1984, p. 62.

120. Castelain J.-P., *op. cit.*

121. *Ibid.*, p. II.

122. Jünger E., *op. cit.*, p. 149.

123. Room R., « Alcohol problems and the city », *in British Journal of Addiction*, 1990, 85 : 1392-1402.

124. Wluczka M. et Gualdoni S., *Les Personnes dépendantes aux produits psychotropes dans les structures d'accueil et de soins et en médecine de ville*, Évry, DASS Essonne, décembre 1995.

125. Strindberg A., *Parmi les paysans français*, Arles, Actes Sud, 1988, p. 138.

126. *Le Monde*, 2-3 septembre 1984.

127. Fischler C., *Du vin, op. cit.*, p. 127.

128. Rabelais F., *Gargantua*, chapitre 16.

129. Robert F., *La Marseillaise*, Paris, Imprimerie nationale, 1989, p. 198-199 et Delon M., Levayer P. E., *Chansonnier révolutionnaire*, Paris, Gallimard, 1989, p. 107-109.

130. Colette, *Prisons et paradis*, Paris, Fayard, Le Livre de poche, 1986, p. 67.

131. *In* Valensin G., « Les juifs et la tempérance », *Alcool ou santé*, 1983, 2, p. 30.

132. Photo publiée dans *Paris-Match*, n° 254, du 6 au 13 février 1954, p. 25 et commentée en particulier dans le courrier des lecteurs des numéros 256 et 261.

133. *Libération*, 30 mars 1999, et *Le Monde* 31 mars 1999.

134. *La Bible*, Genèse, IX, 21-23.

135. *La Bible*, Genèse, XIX, 32-38.

136. Boustany A., *op. cit.*, voir en particulier les p. 73-98.

137. Fouquet P., Borde M. de, *op. cit.*, p. 74-78.

138. Félice P. de, *op. cit.*

139. Bierce A., *op. cit.*, p. 45 et 97.

140. Vicente G., *La Plainte de Maria la Noiraude*, Paris, Chandeigne, 1995, p. 29.

141. Le Coran, sourate de Mahomet, verset 15 (traduction *in* Boustany, *op. cit.*, p. 88).

142. Le Coran, sourate Le Mont, verset 23 (traduction *in* Boustany, *op. cit.*, p. 88).

143. Le Coran, sourate XVI, verset 69 (traduction *in* Boustany, *op. cit.*, p. 86).

144. Le Coran, sourate de la Génisse, verset 216-219 (traduction *in* Boustany, *op. cit.*, p. 86).

145. Le Coran, sourate des Femmes, verset 43-46 (traduction *in* Boustany, *op. cit.*, p. 87).

146. Le Coran, sourate de la Table servie, versets 90-92 (traduction *in* Boustany, *op. cit.*, p. 87).

147. *In* Johnson H., *op. cit.*, p. 141.

148. La Bible, Lévitique, X, 8-10.

149. Mimoun H. A., *Notions de santé et de prévention dans la tradition hébraïque*, Sarcelles, Éditions Otsar, 1985, p. 80.

150. *In* Simon I., « La valeur et l'actualité des prescriptions d'hygiène bibliques, talmudiques et rabiniques », *Revue d'histoire de la médecine hébraïque*, 1956 (33) : 197-215.

151. *In* Valensin G., « Les juifs et la tempérance », *Alcool ou santé*, 1983, 2, p. 30.

152. Bardenat C., Safar S., « Les communautés juives jouissent-elles d'une immunité à l'égard de l'alcoolisme », *La Revue de l'alcoolisme*, 1956, IV : 5-8.

153. *Traité des Berakhoth, in* Bardenat C., Safar S., *op. cit.*, p. 6.

154. Rabbi Jerald Bobrow, « Judaism : ritual and learning », *Addictions*, Ontario, 1963 : 21-25, traduction *in Alcool ou Santé*, 1963 (62) : 60-63.

155. Suissa A. J., « Drogues et judaisme : une esquisse culturelle », *Psychotropes*, 1990, VI, 2 : 9-13.

156. *Alcool et religions*, Université d'été du CNDCA, Nice, juin 1984 (documentation ANPA).

157. Cobbi J., « Goût du saké, coût de la cohésion sociale », *in La Sociabilité à table, op. cit.*, p. 343-353.

158. Onfray M., *op. cit.*, p. 139-161.

159. Dassonville J.-P., « Missiologie et alcoolisation », *in Alcool et Religions*, Congrès du Comité national de défense contre l'alcoolisme, Nice, 1984, publié dans les *Cahiers du C.N.D.C.A.* n° 2, 1985, p. 118.

160. Daudet A., *Jack, in Œuvres complètes*, Paris, Gallimard, 1990, coll. La pléiade, p. 250.

161. Balzac H. de, *La Fille aux yeux d'or*, Paris, Gallimard, 1986, coll. Folio classique, p. 249.

162. Ragon M., *Les Mouchoirs rouges de Cholet*, Paris, Albin Michel, 1984, coll. Le Livre de poche p. 130.

163. Montesquieu (Phrase citée — sans référence permettant de la localiser — dans le catalogue de l'exposition « Café, bistrots et compagnie », réalisée en 1977 au centre Georges-Pompidou, Paris, 1977, p. 8).

164. Roudaki, *in* Safà, *op. cit.*, p. 36.

165. Béranger J.-P, « Ma guérison », *in Œuvres complètes, op. cit.*, p. 346.

166. Castelain J.-P., *op. cit.*, p. 28.

167. Chaptal J.-A. C., *Traité théorique et pratique sur la culture de la vigne avec l'art de faire le vin, les eaux-de-vie, esprit de vin, vinaigre*, 1re édition, Paris, an IX-1801, tome II, p. 567.

168. Pline l'Ancien, *Histoire naturelle*, Livre XIV, 86, Paris, Les Belles Lettres, p. 52.

169. Chalandon S., « La pomme, symbole de l'Irlande », *Libération*, 12 août 1996.

170. *Le Monde*, 12 février 1998, *Libération*, 25 mai 1999.

171. Witkiewicz S. I., *op. cit.*, p. 39.

172. *Le Monde*, 28 février 1984.

173. Roy Ph., *Le Quotidien du médecin*, 20 novembre 1997.

NOTES DU CHAPITRE IV

1. *Libération*, 3-4 octobre 1998, p. 25.

2. Montaigne M. de, *Essais*, chapitre II, « De l'yvrongnerie ».

3. *In* Braudel, *op. cit.*, I, p. 264.

4. Cité par Brenot P., *in* Pelicier Y. (sous la direction de), *Les Ivresses*, Paris, L'Esprit du temps, 1994, p. 203.

5. *In* Rutherford D., *A Lot of Bottle*, London, The Institute of Alcohol Studies, 1997, p. 62.

6. *Ibid*.

7. Dupont P., *in* Huetz de Lemps A., Pitte J.-R., de Planhol X., *Les Vins de l'impossible*, Paris, Glenat, 1990, Introduction.

8. Hérodote, *Histoires*, Livre VI, 83, Paris, Les Belles Lettres, 1963, Livre VI, p. 90.

9. *In* Hartog F., *Le Miroir d'Hérodote*, Paris, Gallimard, 1991, p. 183.

10. Nahoum-Grappe V., *op. cit.*

11. L'empereur Julien, « Sur le vin fait avec de l'orge », *Œuvres complètes*, tome I, 2ᵉ partie : Lettres et fragments, Paris, Les Belles Lettres, 1972, pièce 168, p. 216.

12. Richepin J., « Ode à la vigne », *in* Douarche L., *Le vin*, Paris, F. Alcan, 1930, p. 125.

13. *In* Braudel F., *op. cit.*, p. 272.

14. Lönnrot E., *Le Kalevala*, Paris, Gallimard, 1991, tome I, p. 347 et 369.

15. Institut de la Propriété industrielle : Brevet d'invention n° 91941, déposé à Clermont-Ferrand le 28 juin 1871 à 3 heures 40 minutes.

16. *In* Gay L., *Éloge de l'huître*, Paris, Gentleman éditeur, 1990, p. 52.

17. Vallès J., *La Rue à Londres*, Paris, Les Éditeurs français réunis, 1951, p. 260-268.

18. Rabelais F., *Gargantua*, chapitre 15.

19. Mathelin M., *in* Le Vot-Ifrah C., Mathelin M., Nahoum-Grappe V., *De l'ivresse à l'alcoolisme, Études ethnopsychanalytiques*, Paris, Bordas, 1989.

20. Kanehisa T., *La Recherche*, 1983, 14, 146 : 998-1001.

21. Nahoum-Grappe V., *op. cit.*

22. O'Brien J. M., *Alexander the Great : the Invisible Enemy*, London, Routledge, 1992, p. 223-228 et 233-238.

23. Benitez R., Borza E., Oldach D., Richard R., « A mysterious death », *The New England Journal of Medicine*, 1998, 338, 24 : 1764-9.

24. *Psychoscopie*, Paris, Josette Lyon, p. 49.

25. Gilbert M., *Winston Churchill, 1945-1965*, London, Heinemann, 1988, p. 1336, et Gilbert M., *In Search of Churchill*, London, Harper Collins, 1994, p. 209.

26. *In* Blake R., Louis W., *Churchill*, Oxford University Press, 1993, p. 504.

27. *In* Duhamel J., *Encyclopédie de la bêtise et de la méchanceté*, Paris, Acropole, 1987, p. 11.

28. *Le Monde*, 21 septembre 1989.

29. *Dépêche AFP*, 17 février 1995.

30. Franklin A., *La Vie privée d'autrefois : la cuisine*, Paris, 1888, (reprint Éditions Slatkine, Genève, 1980, p. 212-214).

Archives nationales, Paris, Cote A. N., F⁴ 1308 et 1309 (données résumées dans A. Tuetey, *Répertoire général des sources manuscrites de l'histoire de Paris pendant la Révolution française*, Paris, Imprimerie nouvelle, 1899, tome V, p. 16).

Archives nationales, Paris, Cote A. N. F⁷ 4391 (*in* A. Tuetey, *op. cit.*, V, p. 6-7).

31. Buffet A., *D'amour et d'eau fraîche*, Paris, Sylvie Messinger, 1986.

32. Andrea Y., *M. D.*, Paris, Les Éditions de Minuit, 1983.

33. Adler L., *Marguerite Duras*, Paris, Gallimard, 1998.

34. Léotard P., *Clinique de la raison close*, Paris, Les Belles Lettres, 1997.

35. Bohringer R., *C'est beau une ville la nuit*, Paris, Denoël, 1998.

36. Foulquier J.-L., (avec Varrod D.), *Au large de la nuit*, Paris, Denoël, 1990.

37. Reggiani S., *Dernier Courrier avant la nuit*, Paris, L'Archipel, 1995.

38. Verny F., *Dieu n'a pas fait la mort*, Paris, Grasset et Fasquelle, 1994.

39. Voir par exemple les ouvrages de Fournier J.-L., *Il a jamais tué personne, mon papa*, Paris, Stock, 1999, et de Rémond A., *Chaque jour est un adieu*, Paris, Éditions du Seuil, 2000.

40. Manceaux M., « L'insoutenable légèreté de J. Dutronc », *Marie-Claire*, juin 1998.

41. Tchang Kien, *in* Demieville, *op. cit.*, p. 495.

42. Yang Wan Li, *in Éloge de l'ivresse*, *op. cit.*, p. 215.

43. Witkiewicz, S.-I., *op. cit.*, p. 47.

44. Sollers P., « Le dur destin de Verlaine », *in Le Monde*, 13 janvier 1996.

45. Craplet M., « L'alcool chez Proust », *Bulletin de la Société française d'alcoologie*, 1985, 7 (2) : 12-21.

46. Painter G., *Marcel Proust*, Paris, Robert Laffont, 1973 ; tome II, p. 448.

47. Proust M., *À la recherche du temps perdu*, I. 652 (Les références sont données dans l'édition de la Pléiade, Paris, Gallimard, 1968, par le numéro du tome suivi du numéro de page).

48. *Ibid.*, I. 809.

49. *Ibid.*, I. 815.

50. *Ibid.*, II. 150.

51. *Ibid.*, II. 171.

52. *Ibid.*, II. 838.

53. *Ibid.*, II. 1015.

54. *Ibid.*, II. 784.

55. *Ibid.*, III. 1036.

56. Hemingway E., *Paris est une fête*, Paris, Gallimard, 1964, p. 166.

57. Cau J., *op. cit.*

58. Richard C., « Le mythe de Poe », *in* Poe, *Contes, Essais, Poèmes*, Paris, Robert Laffont, 1989, coll. Bouquins, p. 9-23.

59. Benitez R., « A 39-year old man with mental status change », *Maryland Medical Journal*, 1996, 45, 9 : 765-9.

60. Fraysse P., « Le pinceau ivre », *in Sociétés et représentations*, *op. cit.*, p. 85-102.

61. Mignon P., « Rock et alcool », *in Sociétés et représentations*, *op. cit.*, p. 108.

62. Bourreau R., Critique du livre *Beethoven et les malentendus*, in *Sociétés et représentations*, *op. cit.*, p. 203-207.

63. Porot M., Miermont J., *Beethoven et les malentendus, Étude médico-psychologique*, Rueil, Laboratoire Ciba-Geigy, 1986, p. 105 et Dagg J., « A case study Beethoven », *in* Downie R. S., *The Healing Arts An Oxford Illustrated Anthology*, Oxford University Press, 1994, p. 60-66.

64. Schindler A., « Vie de Beethoven », *in* Autexier P., *Beethoven*, Paris, Gallimard, Coll. Découvertes Musique, 1991, p. 102.

65. *Libération*, 24 juillet 1998.

66. Tsikounas M., « Alphonse Daudet et l'ivresse », *Alcool ou santé*, 1992, n° 2, p. 22-27.

67. Perrot M., *Les Ouvriers en grève, France 1871-1890*, Paris-La Haye, Mouton, 1974, p. 229-241.

68. Cité par Fouquet P., Borde M. de, *op. cit.*, p. 161.

69. Morand P., « La nuit romaine », *in Ouvert la nuit*, Gallimard, Paris, coll. Folio, p. 111.

70. Vincent J.-D., *La Chair et le Diable*, Paris, Odile Jacob, 1996, p. 169.

71. Choquet M., Hassler C., « Sport et consommation d'alcool à l'adolescence », *Alcoologie*, 1997, 19, 1 : 21-27.

72. Parquet Ph.-J., Bailly D., « Aspects de l'alcoolisation des enfants et des adolescents », *Neuropsychiatrie de l'enfance*, 1988, 36 (2-3) : 97-107.

73. *In* Vallery-Masson et coll., « Les alcoolisations aiguës de l'adolscent », *La Revue de pédiatrie*, 1985, 21, n° 8, p. 390.

74. *Le Monde*, 16 novembre 1999.

75. « Jeunes, alcool et vie de famille », *Lettre d'information de l'IREB*, n° 7, décembre 1995 et Arvers P., Weill J., Lowe G., Foxcroft D.-R., Alvarez F.-J., « Consommation de boissons alcooliques en Europe : influence du milieu socioculturel », Service de santé des armées, 1996, *Trav. Scient.*, n° 17.

76. Dolto F., Dolto-Tolitch C., Percheminier C., *Paroles pour adolescents*, Paris, Hatier, 1989, p. 122.

77. Villard P., « Ivresses dans l'antiquité classique », *Histoire, économie et société*, 1988, 4, p. 457.

78. Baudelaire C., « L'âme du vin », *in Les Fleurs du mal*.

79. Duchesne A., « Boire et trop boire au féminin dans la France des XVIIIᵉ et XIXᵉ siècle », *Les Cahiers de l'IREB*, 1995, 12 : 101-115.

80. *In* Loux F., Richard P., *Sagesses du corps*, Paris, Maisonneuve et Larose, 1978, p. 85.

81. Euripide, *Les Bacchantes*, Premier épisode, vers 225.

82. Cité par Corbeau J.-P., « Vin, sexisme et légèreté », *in Le Vin dans les textes sacrés et les cultures méditerranéennes, op. cit.*, p. 50.

83. Horace, *Odes*, Livre III, XII (Traduction F. Richard, Garnier Frères, Paris, 1967, p. 95).

84. Lippomano, *in* Gillet P., *Par mets et par vins*, Paris, Payot, 1985, p. 46.

85. *In* Enjalbert H. et B., *op. cit.*, p. 27.

86. Jouvin, *in* Gillet P., *op. cit.*, p. 46.

87. *In* Pasini W., Nourriture et amour, Paris, Payot, 1995, p. 225.

88. Zweig S., *Amok*, Paris, Stock, coll. Le Livre de poche, p. 57.

89. Braudel F., *op. cit.*

90. *Voyage au Canada fait depuis l'an 1751 à 1761 par J.-C. B.*, Paris, Aubier-Montaigne, 1978, p. 118.

91. Archie Fire Lame Deer, *Le Cercle sacré*, Paris, Albin Michel, 1995, p. 159.

92. La Bible, Proverbes de Salomon, ch. XXXI, 4-5.

93. Debord G., *in* Lapaque S., Leroy J., Triophe de Dionysos. Anthologie de l'ivresse, Babel/Actes Sud, 1999, p. 98.

94. *Le Monde*, 30 septembre 1999, p. 37.

95. *Elle*, 24 mai 1999.

96. Aymé M., *Le Vin de Paris*, Paris, Gallimard, 1947, coll. Folio p. 115.

97. Favre J.-D., Hourlier S., « Alcoolisation dans les armées : données épidémiologiques », *Médecine et Armées*, 1989, 17, 1 : 13-21.

Arvers Ph., Picard J., Maigrot J.-C., Jacq J., « Le comportement des jeunes Français devant l'alcool pendant la période du Service national », *Alcoologie*, 1993, 15 (1) : 19-24.

98. Bazot M., Force L., « L'alcool, l'alcoolique et le psychiatre en milieu militaire », *L'Information psychiatrique*, 1985, 61, 8 : 1069-1076.

99. *In* Duby G., Wallon A., *Histoire de la France rurale*, Paris, Seuil, 1977, coll. L'Univers historique, tome 4, p. 43-45.

100. Le Blevec Y., *Une approche de l'alcoolisme en milieu militaire*, Thèse de médecine, Paris VIII (Lariboisière-Saint-Louis), 1983.

101. *The New York Times*, 18 février 1991.

102. *L'Est républicain*, 5 juin 1987.

103. *Le Canard enchaîné*, 21 avril 1993.

104. *In* Gottshalk A., *op. cit.*, tome I, p. 344.

105. *La Règle de saint Benoit*, Paris, Art catholique, 1924, p. 79-80.

106. *In* Johnson H., *op. cit.*, p. 177.

107. *In* Robert M., *op. cit.*, p. 32.

108. *In* Lachiver M., *Par les champs et par les vignes, op. cit.*, p. 158.

109. Secrétariat général de l'épiscopat, Circulaire 1983-29 du 17 octobre 1983.

110. *La Journée vinicole*, 29 novembre 1989.

111. Boisset B., « L'alcoologie dans le dispositif psychiatrique de la région parisienne », *Revue de la Mutuelle générale de l'éducation nationale*, 1991, n° 140.

« Alcool, le grand chemin », *Valeurs mutualistes*, décembre 1999, p. 18-20.

112. Collectif, « Le médecin alcoolique », dossier du journal *Le Généraliste*, n° 1635, 10 octobre 1995.

113. Koupernic C., « L'alcoolisme des étudiants en médecine », *Le Concours médical*, 3 février 1990.

114. Leroux D., Thepot V., Hispard E., « Tintin et l'alcool », *Aujourd'hui l'alcoologie*, 1991, n° 48.

115. Boulin B., *Tintin et l'alcool*, Bruxelles-Paris, Éditions Chapitre Douze, 1995.

116. « Qui a vraiment tué Lady Di ? », *in L'Événement du jeudi*, n° 670, 4-10 septembre 1997.

117. Guillerm L.-C., Marc B., « Quand le marin boit », *Alcoologie*, 1995, 17 (1) : 46-50.

118. Audouin D., *Le Papier de verre*, n° 9, 1996, p. 6-7.

119. Nahoum-Grappe V., « Alcool et sciences sociales en France : un champ roturier », *Bulletin du CREDHESS* (Centre de recherches et d'études en droit, histoire, économie et sociologie du social), Paris, 1993, n° 2.

120. Leparmentier A., *Le Monde*, 12 octobre 1996 et 10 mai 1997.

NOTES DU CHAPITRE V

1. Queneau R., « Zigzag », *in Courir les rues, battre la campagne, fendre les flots*, Paris, Gallimard, 1980, coll. Poésie, p. 313.

2. Chatelain-Courtois M., *op. cit.*, p. 276.

3. Fargue L.-P., *op. cit.*, p. 59.

4. Chatelain-Courtois M., *op. cit.*, p. 81.

5. Blondin A., *op. cit.*, p. 189.

6. Chatelain-Courtois M., *op. cit.*, p. 127, 136-140-250-227.

7. *In* Nahoum-Grappe V., « Alcool et guerre... », *op. cit.*, p. 133.

8. Paris J. *in* Carroy J.-R., *Trans-Lowry*, Paris, Les Lettres nouvelles, 1984, p. 68.

9. Boustany A., *op. cit.*, p. 139.

10. *In* Lewin L., *op. cit.*, p. 180.

11. Voir les sites Internet consacrés à cette affaire, par exemple http ://monte. mvhs. srvusd. k12.ca. us.

12. *Libération*, 9 novembre 1995, et *Le Monde*, 11 octobre 1995.

13. HCEIA, *Alcool et accidents*, Paris, La Documentation française, 1985.

14. Barnas C. et coll., « The effects of alcohol and benzodiazepines on the severity of ski accidents », *Acta Psychiatr Scand*, 1992 : 0: 1-5.

15. Perrine W., Mundt J., Weiner R., « When alcohol and water don't mix : diving under the influence », *Journal of Studies on Alcohol*, 1994 (55) : 517-524.

16. *Le Monde*, 19 août 1998 et 9 juin 1999, *Libération*, 8 juin 1999.

17. Mercier L.-S., *Tableau de Paris*, tome III, chapitre CCLIX, Paris, Mercure de France, 1994, tome II, p. 658.

18. *France-Soir*, 12 décembre 1989.

19. *Libération*, 27 et 28 avril 1992.

20. *Le Nouvel Observateur*, 25 juin-1er juillet 1998, p. 102.

21. *Le Monde*, 17 septembre 1997.

22. Haedens K., *Adios*, Paris, Grasset, 1974, coll. Les Cahiers rouges, p. 13.

23. Bierce A., *op. cit.*, p. 78.

24. « The involvement of alcohol in suicide and homicide », *in* Edwards G. *et al., Alcohol Policy and the Public Good*, Oxford University Press, 1994, p. 18.

25. Lester D., « The association between alcohol consumption and suicide and homicide rates : a study of 13 nations », *Alcohol and Alcoholism*, n° 4, 1995 : 465-468.

26. Rouzioux *et al.*, « Rôle de l'alcoolisme aigu dans le déterminisme des morts violentes. Bilan de l'Institut médico-légal de Lyon (1981-1982) », *La Presse Médicale*, 4 mai 1985, 14, 18 : 1017-1023.

27. Michaud P., Pessione F., Lavault J., « Dépistage des problèmes liés à l'alcool dans les prisons », *Alcoologie*, 1996, 18 (4) : 339-344.

28. Rudder O. de, *Bréviaire de la gueule de bois*, coll. Librio, 1993.

29. Pline l'Ancien, *op. cit.*, p. 150.

30. Plutarque, *op. cit.*, p. 41.

31. *European Journal of Clinical Pharmacology*, 1997, 53 (3-4) : 241-246.

32. Athénée de Naucratis, *Les Deipnosophistes*, Livre I, 61b, Paris, Les Belles Lettres, 1956, p. 82.

33. Chatelain-Courtois M., *op. cit.*, p. 68.

34. Lamarck, *op. cit.*, p. 599.

35. Shakespeare W., *Le Roi Henri IV*, Seconde partie, Acte II, Scène 4.

36. Ngeou-yang Sieou, *in* Demiéville, *op. cit.*, p. 359.

37. *50 Millions de Consommateurs*, mai 1986.

38. *Libération*, 24 décembre 1996.

39. Montaigne, *Essais*, Livre premier, chapitre XXXIX, « De la solitude ».

40. Allais A., *Le Captain Cap*, Paris, Union Générale d'Editions, 1952, coll. 10-18, p. 97.

41. *In* Rudder O. de, *op. cit.*, p. 30.

42. *In* Robert M., *op. cit.*

43. Voir par exemple Bénichou L., (textes présentés par), *La Fête, ses rites et l'alcool*, Comité des Pyrénées-Atlantiques de l'Association nationale de prévention de l'alcoolisme, 1994.

44. Chatelain-Courtois M., *op. cit.*, p. 48.

45. Bouard I., « Alcool et pratiques sociales comparées Bretagne-Galice », *Les Cahiers de l'IREB*, 1993, 11 : 149-153.

46. Cobbi J., « Goût du saké, coût de la cohésion sociale », *in La Sociabilité à table, op. cit.*, p. 343-353.

47. *Dépêche AFP*, 021000, juillet 1992.

48. *Le Monde*, 8 janvier 1998.

49. Balzac H. de, *Traité des excitants modernes*, Le Castor Astral, 1992, p. 36.

50. Malle L., *Le Feu follet, in L'Avant-Scène du cinéma*, 1963, n° 30, p. 19.

51. Clervoy P., Payen A., Lassagne M., « Ivresse et poésie », *Alcoologie*, 1994, 16, 1 : 43-45, et *Alcoologie*, 1994, 16, 2 : 125-129.

52. *Éloge de l'ivresse, op. cit.*, p. 69.

53. *In* Hennig J.-L., *op. cit.*, p. 28.

54. Romains J., *Les Copains*, Paris, Gallimard, coll. Folio, p. 75.

55. Maupassant G. de, « Le verrou », *in Les Sœurs Rondoli*, Paris, Librairie générale française, 1992, coll. Le Livre de poche, p. 118.

56. Nadeau L., *op. cit.*

57. Cité dans Chatelain-Courtois M., *op. cit.*, p. 205.

58. Nahoum-Grappe, *op. cit.*

59. Pelicier Y., *op. cit.*

60. Romains J., *op. cit.*, p. 75.

61. Baudelaire C., *Du vin et du haschich*, II (*in Les Paradis artificiels, op. cit.*, p. 82).

62. *Éloge de l'ivresse, op. cit.*, p. 1.

63. James W., *op. cit.*

64. *In* Nisard C., *op. cit.*, p. 136.

65. *Le Monde*, 2-3 septembre 1984.

66. Hérodote, *Histoires*, I, 207.

67. Chatelain-Courtois M., *op. cit.*, p. 169 et 94.

68. Homère, *L'Iliade*, chant VIII, vers 212-248.

69. Boustany A., Paradis artificiels au Liban », *Thera psy*, 1995, n° 1.

70. Hatzfeld J., *L'Air de la Guerre*, Éditions de l'Olivier, 1994, p. 44.

71. Fargue L.-P., *op. cit.*, p. 56.

72. Claudel P., *Cantique de la vigne, in* Guermès S., *Le Vin et l'encre*, Bordeaux, Mollat, 1997, p. 289.

73. Roth J., *op. cit.*, p. 11.

74. Onfray M., *Les Formes du temps. Théorie du Sauternes*, Mollat, s. l. n. d., p. 59.

75. Proust M., *À l'ombre des jeunes filles en fleurs* (*À la recherche du temps perdu*, Paris, Gallimard, Bibliothèque de la Pléiade, 1968, tome I, p. 815).

76. Sénèque, *De la tranquillité de l'âme*, XVII, 8-9 (traduction R. Waltz, Paris, Les Belles Lettres, 1959).

77. Râzi, *Guide du médecin nomade*, Paris, Éditions Sindbad, 1980, p. 91.

78. Nahoum-Grappe V., « Le marché de l'alcool : une aquestion historique et sociale », *in Alcool et Économie, Les Cahiers du CNDCA*, 2, 1986, p. 16 (Documentation ANPA).

79. Sollers Ph., « Je suis né dans le vin », *in La Correspondance du vin*, Paris, Guittardes, 1981, p. 203-209.

80. James W., *op. cit.*

81. Rousseau J.-J., *Lettre à d'Alembert*, Paris, Garnier-Flammarion, 1967, p. 208.

82. Nahoum-Grappe V., *op. cit.*

83. Mayol P. , *op. cit.*, p. 164.

84. Blondin A., *op. cit.*, p. 55 et 89.

85. Chatelain-Courtois M., *op. cit.*, p. 106.

86. Euripide, *Les Bacchantes*, Troisième épisode, vers 860-861.

87. *In* Boustany A., *op. cit.*, p. 81.

88. *In* Cohen A., *Le Talmud*, 1991, Paris, Payot, p. 290.

89. Aubert C., *Les Aliments fermentés traditionnels*, Paris, Terre vivante, 1985, p. 103.

90. *In* Jay S., *Les Écrivains sont dans leur assiette*, Paris, Seuil, 1991, p. 97.

91. Pline l'Ancien, *op. cit.*, p. 149.

92. Demaret A., « Addictions : approche éthologique », *in* Bailly D., Venisse J.-L., *op cit.*, p. 63-67.

93. Kafka F., « Communication à une Académie », *in Un artiste de la faim et autres récits*, Paris, Gallimard, 1990, coll. folio, p. 166.

94. Beaumarchais, *Le Mariage de Figaro*, Acte II, scène 21.

95. Baudelaire C., *Les Paradis artificiels*, *op. cit.*, p. 177, et de Quincey Th., *Confessions d'un mangeur d'opium anglais*, Paris, Aubier-Montaigne, 1964, p. 181.

96. Jünger E., *op. cit.*, p. 139.

97. *Les Sagas islandaises*, textes traduits, annotés et présentés par Boyer R., Paris, Gallimard, 1987, Bibliothèque de la Pléiade, p. 1555.

98. Cau J., *op. cit.*, p. 92.

99. Cau, J., *op. cit.*, p. 119.

100. Jünger E., *op. cit.*, p. 130.

101. Onfray M., *La Raison gourmande, op. cit.*, p. 86-94.

102. Chatelain-Courtois, M., *op. cit.*, p. 173.

103. Jünger E., *op. cit.*, p. 42.

104. Benn G., *in* Jünger E., *op. cit.*, p. 77.

105. Jünger E., *op. cit.*, p. 135.

106. Goimard J., Lebrun M., *Délits de cuite*, Paris, Presses Pocket, 1990, p. 5.

107. Blessebois P.-A., « Idylle », *in* Vieuille C., *Histoire régionale de la littérature en France*, Paris, Plon, 1986, p. 43.

108. Molière, *Le Bourgeois gentilhomme*, Acte IV, Scène I.

109. Dadoun R., *in Corps écrit*, PUF, n° 13, 1985 : « L'Ivresse », p. 16.

110. Cau J., *op. cit.*, p. 54.

111. Basselin O., *op. cit.*, p. 13.

112. *In* Pénet M., *Mémoire de la chanson*, Paris, omnibus, 1998, p. 1255.

113. *Les évangiles des quenouilles* (Traduction Lacarrière J., Paris, Albin Michel, 1998, p. 98).

114. Arnaud N., *Boris Vian en verve*, Paris, Pierre Horay, 1970, p. 13.

115. Drouart de Bousset, Chansons satyriques et bacchiques du XIIIe siècle éditées par Jeanroy A. et Långfors, Champion 1921, Les classiques français du Moyen Âge, p. 77.

116. Tournier M., *Le Roi des aulnes*, Paris, Gallimard, coll. Folio, p. 110.

117. Cyrulnik B., *op. cit.*, p. 194-202.

118. Baudelaire C., « Enivrez-vous », *in Petits poèmes en prose*.

NOTES DU CHAPITRE VI

1. Coudray P., « Le vin de France ou le paradoxe d'une véritable conquète sociale », *La Revue de l'alcoolisme*, 1983, 29, 4 : 233.

2. Fourastié J. et J., *Pouvoir d'achat, prix et salaires*, Paris, Gallimard, 1977, p. 103.

3. Nourrisson D., « Aux origines de l'antialcoolisme », *in Histoire, économie et société*, 1988, 7 (4).

4. Reyre G., « Le discours des aliénistes au lendemain de la Commune », *Gavroche. Revue d'histoire populaire*, 1985, n° 21-22, p. 8-12.

5. Vigarello G., « Jalons pour une histoire de la prévention », *La Revue Agora* (Hopital Rothschild, Paris), 1994, n° 30, p. 35.

6. Platon, *Le Banquet*, 223 d (traduction Robin L., Les Belles Lettres, Paris, 1970).

7. *Dépêche AFP*, 13 mars 1995, 08 h 51 GMT.

8. Colette, *Prisons et paradis*, Paris, Fayard, coll. Le Livre de poche, p. 66-77.

9. Barthes R., in Brillat-Savarin, *op. cit.*, p. 12 et 30.

10. Musset A. de, *La Coupe et les lèvres*, poème dramatique (dédicace).

11. Lange F., *Manger ou les Jeux et les creux du plat*, Paris, Seuil, 1975.

12. Saldmann F., *Libre de maigrir*, Paris, Ramsay, 1998, et le commentaire de son livre par Gruhier F., « Maigrir : la ligne bonne manière », *Le Nouvel Observateur*, 7-13 mai 1998, p. 96-97.

13. *The Quaterly Review of Biology*, vol. 73.

14. Pline l'Ancien, *op. cit.*, p. 81, 103, 149.

15. Pline l'Ancien, *op. cit.*, p. 89, 150.

16. *Le Quotidien du médecin*, 18 janvier 1982.

17. Pline l'Ancien, *op. cit.*, p. 83.

18. Péquignot G., Michel E., Jougla E., *Le Quotidien du médecin*, 25 septembre 1998, p. 12.

19. Fumeron F. *et al*, « Alcohol intake modulates the effect of a polymorphism of the cholesteryl ester transfer protein gene on plasma high density lipoprotein and the risk of myocardial infarction », *J. Clin Invest*, 1995, 96 : 1664-71.

20. Cathiard-Thomas M., Pezard C., *La Santé par le raisin et la vinothérapie*, Orsay, Médicis-Entrelacs, 1998.

21. « Dégustation de Bourgogne chez des rats de Dijon », *Le Quotidien du médecin*, 15 mai 1998, et Gruhier F., « Le secret du vin de Bourgogne », *Le Nouvel Observateur*, 21-27 mai 1998.

22. Broustet J.-P., « Wine and health », *Heart*, 1999 ; 81 : 459-460.

23. Demrow H. S., Slane P. P., Folts J. D., « Administration of wine and grape juices inhibits in vivo platelet activity and thrombosis in stenosed canine coronary arteries », *Circulation*, 1995, 91 : 1182-1188.

24. France 2, *Bouillon de culture*, 10 décembre 1999.

25. Nau J.-Y., « Les nouvelles vertus anti-infarctus du petit déjeuner vitaminé des Américains », *Le Monde*, 6 mai 1998.

26. Law M., Wald N., « Why heart disease mortality is low in France : the time lag explanation », *British Medical Journal*, 1999, 318 : 1471-80.

27. Orgogozo J.-M., Dartigues J.-F., Lafont S., Letenneur L., Commenges, D., Salamon R., Renaud S., Breteler M., « Wine consumption and dementia in the elderly : a prospective community study in the Bordeaux area », *Rev. Neurol*, 1997, 153 (3) : 185-192.

28. Ledermann S., *op. cit.* Ses travaux ont été mis à jour en particulier par Skog O. J., voir par exemple : « The collectivity of drinking cultures. A theory of the distribution of alcohol consumption », *British Journal of Addiction*, 1985, 80 : 83-99.

29. Room R., « A "Reverence for strong drink" : the lost generation and the elevation of alcohol in American culture », *Journal of Studies on Alcohol*, 1984, 45, 6 : 540-6.

30. Monemembo T., « Le lait du tigre », *in Autrement*, « L'esprit des drogues », Paris, 1989, p. 50.

31. Maheu E., « La prévention entre responsabilité et coercition », *in Agora*, n° 30, 1994 : 3-7.

32. *Libération*, 10 janvier 2000, et *Le Monde*, 11 janvier 2000.

33. *Libération*, 5 janvier 2000, p. 6.

NOTES : DIGESTIF

1. Ehrenberg A., *La Fatigue d'être soi*, Paris, Odile Jacob, 1998, *Drogues et médicaments psychotropes. Le trouble des frontières*, Paris, éditions Esprit, 1998, *Le Culte de la performance*, Paris, Calmann-Lévy, 1991.

2. Kouchner B., *in* Roques, *op. cit.*, p. V.

3. Zarifian É., *Les jardiniers de la folie*, Paris, Odile Jacob.

4. Comité consultatif national d'éthique, *Rapport sur les toxicomanies*, 1994, élaboré à la suite d'une autosaisine et Commission de réflexion sur les drogues et la toxicomanie (Commission Henrion).

5. Monod T., « La drogue, mais laquelle ? », *Le Monde*, 13 novembre 1969.

6. *Journal officiel*, 31 août 1998.

7. Thuillier M., François E., « Liberté et toxicomanie », *Alcool ou santé*, 1995, n° 1.

8. *Le Nouvel Observateur*, 25 juin-1ᵉʳ juillet 1998, p. 89.

9. Monod T., *Ibid*.

10. Hall W., Solowij N., « Adverse effects of cannabis », *The Lancet*, 1998 ; 352 : 1611-16.

11. *In* Roques B., *op. cit.*, p. XII.

12. Mignon H., *Rapport d'information déposé par la Commission des affaires culturelles, familiales et sociales sur l'alcool et la santé*, 17 juin 1998.

13. Adler L., *Marguerite Duras*, Paris, Gallimard, 1998.

14. Suétone, *Vie des douze Césars*, Livre III, XLII, 2, Paris, Les Belles Lettres, 1989, tome II, p. 34.

15. Cyrulnik B., *L'Ensorcellement du monde*, Paris, Odile Jacob, 1997, p. 262.

16. Maisondieu J., *Les Alcooléens*, Paris, Bayard, 1992, p. 64-65.

17. Anne V., *Jusqu'à plus soif*, Paris, NiL Éditions, 1999, p. 205

18. Bazot M., *L'Homme et l'alcool*, Toulouse, Privat, 1998, p. 177.

19. *Ibid.*, p. 10 et 64.

20. Barthes R., *op. cit.*, p. 32.

21. Bernard J., *Alcoologie*, 1989 ; 11 (1) : 5.

22. Ancien Testament, « Lévitique », X, 1-10.

23. Ancien Testament, « La genèse », XIX, 32-36.

24. Ancien Testament, « Psaumes de David », CIII, 16.

25. Ancien Testament, « Ecclésiastique de Jésus, fils de Sirach », XL, 20.

26. D'Houtaud A. et coll., « Images de la lutte antialcoolique chez des lycéens lorrains », *La Revue de l'alcoolisme*, 1986, 31, 1 : 43.

AUTRES LECTURES CONSEILLÉES

Chapitre premier

Carnemère C., Madevon D. et P., *Les Vins de France*, Paris, Nathan, 1995.
Dion R., *Histoire de la vigne et du vin en France*, Paris, Flammarion, 1977.
Detienne M., Darmon J.-P., article « Dionysos », *in Dictionnaire des mythologies*, Paris, Flammarion, 1981, p. 300-305.
Dumay R., *Guide des alcools*, Paris, Stock, 1973.
Girard S., *Guide de la bière et de ses à-côtés*, Paris, Temps actuels, 1983.
Gottschalk A., *Histoire de l'alimentation et de la gastronomie depuis la préhistoire jusqu'à nos jours*, Paris, Hippocrate, 1948.
Nourrisson D., *Le Buveur du XIXe siècle*, Paris, Albin Michel, 1990.
Pailler J.-M., *Bacchus. Figures et pouvoirs*, Paris, Les Belles Lettres, 1995.
Revel J.-F., *Un festin en paroles*, Paris, J.-J. Pauvert, 1979.
Rio B., *Le Cidre*, Paris, Hatier, 1997.
Sournia J.-C., *Histoire de l'alcoolisme*, Paris, Flammarion, 1986.

Chapitre II

Adès J., Lejoyeux M., *Alcoolisme et psychiatrie*, Paris, Masson, 1997.
Adès J., Lejoyeux M., *Les Conduites alcooliques et leur traitement*, Vélizy, Doin, 1996.
Bailly D., Venisse J.-L. (sous la direction de), *Dépendance et conduites de dépendance*, Paris, Masson, 1994.
Barrucand D. (sous la direction de), *Alcoologie,* Ouvrage hors-commerce édité par Riom Laboratoire-Cerm, 1988.
Dally S., *Conduite automobile et alcool,* Paris, Séjourné Robert, 1991.
De Mijolla A., Shentoub S. A., *Pour une psychanalyse de l'alcoolisme*, Paris, Payot, 1973.
Descombey J.-P., *L'Homme alcoolique*, Paris, Odile Jacob, 1998.
Fricker J., *Le Nouveau Guide du bien maigrir*, Paris, Odile Jacob, 1996.

Legrand M., *Le Sujet alcoolique*, Paris, Desclée de Brouwer, 1997.

Pedinielli J.-L., Rouan G., Bertagne P., *Psychopathologie des addictions*, Paris, PUF, 1997.

Raab A., Sarda A, *Comment vivre avec un alcoolique*, Paris, Josette Lyon, 1988.

Reynaud M., Parquet P.-J., *Les Personnes en difficulté avec l'alcool*, Éditions CFES, Paris, 1999.

Rigaud A., Jacquet M.-M., *Propos critiques sur les notions d'addiction et de conduite de dépendance*, in Bailly D., Venisse J.-L., Paris, Masson, 1994.

Rueff B., *Alcoologie clinique*, Paris, Flammarion, 1989.

Chapitre III

Alcool et Ville, Congrès de l'Association nationale de prévention de l'alcoolisme, Toulouse, 1995, Paris, ANPA, 1997. Lire en particulier les articles de :

    Bénichou L., « Ville, dérive anomique et détresse alcoolique », p. 138-144.

    Bertolotto F., Schoene M., « La problématique alcool dans les villes… », p. 33-40.

    Brès L., « Vidéo-sitis : regards et soifs dans la cité », p. 56-63.

    Bui-Trong L., « Violences juvéniles et toxicomanies dans les quartiers sensibles », p. 48-55.

    Cantal-Dupart M., « La ville pathogène », p. 42-47.

    Guibé P., « Les nouveaux alcooliques », p. 147-150.

Caro G. (sous la direction de), *De l'alcoolisme au bien-boire*, Paris, L'Harmattan, 1990.

Chapuis R., *L'Alcool, un mode d'adaptation sociale ?*, Paris, L'Harmattan, 1989.

Clément J.-F., « Les obligations de boire du vin dans l'Islam », *Bulletin de la Société française d'alcoologie*, 1982, 3 : 10-22.

Cultures, manières de boire et alcoolisme, Rencontre internationale, Rennes, 18-21 janvier 1984, Bretagne, Alcool et Santé, Rennes, 1984.

Membrado M., *Poétique des cafés*, Paris, Publisud, 1989.

Snyder C, Palgi P., Eldar P., Elian B., « Alcoholism among the Jews in Israel : a pilot study », *Journal of Studies on Alcohol*, 1982, 43 (7).

Zolotareff J.-P., Cerclé A., *Pour une alcoologie plurielle*, Paris, L'Harmattan, 1994.

Chapitre IV

<u>Les femmes</u>

Duchesne A., « Genèse et spécificité des comportements féminins en matière d'alcoolisation dans la France d'Ancien Régime », *Les Cahiers de l'IREB*, 1993, 11 : 125-127.

Nadeau L., Mercier C., Bourgeois L., *Les Femmes et l'alcool*, 1984, Québec, Presses de l'Université du Québec, p. 94-97.

<u>Les jeunes</u>

Arvers P., Choquet M., « Regional variation in alcohol use among young people in France », *Drug and Alcohol Dependance*, 56 (1999), 145-155.

Arvers P., Pibarot A., Job A., Picard J., « Auto-estimation de la consommation d'alcool chez le jeune », *Alcoologie*, 1995, 17 (1) : 35-41.

Baudier F., Dressen C., Arènes J. (sous la direction de), *Baromètre santé 94. Jeunes*, Paris, CFES, 1997.

Bres R., « L'adolescent dans la ville », *Alcool ou santé*, 1986, n° 2.

Choquet M., Ledoux S., *Adolescents, enquête nationale*, Paris, Éditions INSERM, La Documentation française, 1994.

Choquet M., Ledoux S., « Réalités des conduites de dépendance à l'adolescence en France », *in* Bailly D., Venisse J.-L., *op. cit.*, p. 3-17.

Guibé P., « Les jeunes et l'alcool », *in* Commission sociale de l'Épiscopat, *op. cit.*, p. 53-57.

Jeammet Ph. (sous la direction de), *Adolescences*, Paris, La Découverte et Syros, 1997.

Jeammet Ph., « Dépendance et séparation à l'adolescence. Point de vue psychodynamique », *in* Bailly D., Venisse J.-L., *op. cit.*, p. 134-143.

Lambin I., Parquet Ph.-J., Bailly D., « La place de l'alcool dans les toxicomanies actuelles chez les jeunes », *Alcoologie,* 1995, 17, 3 : 195-200.

Le Bourhis B., Leymarie N., Richaud K., Weill J., « Facteurs prédictifs du niveau d'alcoolisation des Français. Enquête décennale d'une cohorte de jeunes. Enquête rétrospective d'un échantillon d'adultes », *Les Cahiers de l'IREB*, 1997, n° 13 : 189-195.

Ménard C., « Les jeunes Français et l'alcool », *La Santé de l'Homme*, 1995, 320 : 17-21.

Ribstein M., « Crise d'adolescence et toxicomanie », *Alcool ou santé,* 1987, n° 2.

Ribstein M., « Le long parcours vers l'autonomie », *Alcool ou santé,* 1994, n° 2.

THS La Revue des addictions, vol. 1, hors-série, décembre 1999, spécial jeunes.

Les militaires

Bazot M., « Alcool et armées : mythes et réalité », *Lettre d'information de l'IREB*, 1996, n° 9.

Haut Comité d'études et d'information sur l'alcoolisme, *Alcoologie et forces armées*, Paris, La Documentation française, 1981.

Lafont B., « L'alcool et la guerre », *Dépendances*, 1994, 2.

La France

Got C., Weill J. (sous la direction de), *L'Alcool à chiffres ouverts*, Paris, Seli Arslan, 1997.

Haut Comité de la santé publique, *La Santé en France, 1994-1998*, Paris, La Documentation française, 1998.

Sulkunen P., *À la recherche de la modernité : consommation et consommateurs d'alcool en France aujourd'hui,* Helsinki, Alko/The Finnish Alcohol Company, 1988.

L'Europe

Anderson P., Lehto J., « Alcohol in Europe, a health perspective », WHO.

Barrias J., Morais C., Dias P., Duarte Z., « Les problèmes liés à l'alcool au Portugal », *Alcoologie*, 1999 ; 21 (Hors série) : 257-264.

Dor B., Ansoms S., Bertrand J., Pelc I., Verbanck P., « L'alcoologie en Belgique en 1998 », *Alcoologie*, 1999 ; 21 (Hors série) : 179-182.

Ménard C., Ahlström S., « L'alcool, d'Europe et d'ailleurs », *La Santé de l'Homme*, 1995, 320 : 11-16.

DOM-TOM

Arien-Romana M.-L., Schol R., « De la canne à sucre à l'alcoologie à la Guadeloupe », *Alcoologie*, 1999 ; 21 (Hors série) : 211-213.

Armet A., *Société et santé à la Martinique*, Dakar, Présence africaine, 1990.

Jay M., « La suralcoolisation à la Réunion », *Alcoologie*, 1999 ; 21 (Hors série) : 221-226.

Le monde en voie de développement

Agossou Th., Ouendo E.-M., Yevide D., Paraiso M.-N., Diallo P., Ahyi R.-G., « L'alcool et les drogues à Cotonou. De la consommation à l'abus et aux mesures de protection », *Alcoologie*, 1999 ; 21 (Hors série) : 231-237.

Guèye M., Sarr D., « Approche des problèmes d'alcool et de drogues au Sénégal », *Alcoologie*, 1999 ; 21 (Hors série) : 239-244.

Paes M., Toufiq J., Bouchikhi M., Fdhil H., « L'usage et l'abus d'alcool au Maroc », *Alcoologie*, 1999 ; 21 (Hors série) : 245-255.

Chapitre V

Bardet V., Bianu Z., *Poèmes et proses des ivresses*, Paris, Seghers, 1984.

Le Canard enchaîné, Paris, 1991, Les dossiers du *Canard* : « L'archipel du goulot ».

Onfray M., *Le Ventre des philosophes*, Paris, Grasset, 1989.

Orizet L. et J., *Les Cent Plus Beaux Textes sur le vin*, Paris, Le Cherche-Midi, 1984.

Polar, Payot et Rivages, 1993. Dossier : « L'alcool tue. .

Sissa G., *Le Plaisir et le Mal*, Paris, Odile Jacob, 1997.

Chapitre VI

Bils L., « Prévention primaire en Belgique francophone », *Alcoologie*, 1999, 21 (Hors-série) : 187-192.

Bouchet C., « Les enjeux de la prévention », *La Santé de l'Homme*, 1995, 320 : 40-43.

Caballero F., *Droit de la drogue*, Paris, Dalloz, 1989.

Chambolle B., « La prévention en milieu scolaire », *in* Commission sociale de l'Épiscopat, *op. cit.*, p. 151-155.

Chapuis R., Élineau P., « La loi Évin, 18 mois après », *Alcool ou santé*, 1992, n° 2.

Craplet M., « Éthique de la prévention du risque alcool », *Alcoologie*, 1995, 17 (1), 14-22.

Craplet M., « La prévention du risque alcool : fondements scientifiques et actualité », *Alcoologie*, 1998, 20 (3), 245-252.

Draussin J., « Campagnes de prévention : *in vino veritas* ? », *La Santé de l'Homme*, 1995, 320, 30-32.

Dubois G., « Alcool et mortalité », *Alcool ou santé*, 1997, n° 4.

Élineau P., « À propos de la loi Évin », *Alcool ou santé*, 1991, n° 1, « La loi Évin... suite », *Alcool ou santé*, 1992, n° 4, « Loi Évin : histoire d'un décret mort-né », *Alcool ou santé*, 1994, n° 1.

Gillet C., Paille F., « Alcool et maladies coronariennes », *Alcool ou santé*, 1997, n° 4.

Le Bec V., « Cyberprévention », *Alcool ou santé*, 1998, n° 2.

Mallet E. (sous la direction de), *Santé publique et libertés individuelles*, Paris, Les Éditions Passages, 1993. Voir en particulier les articles de :

Goubert J.-P., « Santé publique et livertés individuelles : un historique. »

Kervasdoué J. de, « La santé n'est pas uniquement affaire de médecine. »

Lacronique J.-F., « Des enjeux contradictoires. »

Skrabaneck P., « Une utopie millénariste. »

Slama A.-G., « L'ère des régulateurs. »

Steg A., « De la légitimité de certaines mesures. »

Ménard C., (sous la direction de), *Alcool et communication. Un cadre pour les actions nationales*, Paris, CFES, 1997.

Menétrey-Savary A.-C., « Alcool : la prévention dans l'étau du néolibéralisme », *Alcoologie*, 1999, 21 (Hors série) : 173-178.

Mignon P., *Les Toxicomanies légales, in Problèmes politiques et sociaux,* n° 704, Paris, La Documentation française, 1993.
Organisation mondiale de la santé, *Options pour une politique de réglementation de l'alcool,* OMS, Publications régionales. Séries européennes, n° 60.
Payonne R., « Comment prévenir ? » *in* Commission sociale de l'Épiscopat, *op. cit.,* p. 69-74.
Rehm J., Ashley M.-J., Dubois G., « Alcohol and health : individual and population perspectives », *Addiction,* 1997, 92 (supplement 1), 109-115.
Renaud S., *Le Régime santé,* Paris, Odile Jacob, 1995.
Renaud S., Gueguen R., Schenker J., Houtaud A. d', « Alcohol and mortality in middle-aged men from eastern France », *Epidemiology,* 1998, 9 (2), 184-8.
Roullet-Volmi M.-C., Perrin-Castro E., « Sensibilisation au risque alcool dans une collectivité », *Alcoologie,* 1999, 21 (2), 341-346.
Skog O. J., « The collectivity of drinking cultures. A theory of the distribution of alcohol consumption », *British Journal of Addiction,* 1985, 80 : 83-99.
Velea D., Hautefeuille M., Lantran-Davoux C., Vazeille G., « Les sites Internet concernant l'alcool et la maladie alcoolique », *Alcoologie,* 1998, 20 (2), 161-165.

Revues spécialisées utilisées le plus fréquemment :

Alcool ou santé, Association nationale de prévention de l'alcoolisme, Paris. Rédacteur en chef : E. François.
Alcoologie et Addictologie, Société française d'alcoologie, Clamart. Rédacteur en chef : J.-D. Favre.
Aujourd'hui l'alcoologie, Pessac.
Dépendances, publication de Riom Laboratoires CERM, éditée par NHA Communication, Paris.
La Revue de l'alcoolisme, Paris.
Le Papier de verre, n° 1 (année 1992) à 17 (année 2000), revue éditée par l'Unité pour la recherche et les soins en alcoologie (URSA) du Centre hospitalier de Saint-Cloud. Rédacteur en chef : F. Ambrois.
Les Cahiers de l'IREB, Paris.
Psychotropes, Montréal.

INFORMATIONS PRATIQUES

Institutions d'information, de formation et de prévention

Association Nationale de Prévention de l'Alcoolisme (ANPA)
20, rue Saint-Fiacre, 75002 Paris
Tél. : 01 42 33 51 04, Fax : 01 45 08 17 02

Comité Français d'Éducation à la Santé (CFES)
2, rue Auguste-Comte, B.P. 51, 92174 Vanves Cedex
Tél. : 01 41 33 33 33, Fax : 01 41 33 33 90

Fédération Française de l'Alcoologie Ambulatoire (FFAA)
15, rue Ernest-Renan, 93200 Saint-Denis
Tél. et Fax : 01 42 43 25 39

Haut Comité de la Santé Publique (HCSP)
8, avenue de Ségur, 75350 Paris 07 SP
Tél. : 01 40 56 79 80, Fax : 01 40 56 79 49

Institut de Recherches Scientifiques sur les Boissons (IREB)
19, avenue Trudaine, 75009 Paris
Tél. : 01 48 74 82 19, Fax : 01 48 78 17 56

Mission Interministérielle de Lutte contre la Drogue et la Toxicomanie (MILDT)
10, place des Cinq-Martyrs-du-Lycée-Buffon
75506 Paris Cedex 15
Tél. : 01 40 56 63 00, Fax : 01 40 56 63 13

Société Française d'Alcoologie (SFA)
Hôpital Villemin
47, rue de Nabecor, 54035 Nancy Cedex
Tél. : 03 83 85 24 04, Fax : 03 83 85 24 07

Groupes d'entraide

Acerma	22, rue du Plateau, 75019 Paris Tél. : 01 42 01 42 66
Alcooliques Anonymes	21, rue Trousseau, 75011 Paris Tél. : 01 48 06 43 68, Fax : 01 40 21 05 35
Alcool-Assistance Croix d'or	10 rue des Messageries, 75010 Paris Tél. : 01 47 70 34 18, Fax : 01 42 46 31 34
Alanon-Alateen	4, rue Fléchier, 75009 Paris Tél. : 01 42 81 97 05, Fax : 01 42 80 17 8
Croix-Bleue	47, rue de Clichy, 75009 Paris Tél. : 01 48 74 85 22, Fax : 01 45 26 11 13
Fédération Nationale Joie et Santé	4, cours du Château, 88320 Serocourt Tél. et Fax : 03 29 09 76 96
FITPAT	Usine Renault de Flins BP 203, 78410 Aubergenville Tél. : 01 30 95 23 75, Fax : 01 30 22 78 49
SOS Alcool Femmes	BP 387-16, 75768 Paris Cedex 16 Tél. : 01 40 71 04 70
Vie Libre	8, impasse Dumur, 92110 Clichy Tél. : 01 47 39 40 80, Fax : 01 47 30 45 37
URSA	Hôpital de Saint-Cloud 3, place de Silly, 92211 Saint-Cloud Tél. : 01 49 11 60 14, Fax : 01 49 11 60 55

Services télématiques

3616 Alco, 3615 Alcovielib, 3615 CFES

Sites Internet

www.anpa.asso.fr	Association Nationale de Prévention de l'Alcoolisme (ANPA)
ffaa.citeweb.net	Fédération Française de l'Alcoologie Ambulatoire (FFAA)
www.drogues.gouv.fr	Mission Interministérielle de Lutte contre la Drogue et la Toxicomanie (MILDT)
www.anit.asso.fr	Association Nationale des Intervenants en Toxicomanie (ANIT)
www.hcsp.ensp.fr	Haut Comité de la Santé Publique (HCSP)
www.ireb.com	Institut de Recherches Scientifiques sur les Boissons (IREB)
www.alcoweb.com	Laboratoire Lipha-Santé
www.sfa-ispa.ch	Institut Suisse de Prévention de l'Alcoolisme et Autres Toxicomanies (ISPA)
www.ccsa.ca/cclat.htm	Centre Canadien de Lutte contre l'Alcoolisme et la Toxicomanie

perso.club-internet.fr/aafr/index.htm	Alcooliques Anonymes France
perso.wanadoo.fr/al-anon.alateen.france	Alanon-Alateen France
perso.club-internet.fr/alcoofem/index.html	SOS Alcool Femmes
www.vielibre.asso.fr	Vie Libre
www.eurocare.org	Eurocare
www.alcoholconcern.org.uk	Alcohol Concern (Grande-Bretagne)
www.ias.org.uk	Institute of Alcohol Studies (Grande-Bretagne)
www.niaaa.nih.gov	National Institute for Alcohol Abuse and Alcoholism (USA)
www.arf.org	Addiction Research Foundation (Canada)

TABLE

Imprimé par Lightning Source France
1 avenue Gutenberg
78310 Maurepas

N° d'édition : 7381-0820-Y